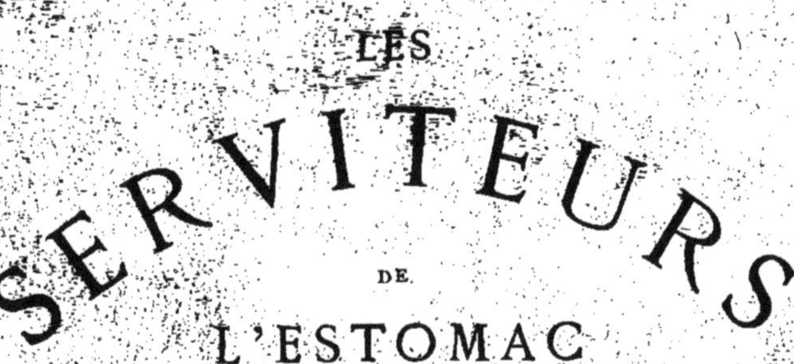

LES SERVITEURS DE L'ESTOMAC

POUR FAIRE SUITE

A L'HISTOIRE D'UNE BOUCHÉE DE PAIN

PAR

JEAN MACÉ

DESSINS PAR L. FRŒLICH

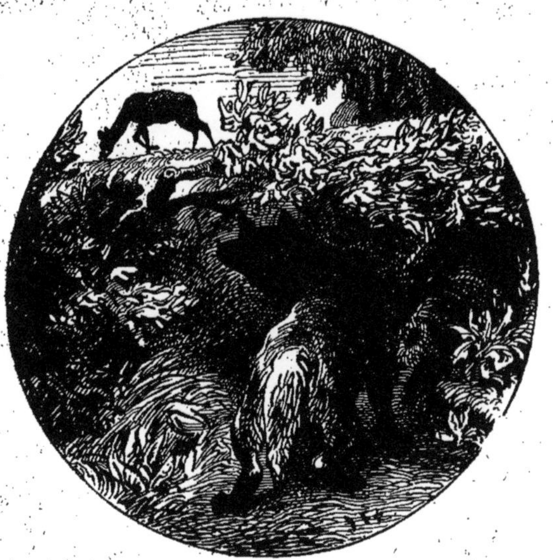

BIBLIOTHÈQUE

D'ÉDUCATION ET DE RÉCRÉATION

J. HETZEL ET Cie, 18, RUE JACOB

PARIS

LES SERVITEURS DE L'ESTOMAC

IMPRIMERIE DE J. CLAYE
7, RUE SAINT-BENOIT

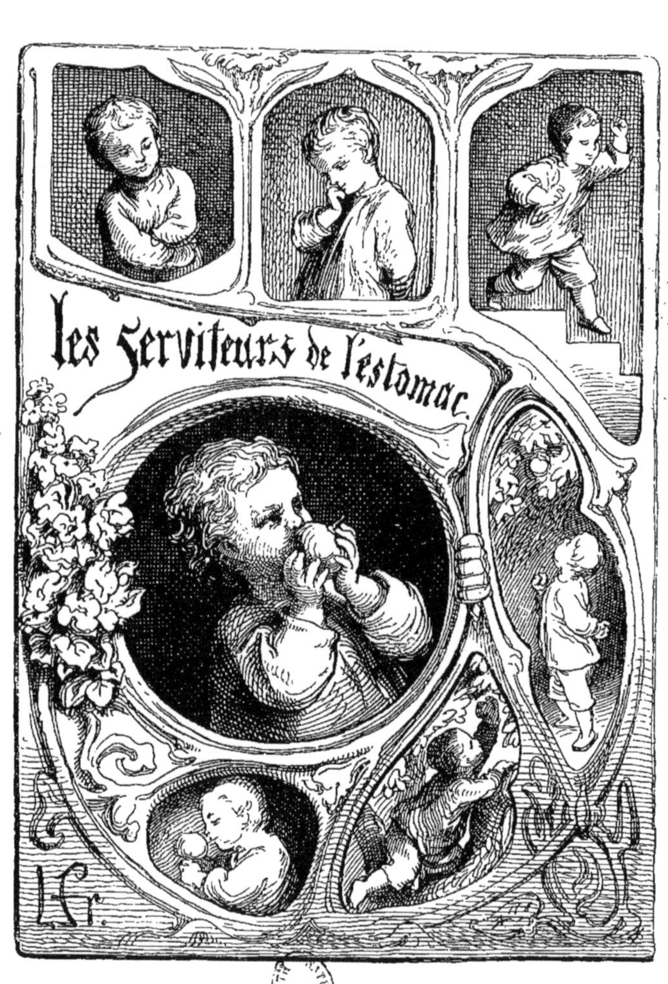

LES SERVITEURS DE L'ESTOMAC.

LES SERVITEURS DE L'ESTOMAC

POUR FAIRE SUITE

A L'HISTOIRE D'UNE BOUCHÉE DE PAIN

PAR

JEAN MACÉ

DESSINS PAR L. FRŒLICH

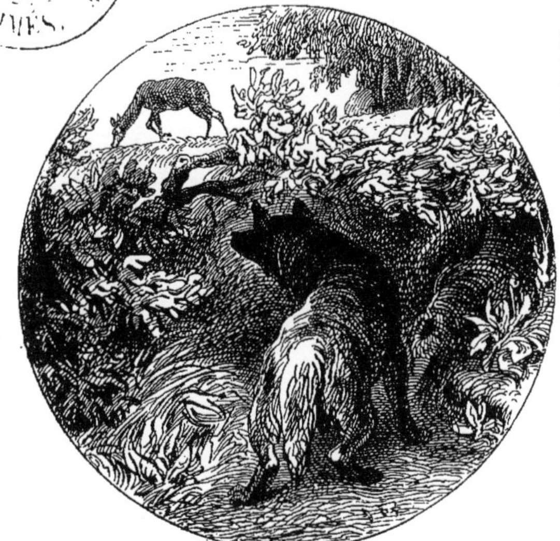

BIBLIOTHÈQUE
D'ÉDUCATION ET DE RÉCRÉATION

J. HETZEL ET Cie, 18, RUE JACOB
PARIS

A MESDEMOISELLES

MARGUERITE ET CLAIRE

La photographie est une belle chose. Elle donne bien mieux que des portraits; elle donne des personnes prises au vol dans un rayon de lumière, et collées sur un petit morceau de papier.

Elle m'a donné, pour m'aider à écrire ce livre, deux élèves les plus sages que j'aie jamais eues, qui ne causaient pas, qui ne remuaient pas, dont le regard interrogateur ne me quittait jamais.

A qui pourrais-je le dédier, si ce n'est à mes chères petites compagnes de travail, qui m'ont soufflé tant de fois ce qu'il y avait à dire?

JEAN MACÉ.

I

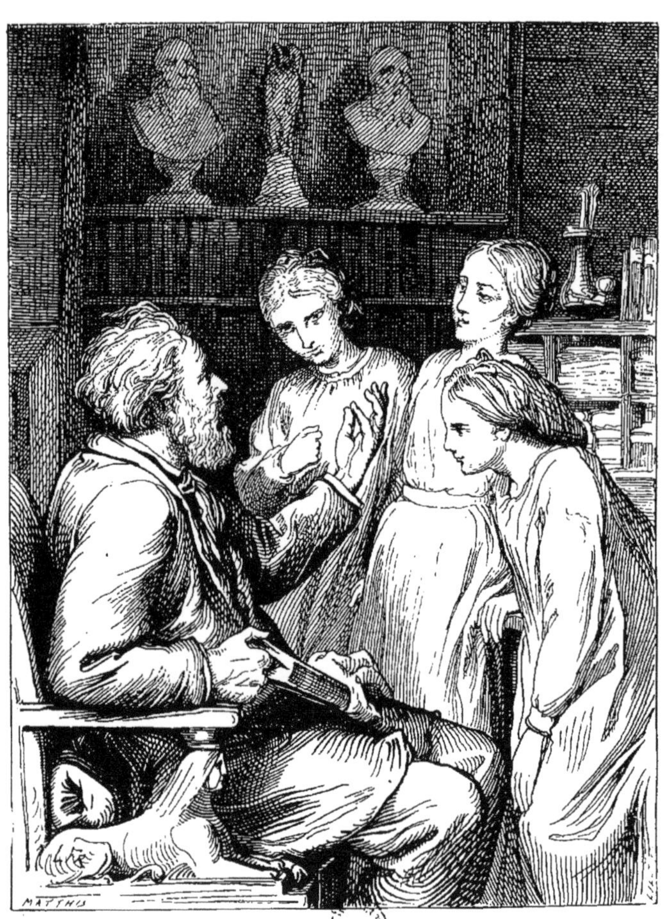

JE VOUS AI DÉJA RACONTÉ DANS L'HISTOIRE D'UNE BOUCHÉE DE PAIN...

LES

SERVITEURS

DE L'ESTOMAC

INTRODUCTION

LETTRE I

Je vous ai déjà raconté, dans l'*Histoire d'une bouchée de pain,* ma chère enfant, une partie de votre histoire, celle qui se passe au dedans de vous, dans le silence et l'obscurité, sans que vous ayez à vous en occuper, sans même que vous en soyez prévenue; et vous avez été obligée de me croire sur parole, la plupart du temps.

Ce qui me reste à vous raconter est moins mystérieux. Ce sont vos bras, vos jambes, votre petit nez, vos grands yeux qui me regardent, vos oreilles qui m'écoutent, toutes choses qui sont pour vous des camarades de chaque instant, et dont l'histoire doit, il me semble, vous intéresser encore davantage.

Tout cela fait partie de la machine à marcher, qui fait la paire avec notre machine à manger.

Vous avez grandi, et vous avez appris, depuis que nous avons commencé à étudier ensemble. Vous n'êtes plus la petite fille qui ne savait rien, et je n'ai plus besoin de vous parler tout à fait comme à un enfant. Nous allons donc laisser là ces mots de machine à manger et de machine à marcher, qui étaient bons pour le commencement, mais qui ne valent pas ceux de Messieurs les savants, bien qu'ils soient plus gentils. En fait de science, comme ailleurs, ce n'est pas toujours ce qui est le plus gentil qui vaut le mieux.

Cette machine à manger, nous aurions dû, pour bien faire, l'appeler *machine à se nourrir*. Se nourrir, c'est changer en sa propre substance les substances étrangères qui entrent dans le corps, et manger n'est que le début de cette grande opération. *Se nourrir* est tout un livre dont *manger* est l'introduction. Rappelez-vous tous les voyages qu'a faits notre bouchée de pain, une fois mangée, par combien d'organes elle a passé, estomac, cœur, poumons, veines, artères, et le reste ! Tous ces organes-là concourent ensemble à un seul acte, l'acte de la nutrition, et rien n'est plus simple ni plus clair que le nom qui leur a été donné par les savants :

ORGANES DE NUTRITION.

De même pour la machine à marcher. Son rôle principal, le seul dont nous nous occuperons, est de fournir à l'autre les substances sur lesquelles elle doit travailler. *Pour faire un civet de lièvre, prenez un lièvre,* dit le livre de cuisine de votre maman. C'est la condition première imposée à tout cuisinier, à monseigneur l'estomac comme aux autres; et pour prendre le lièvre, il lui faut des aides. Bien des organes concourent aussi de leur côté à cet acte préliminaire, sans lequel il n'y a pas de nutrition possible; et ces organes ne nous servent pas seulement à marcher : ils sont destinés à nous mettre, chacun à sa façon, en rapport, en *relation* si vous aimez mieux, avec les substances qui auront l'honneur de venir se loger chez nous. De là, le vrai nom de la machine à marcher :

ORGANES DE RELATION.

Comprenez-vous bien ce que c'est que d'être en relation avec des substances?

Pas trop, n'est-ce pas?

Vous comprendrez peut-être mieux ce que c'est que d'être en relation avec des personnes. Votre maman aura dû prononcer plus d'une fois ce mot-là devant vous.

Quand on veut être mis en relation avec quelqu'un, on s'adresse à des amis qui vous apprennent où il demeure, vous conduisent à lui et vous font faire sa connaissance. Nous avons de ces amis-là qui nous rendent le même service avec les substances en question, et sont toujours à leur poste pour nous mettre en rapport avec elles : ce sont les *organes de relation.*

Le jeu de ces deux ensembles d'organes constitue en nous deux vies bien distinctes, dont chacune a reçu des docteurs son nom particulier.

Ils ont appelé la première *vie organique,* ce qui veut dire : vie commune à tous les êtres qui ont des organes. Dans le dernier chapitre de l'*Histoire d'une bouchée de pain,* qui avait pour titre : *Nutrition des plantes,* j'ai montré que le brin d'herbe se nourrit aussi bien que l'homme, et par le même procédé, qui plus est, et que de ce côté-là il a la même vie que lui.

L'autre vie, celle dont l'étude nous reste à faire, et qui a son siége dans les organes de relation, a été nommée *vie animale,* c'est-à-dire vie propre aux animaux. Ceux qui l'ont baptisée ainsi sont parfaitement sûrs, cela va de soi, qu'on ne retrouve pas la plus petite trace de cette vie-là dans les végétaux ; car imaginez un peu quelle mine cela aurait, une vie *animale* des *végétaux.* Pour moi je n'ai pu arriver encore à une certitude aussi tranquille, il faut que je renonce avec vous à ces mots de vie organique et de vie animale, qui tranchent la question d'une façon peut-être un peu cavalière, et je dirai : *vie de nutrition* et *vie de relation*, les désignant seulement par leur nature, et laissant à Dieu le secret des limites de leur domaine. J'essayerai de faire voir, en terminant cette étude, que les végétaux n'en sont pas réduits à la machine à manger pure et simple, qu'il y a aussi chez eux quelque chose qui est averti et se remue, et que la différence est bien petite de ce côté-là entre eux et ce que nous appelons les derniers animaux.

Du reste, ces deux vies de nutrition et de relation, je les ai signalées déjà, et j'ai marqué bien nettement le terrain où chacune d'elles s'exerce. Je vous disais un jour :

« Votre corps est comme un petit royaume dont vous seriez la reine, mais reine seulement des frontières. Les bras, les jambes, les lèvres, les paupières, toutes les parties extérieures sont vos très-humbles sujettes. Au moindre commandement, les voilà en mouvement ou en repos : là, votre volonté fait loi. Mais l'intérieur ne sait pas qui vous êtes ; il y a au dedans de vous une petite république qui s'administre elle-même et se passe de vos ordres, dont elle se moquerait si vous vouliez lui en donner. » (*Histoire d'une bouchée de pain*, p. 59.)

Nous avons voyagé ensemble dans la petite république. C'est maintenant le tour du petit royaume, et si le premier voyage a pu vous intéresser, j'espère bien que celui-ci ne vous ennuiera pas. Les reines ont toujours eu du plaisir à parcourir leurs États.

Pourquoi donc, me direz-vous, avez-vous mis en tête de vos nouvelles lettres ce vilain titre : *Les Serviteurs de l'estomac?* Si tout ce que nous allons voir n'a été fait que pour servir l'estomac, de quoi suis-je la reine, et puis-je être bien fière de ma royauté?

— Hélas! mon enfant, je ne suis qu'un professeur de physiologie [1], comme on appelle cela. Je n'ai qu'une chose à vous apprendre, comment vit ce petit corps qui vous est commun avec les animaux, et j'ai beau vous aimer de tout mon cœur, je ne puis voir en vous, dans ma leçon, rien de plus qu'un petit animal. Le premier devoir, disons mieux, le premier besoin de l'animal, est de contenter ce maître impérieux qui nourrit tout, mais à la condition que tout travaille pour lui. Oui, vos sujets sont ses serviteurs, parce que vous êtes vous-même sa servante, et que vous commandez à son profit. C'est pour l'animal ce que je dis là. Heureux ceux qui sont chargés de vous apprendre les devoirs, d'éveiller en vous les besoins d'une autre vie encore, d'une vie supérieure à celle de l'animal! Ceux-là ont la belle tâche, la plus grande et la plus facile. Ils sauront bien vous dire que tous ces organes que nous allons passer en revue ne vous ont pas été donnés pour être seulement les serviteurs de votre estomac, et que, par exemple, sans sortir de cette grosse question de la nourriture, vos mains sont aussi bien faites pour la donner que pour la saisir, vos jambes pour la porter là où elle manque que pour vous porter vous-même là où elle est. Nous avons, grâce à Dieu, d'autres relations qu'avec les substances alimentaires, et les organes chargés d'accomplir les actes de la vie de relation travaillent, je le sais, pour d'autres que pour l'estomac. Il y a même des petites demoiselles qui pourraient se demander par où ces organes-là méritent d'être appelés ses serviteurs, à voir comme le déjeuner, le dîner, le goûter et le souper se suivent régulièrement pour elles tous les jours, sans travail apparent d'aucun de leurs organes. Elles sont,

1. *Physiologie* veut dire en français : histoire de la vie, et s'entend seulement de la vie du corps.

par parenthèse, mieux placées que personne pour les employer à quelque chose de mieux, comme à s'instruire, à se rendre utiles à leurs parents, à faire plaisir aux uns et aux autres. Il faut bien vous persuader néanmoins que, pour ne pas être la seule, la fonction première des organes se maintient malgré tout, même chez une petite fille qui n'a pas l'air d'en avoir besoin pour manger.

Ils sont chargés, avons-nous dit, de nous mettre en relation avec les substances que nous mangeons. Eh bien, quand vous êtes à table, assise devant une belle assiettée de soupe, quels sont les organes qui se chargent de la présentation ?

— Mais il n'y en a qu'un, me direz-vous, c'est la main qui porte la cuiller à la bouche.

— Oui-da! il n'y en a qu'un. Et l'œil qui vous fait voir comme la soupe a une belle couleur! et le nez qui vous dit comme elle sent bon! et la langue, ce cher petit portier! qu'en faites-vous de cet organe-là? est-ce qu'il ne vous apprend rien sur son compte? Ce sont là bel et bien trois organes de *relation*, au même titre que la main, car chacun d'eux vous met en rapport à sa façon avec cette précieuse substance qui s'appelle la soupe, sans laquelle les petites filles ne grandiraient pas.

Mais vous concevez bien que tout ce travail-là n'est qu'un jeu. Avec une demoiselle assise à table, la présentation est plus qu'à moitié faite : ce qu'elle a devant elle ne demande qu'à être mangé. Une partie des organes de relation peut dormir tout à l'aise, et ceux qui veillent n'ont pas à se fatiguer beaucoup. Pour les voir travailler tous, et sérieusement, représentons-nous un loup dans une forêt, attendant l'heure du dîner.

Les substances qui doivent y figurer ne sont pas là toutes prêtes à sa portée, il s'en faut. Elles trottent au loin dans les taillis, sous la peau d'un chevreuil ou d'un daim, par exemple, les jours de grand festin, et ce n'est pas une petite affaire pour lui de se mettre en relation utile avec elles. Aussi voyez que d'organes travaillent ensemble à cette tâche difficile! Le voilà qui entre en chasse, l'œil aux aguets, l'oreille dressée, le nez au vent, trois serviteurs de son estomac qui vont pour lui à la découverte, et rapportent fidèlement si l'on ne voit rien là-bas, si l'on n'entend rien, si l'on ne sent rien. La proie dépistée par eux, il s'agit de la rejoindre. Les muscles et les os des jambes emportent alors l'animal, nouveaux serviteurs mis en mouvement tout à coup par une force mystérieuse qui se développe comme par enchantement, sur le rapport de nos éclaireurs, et qui siége dans certains organes dont vous connaissez bien le nom. Ce sont les nerfs qu'il faut ranger aussi dans notre bande de serviteurs, car sans eux les jambes ne remueraient pas plus que des morceaux de bois. Ce n'est pas tout. Cette force, à laquelle les jambes obéissent, est une force aveugle qui demande à être dirigée, et les indications de l'œil, de l'oreille et du nez n'y suffiraient pas, en raison de l'éloignement et des ruses du gibier, s'il n'y avait pas derrière ces organes... Quoi? Je serais bien embarrassé pour le dire au juste; mais enfin il y a certainement quelque chose qui mesure la valeur de leurs indications, les compare aux indications de même nature fournies auparavant dans des circonstances semblables, en conclut ce qu'il faut faire, et donne ses ordres en conséquence. Ce quelque chose fonctionne au moyen d'un organe, tout nous force à le croire, et cet organe est aussi un serviteur de l'estomac : j'en suis bien fâché pour le cerveau, car c'est lui, si cela le fait descendre du premier rang. Mais si les loups pouvaient parler, ils nous diraient bien que chez eux l'estomac passe avant le cerveau, et que celui-ci n'est que le premier, le chef si l'on veut, des serviteurs de l'autre. Toute cette armée de serviteurs travaille quelquefois des heures entières avant que les dents puissent travailler à leur tour, et ce qui pour vous est le commencement de la besogne en est la fin pour le loup.

Vous pouvez maintenant embrasser d'un coup d'œil tout l'ensemble de l'étude que nous allons entreprendre.

Pour que l'animal puisse aller chercher sa nourriture, il faut qu'il soit muni d'un appareil qui le transporte où elle est, d'une véritable machine dont, chez nous, les os sont la charpente, et les muscles les cordages. Nous étudierons donc d'abord les os et les muscles, et j'essayerai de vous faire comprendre en vertu de quel mécanisme s'exécutent tous ces mouvements que vous faites si bien, sans savoir comment.

Pour que cette machine puisse fonctionner, il lui faut, comme à toutes celles que l'industrie humaine a inventées, une force qui la mette en mouvement. Cette force, je ne vous promets pas de vous dire au juste ce que c'est, car on ne le sait pas bien ; mais je pourrai vous montrer l'appareil dans lequel elle se produit, et qui se compose des nerfs et du cerveau.

Puis viendra le tour de ces éclaireurs qui vont à la découverte, et qui sont les cinq sens. Là, nous serons bien forcés de faire une excursion dans ce qu'on appelle la physique, car quel moyen d'expliquer l'œil sans parler de la lumière, ou l'oreille sans parler du son? Mais vous ne vous en plaindrez pas, car ce sont des choses très-intéressantes qu'il est bon de savoir à tout âge, et dès lors autant vaut les apprendre tout de suite. Le toucher nous conduira à nous occuper de la peau, qui est son siége principal, mais qui remplit aussi d'autres fonctions, dont la plus importante est de recouvrir tout le corps, et de le protéger, comme une couverture de papier protége les nervures délicates d'un beau livre relié. Enfin, nous dirons un mot de cette intelligence qui habite le cerveau. Ici, chère petite, les plus habiles sont bien embarrassés; aussi ne faudra-t-il pas m'en demander beaucoup. Je vous dirai ce que l'on sait, ce que l'on croit savoir du moins, et pour le reste vous ferez comme moi : vous attendrez.

Cette histoire des serviteurs de l'estomac ira comme celle de la bouchée de pain. Nous les étudierons chez l'homme d'abord, où ils se présentent dans toute leur perfection, puis chez les animaux, où ils vont toujours se dégradant et s'effaçant à mesure qu'on s'éloigne de l'homme, jusqu'à ce qu'ils finissent par disparaître tous en quelque sorte. Seulement, cette fois, pour ne pas voyager par le même chemin, nous suivrons une marche inverse de la première. Au lieu de partir des voisins de l'homme pour descendre vers les animaux d'en bas, nous prendrons ceux-ci pour point de départ, et de là nous remonterons vers l'homme, ramassant un à un, chemin faisant, tous les organes de relation qu'il possède, au lieu de les laisser à mesure en route, ainsi que nous avons fait avec les organes de nutrition. De cette façon vous pourrez vous assurer encore mieux que la machine animale se ressemble partout, et que ce sont toujours les mêmes pièces qui s'y rencontrent. Seulement elles ne sont pas toujours au même degré de perfection, et parfois il en manque ; mais on ne saurait mieux les comparer alors qu'à l'ébauche d'un dessin. Les traits de crayon n'y sont pas tous, et ne sont pas tous achevés, et dans la première ébauche, c'est à peine quelquefois si l'on peut deviner l'ensemble de la composition ; mais l'œil d'un peintre ne s'y trompe pas.

Et, pour finir, nous jetterons un coup d'œil sur ces traces de *vie animale* que je vous signalais tout à l'heure dans les végétaux, et par lesquelles ceux-ci semblent fraterniser avec les derniers animaux, qui nous apparaissent de leur côté enfermés jusqu'à un certain point dans les limites de la *vie végétale.* J'aurai peu de chose à vous dire là-dessus, car c'est une question qui n'a pas encore été étudiée comme elle le méritait, pas à ma connaissance du moins. Je crois néanmoins que vous en verrez assez pour comprendre combien il faut être prudent et modeste avec la nature, et combien il est difficile de tracer à coup sûr des divisions et des subdivisions dans ce monde mystérieux de la vie, qui est sorti d'un seul jet de la pensée divine.

Mais voilà qui est un peu fort pour vous, mademoiselle la servante de l'estomac, et je m'arrête là, car vous devez en avoir assez pour une fois. N'allez pas au moins emporter de cette leçon l'idée que, quand l'estomac commande, il ne vous reste qu'à obéir. Je vous l'ai dit, et ne saurais trop vous le redire, c'est l'animal qui en est là. Par la raison, par la conscience, par la volonté, vous êtes appelée à monter plus haut, et c'est là précisément le but qu'on se propose dans l'éducation des enfants, qui ne monteraient pas bien haut abadonnés à eux-mêmes. Mais ceci est affaire à vous, qui ne me regarde pas. J'examine une machine à marcher, destinée primitivement à travailler pour une machine à manger ; je n'ai pas à regarder ailleurs. Ceux qui auraient honte de n'être que des machines n'ont qu'à faire leurs réflexions.

Encore faut-il nous entendre à ce sujet. Il est bon que la reine du petit royaume ne mette pas toujours, à l'aveuglette, ses sujets au service de la république, sa rivale, et qu'elle sache lui tenir tête à l'occasion. Mais il ne faudrait pas non plus opprimer cette rivale, et lui refuser ce qui est juste pour le plaisir de la chagriner. Elle a aussi ses droits qu'on ne méprise pas impunément. Laisser languir la vie qui lui a été confiée, c'est exposer l'autre à languir aussi, car tout se tient en nous, et l'estomac à une jolie manière de se venger de ceux qui ne s'occupent pas assez de lui. Il les laisse tout tranquillement dépérir, et voilà des rois bien avancés d'avoir fait les braves!

C'est l'histoire du *Messer Gaster* de La Fontaine dont tout ce qui précède n'est, entre nous, que le développement.

LES OS

LETTRE II

Quand j'étais petit, je courais toujours, et je tombais à chaque instant. Je ne vous donne pas cela comme quelque chose d'extraordinaire; mais je me rappelle très-bien que, dans ce temps-là, tomber ce n'était rien pour moi, et qu'à peine à terre je me retrouvais sur mes pieds. Me casser bras ou jambes, je n'y pensais même pas.

Aujourd'hui que je suis un grave professeur, cela commence à devenir un événement pour moi, quand je cours, et je n'ai garde de me laisser tomber. Pourtant, il y a deux ou trois ans, je ne sais plus à quelle occasion, je me suis étendu un jour tout de mon long, comme au beau temps d'autrefois, et, je dois le dire à ma honte, j'ai eu un peu de mal à me relever. Je crois même qu'involontairement j'ai porté la main à l'endroit qui avait reçu le choc, pour m'assurer si tout y était encore en ordre. Me voilà déjà bien loin de mon ancien état de balle élastique, et si j'ai la bonne chance de devenir tout à fait un vieillard, ce sera bien pis. Gare à moi si je me laisse tomber! Je courrais grand risque de me casser un membre, et les os cassés ne se raccommodent pas vite quand on est vieux.

Vous aussi, chère petite, vous tombez à l'occasion, sans

II

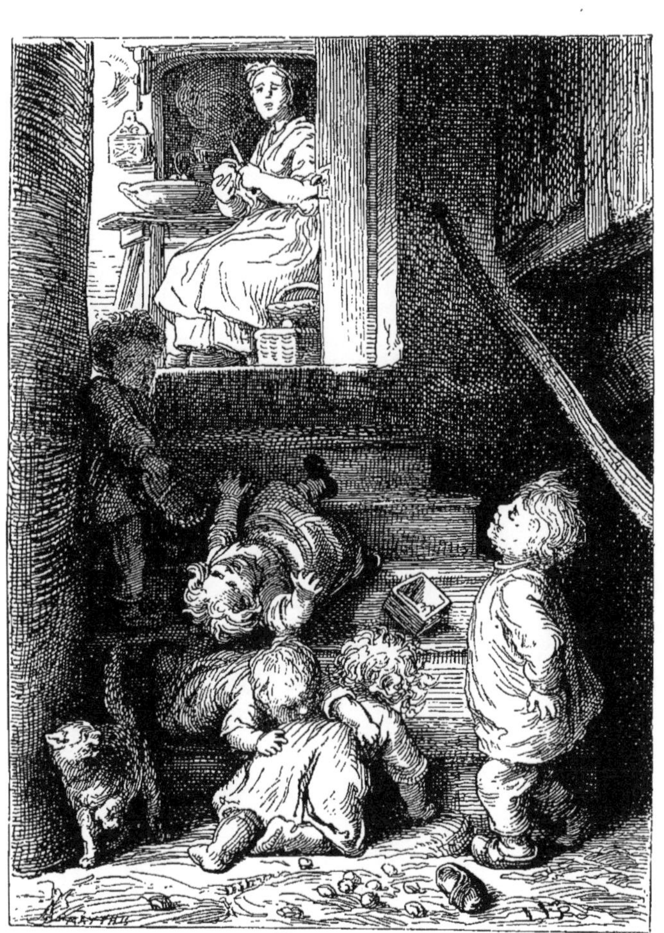

DANS CE TEMPS-LÀ! TOMBER CE N'ÉTAIT RIEN POUR MOI.

y attacher d'autre importance. Il vous arrivera comme à moi, je vous en avertis ; car il ne faut pas me faire l'honneur de croire que je sois une exception : mon histoire est celle de tout le monde.

D'où vient cette différence entre les enfants et les grandes personnes qui sembleraient pourtant devoir être moins sujettes à se casser, puisqu'elles sont plus solides ?

Elle vient de la façon dont les os se forment dans notre corps, et des changements qu'ils subissent à mesure qu'on avance en âge.

Vous connaissez bien la gelée de viande qui fait si bon effet sur les plats, avec sa transparence et son éclat tremblotant. Si vous allez jamais à la cuisine pendant qu'on en fait, vous pourrez voir que c'est surtout avec des os de veau. Or, ce que les cuisiniers appellent la *gelée*, les savants l'appellent *gélatine*, le changement n'est pas grand ; et puisqu'on retire la gélatine des os, c'est qu'apparemment ils en contiennent. Ils en contiennent si bien que c'est la gélatine qui en fait la base, et la substance pierreuse qui les rend si durs n'est pour ainsi dire qu'une étrangère qui est venue se loger, miette à miette, dans les mailles flexibles du tissu gélatineux.

Vous aurez peut-être peine à croire, en regardant un os de gigot, ou de jambon, qu'il y ait quelque chose de mou là-dedans. Nous avons pourtant un moyen bien simple de nous en assurer, et je vais vous l'expliquer. Cela vous donnera une idée de la manière dont on s'y prend pour découvrir ce qui est caché dans une foule de corps.

Une méchante femme avait donné une fois à une petite fille toute une tasse de sucre en poudre, mis pêle-mêle avec du marbre pilé, en lui disant qu'elle n'aurait rien à manger avant d'avoir mis à part toute la poussière de marbre, sans en perdre un seul grain, et sans y laisser un brin de sucre. Bien des enfants auraient été fort embarrassés à sa place, et se seraient probablement couchés sans souper. La petite fille, qui avait de l'esprit, ne se laissa pas mourir de faim pour si peu. Elle versa la tasse dans un grand pot d'eau, où tout le sucre se fondit; et le marbre, qui ne fond pas dans l'eau, se trouva bientôt seul, sans qu'il en manquât un grain, et sans qu'un brin de sucre y restât.

Ceux qui ont inventé le moyen de débarrasser la gélatine de son compagnon de pierre, ont eu le même esprit que la petite fille. Il y a un liquide qui n'attaque pas la gélatine, et dans lequel la pierre, dont elle est remplie, fond comme le sucre dans l'eau. C'est l'acide chlorhydrique, un vilain nom, mais je n'y peux rien. Laissez-y tremper pendant un certain temps cet os de jambon qui vous paraît si dur, il en sortira souple, flexible, ayant gardé sa forme, mais réduit au tissu gélatineux, et ne conservant plus rien de la substance pierreuse qui s'était logée dans ses mailles.

Dans cet état, essayez de le casser en le jetant à terre, vous n'y parviendrez jamais. Il ploie et rebondit comme un morceau de gomme élastique.

Eh bien, chez les enfants, la gélatine des os n'a pas encore reçu toute sa pierre. Il y a même des places où elle est presque toute seule, comme aux extrémités des os du bras et de la jambe, qui ne deviennent complétement dures que dans les environs de vingt et un ans. Par parenthèse, c'est à ce moment-là que l'on cesse de grandir, parce que le travail de croissance, qui se fait dans les parties molles des os, s'arrête dès qu'elles se sont durcies.

Je puis vous citer un exemple bien facile à constater de cette mollesse primitive des os, à certaines places. Mettez le doigt délicatement sur le haut de la tête d'un tout petit enfant, dans les bras de sa nourrice. Vous le sentirez céder sous votre doigt, comme si la voûte osseuse du crâne n'était pas achevée; et de fait, les différentes pièces dont il se compose sont alors réunies seulement par des espèces de membranes gélatineuses, des *fontanelles*, comme les médecins appellent cela, d'où il résulte qu'il cède aux plus légères pressions, et qu'on peut le pétrir en quelque sorte avec les mains, pour lui donner la forme que l'on veut. On prétend que les sauvages de l'Amérique profitent de cette souplesse du crâne dans les premiers temps de la vie, pour aplatir la tête de leurs enfants, et les mettre à la mode de la tribu. Mais c'est une idée sauvage, dont les pauvres petits ne doivent guère profiter. On ne gagne rien à changer violemment l'ordre établi par celui qui a construit la machine humaine : il s'y entend mieux que nous.

Pour en revenir à notre gélatine, vous concevez bien que, tant qu'elle se maintient libre dans une partie des os, ceux-ci conservent un certain degré d'élasticité, et que c'est alors le bel âge pour se laisser tomber, sans être trop exposé à les casser. N'allez pas pourtant vous y fier, ni faire trop la brave, car ils se cassent très-bien chez les enfants, aux endroits pierreux, quand le choc est par trop rude. S'il y a des étourdis qui s'en tirent, comme autrefois votre serviteur, il y en a d'autres qui demeurent ensuite estropiés pour le reste de leur vie, ce qui n'est amusant ni pour eux, ni pour leurs parents.

A mesure que l'enfant devient homme, le dépôt pierreux va toujours en augmentant. Il fait à peu près les deux tiers du poids des os, dans l'âge qu'on appelle adulte, ce qui signifie que le corps est arrivé alors au terme de sa croissance, et leur flexibilité étant bien moindre, ils se brisent plus facilement, c'est tout naturel. Plus tard, dans la vieillesse, la proportion de gélatine diminuant toujours, ils deviennent d'une fragilité extrême, et cela peut vous faire comprendre quelle attention il faut avoir pour ne pas exposer les vieillards à une chute, même en ne parlant pas du respect que nous leur devons.

Il va sans dire que la gélatine n'existe pas à l'intérieur des os sous la forme que vous lui connaissez quand elle paraît sur la table. Cela ne ferait pas quelque chose de bien solide. Elle s'y condense en masse compacte, élastique et résistante, d'un blanc nacré resplendissant, et qui porte le nom de cartilage. Tâtez-vous le haut de l'oreille et le bout du nez : ce sont des cartilages que vous rencontrez là. Ce qui croque sous la dent à l'extrémité des os de veau, c'est du cartilage; et, pour vous donner un dernier exemple, les grandes arêtes de la raie, qui se laissent croquer aussi, sont toutes cartilagineuses.

Il est bon que vous sachiez que les globules du sang, dont je vous ai raconté l'histoire tout au long, n'arrivent pas dans les cartilages. Le sang les pénètre, c'est tout clair, puisque c'est lui qui les a fabriqués et qui les entretient; mais il laisse en entrant ses globules à la porte, et c'est le sérum seulement qui a droit de passage. Relisez le chapitre intitulé : *Composition du sang*, si vous ne vous rappelez pas bien ce que c'est que le sérum.

Pourquoi cette exclusion des globules ? Je ne saurais pas vous le dire, car les canaux qui apportent le sérum sont assurément assez larges pour les laisser passer. Il faut que je vous renvoie encore là-dessus à l'une de mes anciennes leçons, au chapitre de la *Nutrition des organes*, où nous avons déjà touché un mot de l'histoire des os. Je vous ai dit comment chacun de nos organes a ses préférences particulières, et n'emprunte au sang que ce qui lui convient, comme les délicats qui choisissent à dîner parmi les plats, et ne veulent pas manger de tout ce qui est servi sur la table. Il paraît que le cartilage est un de ces délicats, et que les globules, si fêtés partout ailleurs, ne sont pas de son goût. C'est la seule raison que je puisse vous donner.

Les extrémités des deux os qui se rejoignent à votre petit coude, je vous cite ceux-là, mais les autres ont été logés à la même enseigne, ces extrémités étaient entièrement cartilagineuses quand vous êtes venue au monde. Petit à petit, ces cartilages-là se sont affermis; ils ont passé du blanc de nacre au blanc mat, puis ont pris des tons jaunâtres; enfin, un beau jour, un point rouge s'y est montré tout à coup. C'étaient les globules du sang qui faisaient invasion dans la place. Il y a des idées qui entrent maintenant dans votre tête, et que vous ne vouliez pas accepter quand vous étiez moins raisonnable. C'est là ce qui s'est passé avec vos cartilages du coude. Devenus plus forts, ils ont entendu raison, et ont ouvert la porte à ces braves globules, qui ne demandaient qu'à les mettre en état de faire convenablement leur métier d'os.

Les globules se sont mis immédiatement à l'œuvre, et ont commencé à fabriquer comme une étoile de rayons pierreux, rares et déliés d'abord, qui, grossissant et se multipliant, ont fini par se rejoindre, et ont encroûté le bout du cartilage. Depuis, ce travail, qu'on appelle le travail d'ossification, se continue toujours en vous, et le dépôt de pierre gagne continuellement du terrain, en mordant sur le cartilage. Quand vous vous apercevrez à vos robes que vous cessez de grandir, ce sera le signe que l'encroûtement sera complet, et que l'os du bout se sera soudé avec celui du milieu.

Parlons maintenant de cette pierre merveilleuse que les globules du sang fabriquent si artistement. Je vous ai déjà dit dans le temps, en parlant des dents, qui sont des os d'une espèce toute particulière, que c'était du phosphate de chaux, c'est-à-dire du phosphore et de la chaux, plus une certaine quantité de cet oxygène dont il a été si fort question à propos de la combustion.

Je ne vous disais pas tout. Le phosphate de chaux forme, il est vrai, l'élément principal de la pierre des os, mais il n'est pas seul. Sans vouloir vous fatiguer du détail de tous ses compagnons, la plupart insignifiants comme quantité, il en est un que je dois vous nommer, car il a son importance. Il entre pour un sixième dans la composition de la substance osseuse chez nous, et nous le retrouvons plus tard dominant en maître dans les coquilles, qui sont les os des mollusques, si vous l'ignoriez; des os en dehors au lieu d'être en dedans, voilà tout. C'est le carbonate de chaux, le produit du mariage de notre ancien ami, l'acide carbonique, avec la chaux; et savez-vous avec quoi l'on a bâti Paris? avec ce carbonate de chaux que les globules du sang fabriquent dans vos bras et dans vos jambes, et avec du carbonate fabriqué à peu près de la même façon, qui plus est. Il provient en grande partie d'une foule innombrable d'animaux imperceptibles, dont chacun s'est construit une coquille qu'il a laissée en mourant, il y a de cela bien longtemps, plus longtemps que vous ne pouvez le penser; et c'est dans l'amas de ces coquilles, durci avec le temps, qu'on a taillé les moellons de presque toutes les maisons de Paris. Vous voyez que notre fabrication intérieure de pierre n'a rien qui nous soit particulier, et que cette fabrication-là se fait en grand sur la terre depuis que la vie a commencé à s'y manifester.

Phosphate de chaux, carbonate de chaux et les autres, se faufilent si bien à travers l'épaisseur du cartilage primitif, qu'ils forment en quelque sorte un nouvel os enfermé dans le premier, et qu'on peut mettre à son tour en liberté par un moyen encore plus simple que l'emploi de l'acide chlorhydrique. Il n'est pas besoin pour s'en servir d'être bien savant, et vous ferez l'opération quand vous voudrez : il suffit de jeter l'os au feu. Toute la gélatine brûle et disparaît, et la pierre reste seule. Pesez l'os avant son entrée dans le feu, et après sa sortie. Vous verrez bien qu'il y a perdu quelque chose; mais, du reste, son aspect n'aura pas changé, seulement il sera plus sec, plus poreux et plus cassant. Cela se conçoit facilement, puisque la substance organique, qui entourait la pierre de ses bras flexibles et résistants, est partie au feu.

Si donc nous avons en nous, dans le cœur, comme je vous le disais une fois, une sorte de végétal, un arbre animé qui envoie ses racines chercher la séve dans l'intestin et ses branches chercher l'air dans les poumons, nous avons dans les os des minéraux mixtes, où la substance morte et la substance vivante se disputent la place d'un bout à l'autre de la vie. L'homme n'est pas seulement le roi de la nature, il en est l'abrégé; et les petites filles sont plus intéressées qu'elles ne croient à connaître tout ce qui est au-dessous de nous dans la création, car tout cela se retrouve en elles.

LA VIE DES OS

LETTRE III

Ces chairs pierreuses, ces pierres vivantes font au milieu de nos organes un monde à part, qui reste en quelque sorte étranger aux agitations, aux tressaillements, à tout le mouvement de la vie générale. Tout se tient dans notre corps, tout languit ou prospère en même temps. Nos organes sont une société de bons amis qui s'affligent et se réjouissent ensemble. Seuls les os demeurent impassibles quand tout s'émeut autour d'eux, comme ces malheureux enfants au cœur de pierre qui ne s'inquiètent jamais de ce qui arrive à leurs camarades.

Vous rappelez-vous le jour où vous vous êtes fait au doigt une grande coupure dont vous portez encore la marque? Toute votre chère petite personne a pris fait et cause pour le pauvre doigt. Les poumons et le gosier en ont eu une telle secousse, et ont chassé l'air avec tant de force, que votre maman est accourue au bruit du fond du jardin. Les yeux ont tout à coup arrosé d'un ruisseau brûlant les joues qui étaient devenues toutes rouges. Les jambes fléchissaient, les bras tremblaient. Qui aurait mis la main sur votre cœur l'aurait senti battre bien plus fort qu'à l'ordinaire; et comme vous sortiez de table, l'estomac, qui travaillait tranquillement, s'est troublé à ce point

21

III

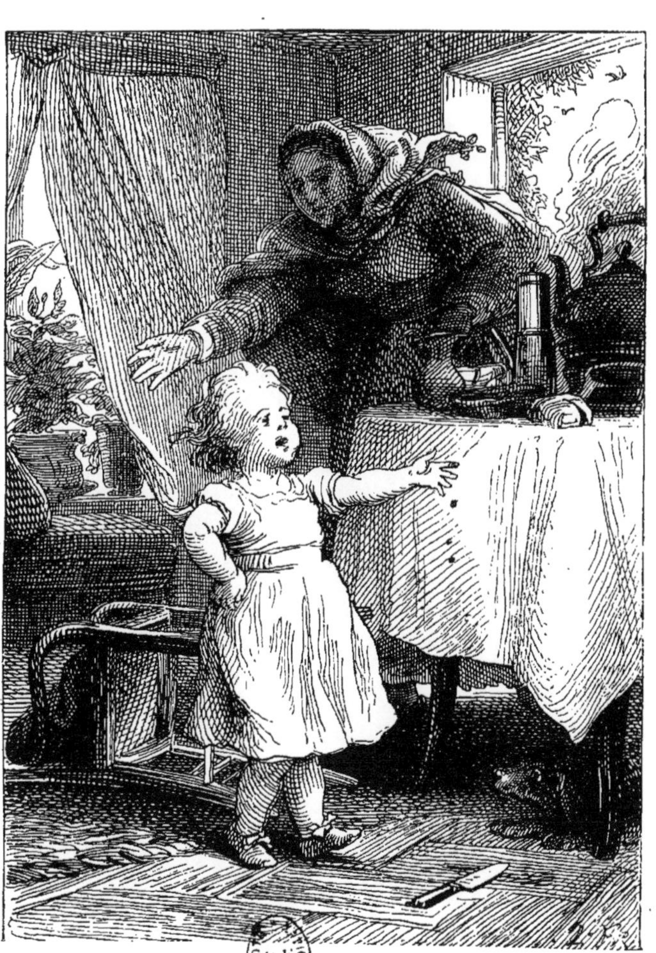

LES JAMBES FLÉCHISSAIENT, LES BRAS TREMBLAIENT.

qu'il a interrompu son travail, et que vous avez eu, s'il m'en souvient bien, une petite indigestion.

Quelle part les os ont-ils prise à cette désolation universelle?

Pas la moindre. Ils se sont laissé ballotter à droite et à gauche par les muscles en convulsion; mais de leur personne ils n'ont pas subi la plus légère émotion. Vous n'y avez pas pris garde, naturellement; vous aviez bien autre chose à penser. Essayez d'y faire attention au premier bobo qui vous mettra en révolution. Cela pourra peut-être vous distraire ; et qui sait si la pensée du calme de ces indifférents ne vous aidera pas à modérer l'excès d'agitation des autres?

Cette insensibilité des os pour les malheurs d'autrui, il semblerait, au premier abord, qu'elle s'étend à ceux qui les atteignent eux-mêmes. Dans ces terribles opérations où, pour sauver le reste du corps, on en sacrifie un membre, pendant que tout le reste se révolte douloureusement contre le fer du chirurgien, l'os se laisse scier pour ainsi dire impunément, et la souffrance de ce moment-là est presque nulle. Mais ce privilége d'insensibilité n'est qu'apparent. C'est Jean-Jacques Rousseau, je crois, qui faisait si mauvaise figure dans les discussions de vive voix, et ne trouvait qu'une heure après ce qu'il aurait fallu répondre. Cela n'ôtait rien de son éloquence quand il répondait à tête reposée, la plume à la main. C'est l'histoire de l'os qu'on a scié. Muet au moment même, il se fâche après coup, s'enflamme, et devient alors d'une éloquence formidable. Mais il faut lui laisser le temps de s'enflammer, et ce n'est pas l'affaire d'une heure. Le caractère spécial de la vie des os, c'est l'extrême lenteur de ses actes. Le mort y serre de si près le vivant, que celui-ci en est tout engourdi, et dort là comme dans une tombe. C'est pour cela qu'il assiste, les yeux fermés, au spectacle de la vie générale du corps dans les accidents subits. Les secousses de ses voisins n'ont pas encore eu le temps de le réveiller que déjà tout est rentré dans l'ordre. Mais dans les maladies chroniques[1], ou de longue durée, si vous aimez mieux cela, les os finissent quelquefois à la longue par se laisser gagner au malaise général. Ils s'altèrent à leur tour, et deviennent le siége de douleurs affreuses, contre lesquelles tout l'art des médecins se trouve trop souvent impuissant.

Il y a un cas qui provoque infailliblement le réveil de cette vie dormante des os, c'est le cas de fracture.

Le jour de cette fameuse coupure, si, au lieu de tant pleurer, vous vous étiez occupée à regarder comment les choses se passaient, vous auriez vu, une fois l'écoulement du sang arrêté, une sorte de liquide jaunâtre et collant suinter le long des lèvres de la petite plaie, et les réunir bientôt en se durcissant. Peu à peu les petits vaisseaux, qui avaient été coupés en deux, se sont creusé un chemin à travers cette mince pellicule, et ont rejoint leurs parois. Comme un bon ouvrier, qui se met à réparer son ouvrage après un accident, le sang a rattaché les fibres divisées, emportant à mesure l'enduit qui les retenait provisoirement; et maintenant, si vous aviez la curiosité d'y aller voir, en vous recoupant à la même place, vous pourriez vous assurer qu'il n'y paraît plus en dedans.

Les os se raccommodent eux-mêmes de la même façon. Quand ils se brisent, les petits vaisseaux qui les sillonnent à l'intérieur se trouvent rompus aussi, et il coule du sang, tout comme dans les chairs coupées, en moins grande abondance, il est vrai. Bientôt apparaît le même enduit jaunâtre qui a recollé votre pauvre petit

1. *Chronos*, en grec, veut dire : temps. C'était le nom que les Grecs donnaient à Saturne, le dieu du temps.

doigt. Mais ce qui suffirait pour un peu de chair molle serait un lien trop faible pour un lourd et massif personnage comme celui-là, et toute l'histoire des commencements de l'os recommence à l'endroit brisé. La gélatine y arrive d'abord, et, petit à petit, il se fabrique là un cartilage par l'intervention exclusive du sérum. Puis les globules travaillent à leur tour, et construisent un mur osseux qui remplit exactement la brèche, et permet enfin à l'os de fonctionner comme auparavant.

Combien a-t-il fallu de temps à votre doigt pour se recoller? Quelques heures, un jour au plus : les blessures de ce genre-là se guérissent vite à votre âge. Avec les os, cela ne va pas si vite, car il y a bien plus d'ouvrage à faire, et l'on y travaille bien plus lentement. Il ne faut pas moins de deux à trois mois pour que le travail arrive à son terme chez un homme bien portant; mais c'est une limite de temps qui n'a rien de fixe. La vitalité des os étant en proportion de la substance animée qu'ils contiennent, chez les vieillards, où une grande partie de la gélatine a fait place à la pierre, il leur faut bien plus de temps pour accomplir le travail réparateur; et il y a eu des exemples de fractures, coïncidant avec certaines maladies, qui ont demandé six et sept mois pour se consolider. Le sang, vicié et affaibli, est alors comme un ouvrier malade, qui travaille sans énergie, et laisse traîner sa besogne.

En revanche, les enfants, dont le sang est si actif, et dont les os sont encore à demi gélatineux, les enfants se guérissent des fractures avec une rapidité quelquefois merveilleuse, par comparaison. J'ai là, à côté de chez moi, un petit garçon qui avait escaladé en jouant la haie du voisin. Surpris en flagrant délit, il sauta sans y regarder, se prit la jambe dans une traverse, et se cassa le pied en tombant. Il n'y avait pas un mois de cela qu'il trottait déjà, en clopinant, sur la route, comme un petit imprudent qu'il était, un peu trop abandonné à lui-même. En pareil cas, vos parents vous auraient gardée, vous, bien plus longtemps à la maison, car l'os, encore mal affermi dans les premiers temps de la guérison, peut facilement se rompre, ou prendre une mauvaise direction, et le second dommage est bien plus malaisé à réparer que le premier.

Vous avez peut-être déjà vu un membre cassé. Vous comprenez maintenant pourquoi on l'emmaillotte entre des planchettes de bois, de façon à lui rendre tout mouvement impossible. Le moindre mouvement, déplaçant les deux morceaux d'os qui sont en présence, dérangerait toute l'opération, qui serait ainsi toujours à recommencer, et finirait peut-être bien par manquer. Le sang se décourage à la longue quand on défait trop souvent son travail. Il ne se trouve plus dans les mêmes conditions d'action, et se croise à la fin les bras sur une besogne à moitié faite. Dans ces cas-là, il rafistole tant bien que mal les deux bouts brisés, en les rattachant par des espèces de fibres, comme un voiturier qui raccommode sur la route, avec des cordes, un timon cassé. Le membre s'en va ensuite cahin-caha, comme il peut.

N'oubliez pas tout cela, si jamais il vous survenait un malheur, et faites bien attention à ne rien remuer brusquement, pas même le pied, si c'est la jambe qui est cassée, ou la main, si c'est le bras. Ils pourraient, l'un ou l'autre, entraîner dans leur mouvement la portion de l'os qui est de leur côté ; et savez-vous ce qui arriverait si les deux bouts s'écartaient au milieu ? Le cartilage de jonction se jetterait de côté ; puis, messieurs les globules venant à l'empierrer, ce serait fini, et cela ferait une jambe plus courte que l'autre. C'est bien ennuyeux pour une petite demoiselle de rester des semaines entières sans bouger. Mais c'est bien ennuyeux aussi pour une grande demoiselle de se lever en boitant tout bas, quand on vient l'inviter à danser, et d'être obligée de se dire que c'est par sa faute.

Ces constructions à nouveau du sang, quand il survient un dégât dans son œuvre, vous paraîtront toutes simples, si vous vous rappelez ce que je vous ai dit autrefois sur son double rôle de constructeur et de démolisseur. Il défait incessamment nos os et les refait incessamment, et ne doit pas se trouver bien embarrassé quand il s'agit d'en bâtir un petit morceau. C'est un jeu qui lui est familier. Que diriez-vous si je vous apprenais dans quel ordre se font ces démolitions et ces reconstructions de chaque instant? Vous ouvririez de grands yeux, et vous croiriez que je me moque de vous. Cela ne paraît pas facile en effet à savoir ce qui se passe dans l'épaisseur de cette espèce de pierre, où l'œil ne verrait rien s'il pouvait y regarder. Eh bien, on le sait, et de la façon la plus positive par-dessus le marché.

Écoutez cela : c'est une histoire qui en vaut la peine.

Il faut d'abord vous rappeler ce que je vous ai dit la dernière fois, à propos de la gélatine et des globules, sur les appétits différents de nos organes, dont l'un prend ceci et l'autre cela dans le sang. C'est grâce à cet instinct mystérieux que chacun se trouve construit comme il doit l'être pour faire son métier; et, à bien considérer la chose, il ne pouvait en être autrement. Notre corps ne serait qu'un bloc uniforme, sans cette distribution intelligente des matériaux dont il se compose. Mais il y a mieux. A côté de ces besoins indispensables à satisfaire, les organes ont aussi des fantaisies, tout comme les petites filles. Dans la foule des substances qui peuvent se glisser dans le corps, sous un prétexte ou sous un autre, il en est dont tel ou tel organe sera le seul à s'emparer, alors qu'elles ne lui sont pas nécessaires, qu'elles lui sont nuisibles quelquefois, toujours comme avec les petites filles. Ainsi, pour en citer une bien inoffensive, la garance, avec laquelle on teint en rouge les pantalons de nos soldats, doit cet honneur à ce que les teinturiers appellent un principe colorant, lequel est répandu dans toutes les parties de la plante. Or, si un animal mange de la garance, ce principe colorant, qui entre avec elle dans le corps et dont les autres organes ne se soucient pas, les os ont la coquetterie de l'absorber au passage, pour se donner une belle couleur rouge. Je vous le demande un peu, où la coquetterie va-t-elle se nicher?

C'est là ce qui a vendu leur secret.

L'on a imaginé de nourrir avec de la garance de pauvres pigeons qu'on tuait ensuite pour voir ce qui s'était passé. Quand ils ont été mis suffisamment longtemps à ce régime-là, leurs os sont entièrement rouges. Quand il n'a duré que quelques jours, les os n'ont rougi qu'à la surface. Quand on a fait alterner la garance, de quinzaine en quinzaine par exemple, avec le grain habituel, on voit, en sciant les os, des couches alternatives de rouge et de blanc, semblables aux couches des grosses dragées, correspondant à chacune des différentes périodes, et s'avançant à la file dans l'épaisseur de l'os, à partir de la surface. Enfin, chez les pigeons qui, après avoir mangé un certain temps de la garance, sont rendus pendant plusieurs mois à la nourriture qui leur convient, on trouve les os tout blancs : ce qui avait dû se rougir est parti. En prenant bien son temps, on pourrait en retrouver des traces au cœur de l'os, où se fait le départ des vieilles couches, au fur et à mesure que les nouvelles se déposent à la surface.

Notre charpente osseuse suit donc à peu près les mêmes lois de formation que la charpente ligneuse des végétaux, dont le bois grandit aussi par couches superficielles, allant toujours s'enfonçant à l'intérieur, par suite de l'accumulation des couches successives qui viennent après elles. Il y a cette différence que, dans l'os, qui appartient à un monde supérieur, on observe un double mouvement d'entrée et de sortie, et que la vie du bois, plus simple, se contente d'accumuler de nouvelles substances à la surface, sans toucher aux anciennes, dont la mort seule a raison. Mais, en revanche, je puis vous signaler un autre point de ressemblance bien curieux entre l'os et le bois.

Je vous ai dit déjà que celui-ci était produit, d'année en année, par l'écorce de l'arbre. L'os a aussi son écorce qui le produit, sans relâche il est vrai, vu qu'on ne connaît pas d'hiver dans cette serre chaude du corps, toujours chauffée à 37 degrés. C'est une membrane qui l'entoure, et qui porte le nom de *périoste*, mot grec dont le sens est facile à retenir. Il signifie : autour de l'os.

Toutes les petites artères des parties voisines envoient leurs dernières ramifications dans le périoste, qui se trouve ainsi gonflé de sang, comme l'écorce est gonflée de séve, et il travaille absolument de la même façon qu'elle.

Si je vous avais raconté plus au long l'histoire de la formation du bois, je vous aurais appris que d'abord il se forme entre lui et l'écorce une sorte de bois préparatoire qu'on appelle l'*aubier*, qui reste un certain temps blanc et mou, et se convertit à la longue en bois parfait, comme on dit.

Ce qui provient directement du périoste est un véritable aubier.

Qu'est-ce qu'un cartilage? Vous le savez de reste maintenant, c'est un os en préparation. Or, dans la première moitié de la vie, on trouve sous le périoste une couche mince de cartilage, dont l'intérieur s'ossifie graduellement, et qui se reproduit toujours à l'extérieur, jusqu'à ce que l'os ait atteint les limites de son accroissement. Plus tard, le périoste lui-même s'ossifie à son tour, à ce point qu'il devient à la fin presque impossible de le détacher de l'os, avec lequel il semble se confondre. Son travail de construction languit et finit par s'arrêter, et le travail de destruction intérieure continuant toujours, les os des membres vont en s'amincissant chez les vieillards, ce qui ajoute encore à leur fragilité.

Vous voyez que je n'avais pas tout à fait tort d'intituler ce chapitre : *la vie des os*, un titre qui vous aura peut-être étonnée. Notez que je suis loin de vous avoir dit tout ce qu'on sait, et qu'on est loin aussi de savoir tout. Vous seriez-vous douté, à voir un de ces objets en os qu'on trouve chez les marchands, que cela avait vécu, était sorti goutte à goutte, c'est le mot, d'une membrane qui n'a pas toujours l'épaisseur d'une feuille de papier, et serait allé se fondre miette à miette dans le sang de l'animal, si on l'avait laissé vivre assez longtemps? Que de choses on ignore pourtant qui nous touchent de si près! Et si nous avons trouvé déjà tant de particularités curieuses à apprendre sur les plus infimes de nos organes, sur ceux qui ne vivent de fait qu'à moitié, que sera-ce donc pour ceux qui viendront plus tard, et qui sont en quelque sorte le siége de la vie?

LA MOELLE

LETTRE IV

Je veux maintenant vous faire faire connaissance avec une amie intime des os, qui habite la maison, si elle n'en fait pas partie, avec la moelle, dont vous connaissez bien le nom.

La moelle est une espèce de graisse huileuse, plus fine et plus prompte à se fondre que celle du reste du corps, et qui est répandue dans toute l'étendue des os. Il faut, à ce sujet, que je vous dise un mot de la manière dont ils sont construits.

Examinés au microscope, les os paraissent composés d'une infinité de fibres, partout les mêmes, qui tantôt sont serrées les unes contre les autres, et forment ce qu'on appelle le *tissu compacte,* un nom qui s'explique tout seul; tantôt s'écartent en s'entre-croisant dans tous les sens, et forment alors un tissu plus léger qu'on appelle *tissu celluleux.* Il y a un système de prisons qui porte le nom de système cellulaire, parce que les pauvres prisonniers sont enfermés à part, chacun dans une petite cellule, ce qui les rend meilleurs, à ce qu'on prétend, à moins qu'ils ne meurent ou deviennent fous d'ennui. De même, le tissu celluleux doit son nom aux espaces vides que les fibres laissent entre elles en s'entre-croisant, et qui constituent comme autant de petites cellules, à travers lesquelles circulent lès canaux qui contiennent le sang. Les deux tissus se retrouvent dans tous les os, le compacte à l'extérieur, le celluleux à l'intérieur; mais leur proportion varie de l'un à l'autre. Dans les os du crâne, par exemple, qui appartiennent à la catégorie des os plats, les deux lames extérieures de tissu compacte se rapprochent tellement, surtout à l'époque de la vieillesse, que l'on a peine quelquefois à retrouver les traces du tissu celluleux. Celui-ci domine, au contraire, dans les os courts, comme ceux que nous avons au poignet et au coude-pied, où la couche compacte est très-mince et ne figure, pour ainsi dire, que comme enveloppe de l'amas de cellules dont l'os est composé. Enfin, dans les grands os du bras et de la jambe, dans les os longs, comme on les appelle, l'écartement des fibres aux deux extrémités y détermine des renflements celluleux organisés comme les os courts, tandis que le milieu forme une espèce de tube dont les parois sont composées uniquement d'un tissu compacte, plus épais encore que celui des os plats.

Pardon, ma chère enfant, de tout cet étalage d'os plats, d'os courts et d'os longs, de tissu compacte et de tissu celluleux. Il y a tant de choses à voir dans le pays que nous parcourons que, pour en sortir, nous sommes bien forcés de suivre la marche de ceux qui l'ont étudié sérieusement; et il faut s'habituer, quand on veut apprendre, à faire au besoin bon accueil à ce qui n'est pas amusant.

Pour en revenir à la moelle, os plats, os courts, os longs, tissu compacte, tissu celluleux, elle se glisse partout, et tient compagnie à la substance osseuse jusque dans les plus petits recoins.

Il y en a même dans les dents; et, si vous désirez vous en convaincre, examinez un de ces vieux morceaux d'ivoire qu'on trouve chez les marchands d'antiquités.

IV

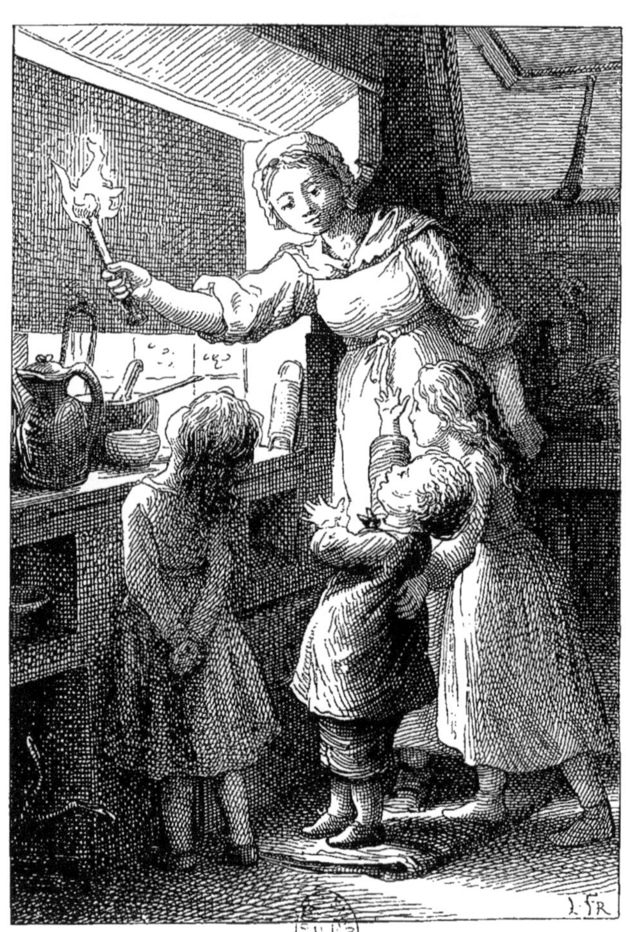

LE FEU D'ARTIFICE SERAIT ENCORE PLUS JOLI.

Savez-vous pourquoi ils sont si jaunes? C'est tout simplement parce que l'huile, c'est-à-dire la moelle, qui s'y tenait cachée, a fini par se rancir à l'air, et est devenue jaune, d'incolore qu'elle était. Promenez les doigts sur un morceau d'ivoire uni : c'est sa moelle qui le rend si doux et comme onctueux au toucher. Je vous ai dit une fois que les dents taillées par les dentistes dans l'ivoire d'hippopotame jaunissaient très-vite dans la bouche : vous en comprendrez maintenant la raison. En sa qualité d'habitant des rivières, l'hippopotame est plus riche en huile, comme tous les animaux aquatiques. Vous n'avez pas grand souci de l'avenir de ces petites perles blanches qui font tant de plaisir à voir quand vous riez ; eh bien, s'il en tombait une maintenant, et qu'il vous prît fantaisie de la garder, elle vieillirait avec vous, et vous la trouveriez toute jaune quand vous seriez devenue grand'maman.

Si la moelle parvient à s'établir dans le tissu des dents, qui est de beaucoup le plus compacte de tous, à plus forte raison dans les autres, qui jaunissent aussi bien plus rapidement. Prenez un os de gigot avec les pincettes, et tenez-le au-dessus du feu en présentant le milieu qui est si dur. La moelle, rendue plus liquide par la chaleur, filtrera à travers les trous imperceptibles dont sa surface est criblée, et tombera en petites gouttelettes qui brûleront avec une flamme bleuâtre. Le feu d'artifice serait encore plus joli si vous présentiez l'os au feu par le gros bout, qui est tout celluleux, comme je vous l'ai dit. Les vides des cellules laissent bien plus beau jeu à la moelle pour s'installer, et c'est à ce point qu'un os mis dans le feu par le gros bout continue à brûler quand on le retire, et fait comme une torche jusqu'à ce que toute la moelle soit partie.

Mais le véritable domaine de la moelle, c'est le creux des os longs, qu'un rouleau de moelle remplit tout entier.

Partout ailleurs elle est presque insaisissable à l'étude, perdue qu'elle est dans l'épaisseur du tissu osseux. Ici, elle a son logement à part, et se laisse voir assez facilement pour que je puisse en dire quelque chose.

Les os longs sont percés vers le milieu d'un trou qu'il vous sera facile de découvrir la première fois qu'on mettra une cuisse de poulet sur votre assiette, car il est très-apparent, et dont le nom est tout à fait gentil; il s'appelle le *trou nourricier*. Il livre passage à une grosse artère qui est chargée d'aller porter la nourriture à la captive murée dans ce tube de pierre.

A peine entrée dans la prison de la moelle, l'artère se divise par une bifurcation [1] brusque, en deux rameaux qui courent, accompagnés chacun de sa veine, l'un en haut, l'autre en bas. Artères et veines, en se ramifiant à l'infini, enveloppent la moelle d'un réseau si serré qu'elle en prend une couleur rougeâtre, surtout dans les jeunes animaux où la nutrition, et par conséquent la circulation du sang, est plus active. Ainsi bien chauffée, bien nourrie, à l'abri de tout accident derrière son mur, la moelle vit là comme un rat dans son fromage, étrangère à ce qui se passe dans le reste du corps, et mangeant ses rentes sans rien faire, rien du moins dont nous puissions nous rendre compte, car elle joue certainement un rôle, et l'on ne supprimerait pas impunément cette paresseuse qui a l'air de ne servir à rien [2].

1. Demandez à votre frère le collégien ce que c'est qu'une bifurcation.

2. Un ingénieux savant s'est avisé d'une expérience — on appelle cela une expérience! — dont je ne vous donnerai pas le détail, parce que je ne veux pas vous faire dresser les cheveux sur la tête, dans laquelle la moelle est détruite subitement à l'intérieur d'un os, de chien ou de chat, il est vrai : l'amour de la science n'est pas allé encore jusqu'à faire essayer ces expériences-là sur les hommes, et c'est beau de sa part.

A l'instant même, l'os est mis à mort; mais une chose bien curieuse

Il y a pourtant une circonstance où la petite personne se laisse affecter ; et j'en suis un peu honteux pour elle ; c'est dans les grandes peurs. Vous connaissez sans doute cette phrase dont on se sert pour exprimer un excès de frayeur : « J'en avais froid dans la moelle des os. » Ce qu'on ressent alors se passe en grand dans la société aux époques de bouleversement. C'est un effet de la terreur d'arrêter la circulation de l'argent et du sang. Le service du trou nourricier est interrompu dans ces cas-là, et les tressaillements de la moelle s'expliquent tout naturellement : ses rentes sont menacées.

Ceci me rappelle un dicton populaire qui s'applique aux gens sans énergie : « Il n'a pas de moelle dans les os. » Par quel instinct le peuple, qui n'est pas fort en anatomie, sera-t-il allé deviner cela ? Car il a raison jusqu'à un certain point. Chez les gens débiles et rachitiques, la moelle se détériore, perd sa graisse, et se remplit d'une sorte de liquide gélatineux qui en fait quelquefois les trois quarts. Les petits enfants, dont l'énergie n'est pas bien grande, n'ont pas non plus beaucoup de moelle dans les os, et celle qu'ils ont n'est achevée qu'à demi en quelque sorte : la gélatine y dispute la place à la graisse.

Il faut tout dire néanmoins, et je ne voudrais pas vous faire prendre trop au sérieux ce respect populaire pour la moelle. Comme tout respect qui n'est pas éclairé, il frise

se passe ensuite. Le périoste s'enflamme, se gonfle, se soulève de toutes parts au-dessus du cadavre avec lequel il n'y a plus rien à faire, et commence à fabriquer intrépidement un nouvel os dans lequel le mort se trouve enfermé.

C'est une belle preuve de la production de l'os par le périoste, et cela fait comprendre ces opérations chirurgicales, imaginées tout récemment, dans lesquelles on remédie à la destruction d'une portion d'os, en recollant bien soigneusement à sa place le lambeau de périoste qui le recouvrait. Il remplit le vide qui existe au-dessous de lui, et l'os finit par se retrouver au complet.

un peu la superstition, car les vieillards, qui ont moins de force, ont plus de moelle que les autres, le rouleau grossissant à mesure que le creux qu'il doit remplir est élargi par l'amincissement de l'os à l'intérieur.

Les Grecs avaient aussi leurs idées sur la moelle. Ils racontaient que le centaure Chiron, le précepteur d'Achille, pour donner plus d'intrépidité à son élève, l'avait nourri avec de la moelle de lion. C'est une recette à laquelle je ne me fierais pas pour faire des éducations, en supposant que l'on prenne les qualités de ce que l'on mange, ce qui serait inquiétant bien souvent. Même chez les lions, la moelle n'a rien d'héroïque.

Mais en voilà assez sur cette grasse hôtesse des os. Passons à un détail qui a bien aussi son importance : à la façon dont les os sont attachés ensemble.

V

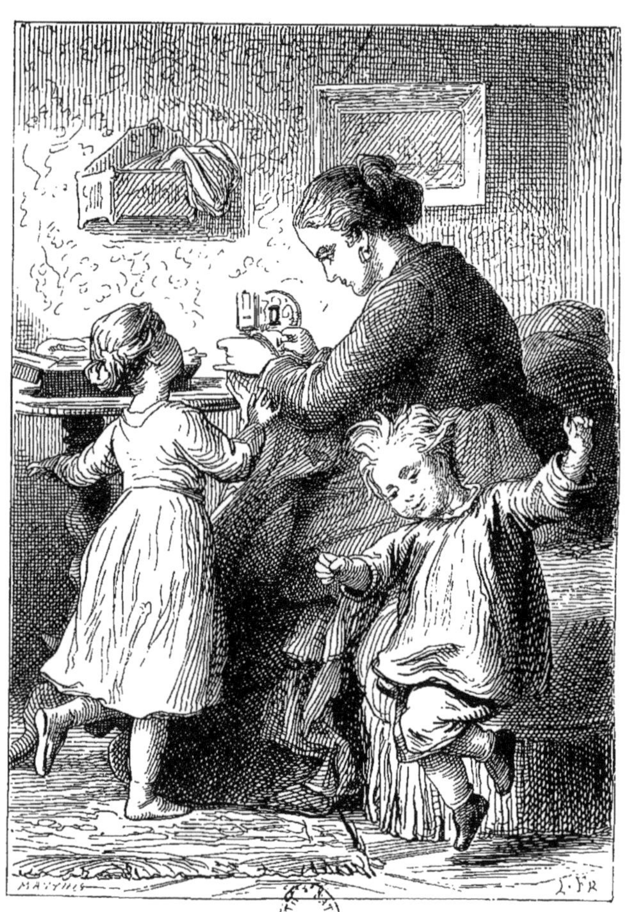

REMUEZ DE VOTRE CÔTÉ, SANS RIEN DIRE, VOS BRAS ET VOS JAMBES.

LES ARTICULATIONS

LETTRE V

Si les bras et les jambes étaient d'une seule pièce, cela ne ferait pas des instruments bien commodes. Ce serait encore bien pis s'ils étaient soudés au tronc comme les branches d'un arbre. Nous ne pourrions guère plus bouger que des statues, et la tête nous servirait aussi bien mal, si elle ne pouvait pas aller et venir au-dessus des épaules.

Il est heureux qu'on y ait pourvu. Notre charpente osseuse se compose de pièces mobiles, jouant si bien les unes sur les autres qu'il n'est pas de machine inventée par les hommes qui puisse soutenir la comparaison.

Il y a maintenant des machines partout, et je suis bien sûr que vous en avez vu fonctionner, ne serait-ce qu'une machine à coudre. Quel tapage! quelles secousses! quel frottement des pièces entre elles dans leur marche, et comme il faut peu de chose pour les déranger quand la machine travaille rapidement! Mettez-vous à côté de cette tapageuse dont votre maman s'est fait cadeau pour venir à bout plus vite de l'ouvrage que vous lui donnez, et pendant qu'elle est en mouvement, remuez de votre côté, sans rien dire, vos bras et vos jambes. Il y a là aussi des pièces qui frottent les unes contre les autres. Entendez-vous le plus léger bruit ? Sentez-vous le moindre froissement ? Ces pièces-là n'ont ni vis ni clous pour les maintenir en place, et celles qui jouent le plus se touchent à peine, pour ainsi dire, par leurs extrémités. Avouez qu'elles doivent être attachées ensemble bien solidement pour tenir bon dans toutes les aventures par où elles passent.

Les points où se trouvent ces attaches se nomment les ARTICULATIONS.

Il y a deux espèces d'articulations : les *mobiles* et les *immobiles*; et, sans aller chercher des exemples plus loin, je puis vous les montrer tous les deux dans les couteaux.

Les couteaux sont aussi articulés. Ils se composent de deux parties bien distinctes, placées à la suite l'une de l'autre, le manche et la lame. Dans les couteaux de poche, qu'on peut ouvrir et fermer, la lame se déplace quand on veut, en pivotant sur le manche : il y a là une articulation mobile. Dans les couteaux de table, qui doivent rester toujours ouverts, la lame est fixée à demeure dans le manche : l'articulation est immobile.

C'est le dernier cas qui a lieu pour les os du crâne.

Les différentes pièces du crâne forment, en s'appuyant les unes contre les autres, une espèce de voûte circulaire derrière laquelle s'abrite le plus délicat des nos organes, celui qui avait le plus besoin d'une protection complète, le cerveau. Or, que deviendrait une voûte dont les pierres pourraient aller se promener chacune de son côté? Il ne pouvait donc pas être question de mouvement pour ces os-là. Une seule chose importait : la solidité de leur assemblage ; et à considérer leur peu d'épaisseur et la faible étendue de la surface par laquelle ils se touchent, on serait tenté, au premier abord, de se demander avec une certaine inquiétude comment font ces bords si minces pour ne pas glisser l'un sur l'autre au premier choc.

Quand on a vu leur articulation, on est bientôt rassuré. Ils sont festonnés d'une foule de découpures en zigzag, qui s'emboîtent avec celles du bord correspondant comme les roues d'un engrenage, et entrent si bien de la sorte l'un dans l'autre, qu'il ne viendrait à l'esprit de personne, si l'on n'était pas prévenu, que le crâne n'est pas formé d'un seul os. C'est là au surplus qu'il en arrive, en vertu du progrès constant de l'ossification, car toutes ces découpures finissent par se souder entre elles avec l'âge, et l'immobilité absolue des articulations, alors que les os ne font que se toucher, ne permet pas qu'on s'aperçoive d'un changement quand ils se sont réunis.

Les articulations mobiles, comme celles que nous avons au bas de la jambe, sont construites tout différemment.

Approchez bout à bout deux morceaux de bois, et faites-les tenir ensemble en collant une bande de toile un peu lâche qui vienne s'enrouler autour des deux bouts : vous pourrez vous faire une idée de la manière dont les os sont attachés entre eux.

Seulement nos toiles, à nous, ne sont que des toiles d'araignée pour la solidité, en comparaison de celles dont la nature se sert ici. Je ne puis pas vous montrer les toiles que vous avez au coude, à l'épaule, au genou, et j'espère bien que vous ne les verrez jamais ; mais il y en a de toutes semblables que vous avez déjà vues plus d'une fois. Quand on découpe une volaille, ce fameux joint dont la prompte découverte est le triomphe des habiles, c'est tout simplement l'articulation de l'aile ou de la cuisse ; et cette espèce de peau, d'un blanc nacré, qui tient après l'os et qui résiste si énergiquement aux efforts que l'on peut faire pour la couper ou l'arracher, c'est la toile en question. Il vous sera facile d'essayer ses forces à la première rencontre, et je vous souhaite bien du plaisir avec elle, pour peu que la volaille ait dépassé la première jeunesse.

Les savants ont donné le nom de *capsule fibreuse* à cette enveloppe de l'articulation. C'est une espèce de petit sac fermé, à l'intérieur duquel les extrémités des deux os jouent librement, sans pouvoir franchir certaines limites de déplacement. La résistance de la capsule fibreuse n'est pas le seul obstacle qui les arrête, et j'aurai là-dessus plus d'un détail à vous donner quand nous verrons chacun des os en particulier ; mais cette résistance au déplacement n'en est pas moins la fonction spéciale de l'organe fibreux ; et admirez ici avec quelle entente merveilleuse chacun de nos organes a été approprié à la fonction qu'il devait remplir. On peut couper la capsule fibreuse, on peut l'attaquer avec des substances dont le contact partout ailleurs serait extrêmement douloureux : elle ne s'émeut pas ; elle n'envoie rien dire au cerveau, où réside l'autorité chargée de veiller au salut de toutes les parties du corps ; en d'autres termes, il n'y a pas de souffrance. Mais qu'on vienne à tirailler le membre, à le tordre, à provoquer de n'importe quelle façon un écartement des os, immédiatement le cerveau est averti par la capsule fibreuse, qui devient le siége de vives douleurs. Sentinelle aveugle, elle ne connaît que sa consigne ; tout ce qui est en dehors n'existe pas pour elle.

Disons pourtant que cette résistance douloureuse des membranes qui maintiennent les os en place n'est pas la même à tous les âges.

Ces membranes sont bien plus souples chez les enfants, et se prêtent alors, quand on les torture, à des allongements qui deviennent plus tard impossibles, à moins que par des violences souvent répétées, on ne les force à en prendre le pli, qu'elles gardent ensuite contre les lois posées par la nature. C'est grâce à cela qu'on peut voir des hommes se donner en spectacle dans des postures étourdissantes pour ceux qui s'avisent de les essayer. Il n'y a qu'un âge pour faire l'apprentissage de ce métier-là : c'est le vôtre, chère petite ; et nos descendants seront bien honteux de nous, quand ils trouveront dans l'histoire que nous tolérions cette industrie des bourreaux de l'enfance, industrie sans nom, que l'horreur publique aurait dû supprimer depuis longtemps.

Ces fibres, si flexibles d'abord pour le malheur des pauvres petits, ne tardent pas à se roidir. Elles se refusent sans rémission, quand on ne s'y prend pas à temps, aux déplacements exagérés qu'on pouvait obtenir d'elles dans les commencements. On est alors dans l'âge de la force, et l'articulation a gagné en solidité ce qu'elle a perdu en souplesse. Elle joue moins, et travaille mieux.

Dans la vieillesse, le tissu de la capsule prend une rigidité extrême; souvent même il s'encroûte de phosphate de chaux ; et voilà ce qui donne tant de gêne et de lenteur aux mouvements des vieillards, pour qui c'est une opération réellement pénible de se baisser à terre, quand ils ont à y ramasser quelque chose. Heureusement qu'à côté d'eux il y a les enfants dont les fibres sont si souples, et qui peuvent bien se baisser à leur place.

Jusqu'à présent, nous n'avons encore vu que l'extérieur de l'articulation. Il faut regarder aussi dans le petit sac, et comme nous ne pouvons pas y regarder chez vous, j'en reviens à notre cuisse de volaille.

Examinez-la bien attentivement à l'endroit où elle a été détachée : vous la trouverez terminée par une surface blanche, élastique, d'un poli extraordinaire, arrondie en forme de boule. En poussant l'examen plus loin, vous pourrez vous assurer que cette boule remplit exactement une cavité pratiquée dans l'os correspondant. Si vous défaites ensuite l'articulation qui unit la patte à la cuisse, vous apercevrez sur ces deux faces des arêtes et des rainures qu'on dirait faites au tour, et qui s'adaptent avec une précision sans égale. Il vous suffira de passer le doigt sur cet admirable ouvrage pour comprendre aussitôt comment les pièces de la machine animale glissent si facilement, et avec si peu de bruit, les unes sur les autres.

Ce sont les cartilages qui terminent ainsi l'extrémité des os; et il ne faut pas confondre ceux-là avec les cartilages du commencement de la vie, dont je vous ai entretenue. Les cartilages articulaires appartiennent à tous les âges. Ils sont à poste fixe, et font partie essentielle du système des articulations. Leur fonction principale est d'amortir les chocs par leur élasticité, et de prévenir ainsi bien des fractures, comme pourraient le faire, en certains cas, des bandes de caoutchouc dont on garnirait les pièces métalliques de nos machines aux points de contact. Ajoutez à cela que l'os lui-même ne pourrait jamais prendre ce poli incomparable, dû à la finesse du tissu cartilagineux dont les mailles sont serrées à ce point qu'il est presque impossible de les distinguer. Si par hasard le cartilage articulaire venait à être détruit, les deux surfaces osseuses se poliraient, il est vrai, d'elles-mêmes par le frottement, et l'on en cite des exemples; mais je doute fort que les membres s'accommodent volontiers de cette substitution, et l'aisance des mouvements doit assurément s'en ressentir.

Voici maintenant un autre artifice que vous n'auriez probablement pas soupçonné.

Nous graissons nos machines pour faciliter leur marche. Depuis les rouages de nos montres jusqu'aux gonds de nos portes, il n'est pas une jointure à laquelle nous ne donnions sa petite goutte d'huile, destinée à la faire jouer plus librement. La nature n'a eu garde de négliger un procédé qui nous réussit si bien.

Sous la capsule fibreuse s'étend une autre membrane, disposée en forme de bourse, dans laquelle l'articulation se trouve enfermée, et qui distille constamment un liquide visqueux dont le nom, un peu drôle à lire, est doux à prononcer comme un nom de demoiselle : c'est la *synovie*.

Avez-vous fait attention, dans vos voyages en chemin de fer, à ce qui se passe aux grandes stations, où l'on voit des hommes courir, un pot de graisse à la main, d'une roue à l'autre, et ouvrir successivement des espèces de boîtes dans lesquelles le bout des essieux est enfermé? Ces boîtes-là s'appellent des boîtes à graisse, et il faut les visiter de temps en temps pour voir si la provision n'a pas besoin d'être renouvelée. La bourse qui distille la synovie est aussi une boîte à graisse, mais bien plus parfaite que celle des voitures, puisqu'elle renouvelle elle-même sa provision, et qu'on n'a jamais besoin de s'en occuper. Je me trompe, nous devons aider à l'action de la membrane ; mais cette aide, à vrai dire, ne vous paraîtra pas bien embarrassante : elle consiste uniquement à remuer les membres. Si mince que soit cette aide, vous allez voir pourtant qu'elle ne saurait faire défaut impunément.

Il vous est arrivé peut-être déjà de rester bien longtemps sans parler, sans manger, sans rire, sans remuer les mâchoires d'aucune façon. Si cela ne vous est pas encore arrivé, vous y viendrez un jour où l'autre. Dans ces cas-là, on finit par se sentir la bouche toute sèche, comme si la salive y manquait, et de fait elle y manque. Les glandes salivaires ont besoin d'être sollicitées par le mouvement pour agir; elles s'endorment quand on les laisse au repos, et la bouche, qu'elles sont chargées d'humecter constamment, se trouve bientôt à sec.

La même chose se passe dans la membrane de la synovie.

La difficulté que l'on éprouve à se mouvoir, dans les premiers moments qui suivent une longue immobilité, tient surtout à cela : la boîte à graisse s'est desséchée, ou plutôt son liquide s'est épaissi, faute d'avoir été renouvelé, et il empâte, si je puis m'exprimer ainsi, l'articulation. C'est une grosse affaire quand elle se dessèche tout à fait; les conséquences sont bien plus graves que vous ne pouvez le supposer. Les deux cartilages dont rien n'adoucit plus le contact, s'enflamment lentement; ils se gonflent, s'attachent l'un à l'autre; de mobile qu'elle était, l'articulation devient immobile, et le membre est mis hors de service. Que cela n'aille pas au moins vous empêcher de rester tranquillement assise à vos leçons. Ce n'est pas l'immobilité d'un jour, ni même d'un mois qui peut déterminer un aussi fâcheux accident : l'on ne va pas si vite dans le monde des os. Il faut pour cela une de ces interminables maladies, une fracture récalcitrante, par exemple, qui vous tienne cloué au lit indéfiniment. On en sort avec une *ankylose,* avec une jointure soudée pour dire mieux, car c'est là le sens tout simple de ce terrible mot. Il vient du mot grec *ankilè,* qui signifie jointure.

Je vois là-dedans pour vous une belle leçon, chère enfant, aussi utile que belle, si vous voulez en profiter. Les membranes et les glandes ne sont pas les seules à s'endormir chez nous, par manque d'exercice. Les mêmes lois régissent tout notre être, je vous l'ai déjà dit, s'il vous en souvient, et nos facultés les plus précieuses s'endorment aussi quand on néglige trop de s'en servir. Les médecins, dans le cas d'immobilité prolongée, font exécuter à leurs malades, quand c'est possible, des mouvements inutiles en apparence, qui n'en ont pas moins un but sérieux, celui de prévenir l'ankylose. Je voudrais qu'à leur exemple une demoiselle raisonnable s'inquiétât toutes les fois que l'occasion de faire un petit effort d'esprit, un petit sacrifice à quelqu'un, se ferait attendre trop longtemps, et qu'elle allât plutôt la chercher d'elle-même que de laisser se figer en elle l'intelligence et la bonté. L'ankylose de l'esprit et du cœur est bien pire encore que celle du bras ou de la jambe.

Un mot encore sur la membrane de la synovie, et nous serons quittes avec les articulations.

Elle n'est pas bien forte ; c'est une de ces membranes qu'on appelle *séreuses,* parce qu'elles distillent des liquides puisés dans le sérum du sang, et qui ont à peu près l'aspect d'un morceau de vessie mouillée. Eh bien, toute chétive qu'elle est, c'est au besoin une aussi bonne gardienne de l'ordre dans l'articulation que la robuste capsule, avec ses fibres indomptables. Elle et sa douce synovie, elles s'appliquent si bien sur les surfaces articulaires qu'elles n'y laissent rien arriver, et que celles-ci ne peuvent se quitter sans déterminer un vide, et vous devez vous rappeler à quel rude jouteur il faut avoir affaire quand on veut produire un vide quelque part. Je vous ai assez mise au fait de ce que c'est que la pression atmosphérique, en vous parlant des poumons. Toute la force de l'air est donc là, derrière la faible membrane, pour s'opposer au départ des os qui sont ainsi maintenus vigoureusement en place, même après que la capsule fibreuse a été enlevée. Les efforts les plus violents ne parviennent pas toujours à les désarticuler en pareil cas. La moindre entaille faite alors à la bourse synoviale, en permettant à l'air de pénétrer dans l'articulation qu'elle protégeait, lui enlève à l'instant son puissant auxiliaire, et l'opération s'accomplit le plus tranquillement du monde.

Vous n'êtes pas bien forte, mon enfant, et il est probable que vous ne le serez jamais beaucoup. Que ceci vous apprenne quelle résistance énergique la faiblesse peut opposer aux violences brutales, quand elle a derrière elle la raison, la justice, le droit, toutes ces grandes forces de l'atmosphère morale dont la pression irrésistible se fait obéir partout. Seulement, alors, il ne faut pas se laisser entamer.

LA COLONNE VERTÉBRALE

LETTRE VI

Jusqu'à présent, nous ne nous sommes occupés que de ce qui est commun à tous les os. C'est de l'*anatomie générale* que nous avons fait là, si vous êtes curieuse de savoir comment cela s'appelle. Nous allons passer à l'*anatomie descriptive* des os, à celle qui les décrit l'un après l'autre, et vous ne pouvez pas vous figurer tout ce qu'il nous faudrait de pages pour en venir à bout, si je voulais vous donner des descriptions complètes. Ce n'est pas bien gros le corps d'un homme, eh bien! ceux qui veulent l'étudier un peu sérieusement y passent de longues années avant de le connaître à peu près. Ils y passeraient toute leur vie qu'ils ne pourraient pas encore se vanter de le connaître à fond, tant il y a de détails dans cette admirable machine, dont chaque brin est une merveille capable d'arrêter longtemps un observateur. Comme nous n'avons point envie de nous faire médecins, nous nous en tirerons à meilleur marché. C'est déjà quelque chose de connaître en gros ce que l'on ne connaissait pas du tout.

Nous commencerons par la colonne vertébrale. C'est la pièce fondamentale de l'édifice, celle à laquelle toutes les autres se rattachent, et quand nous ferons l'histoire des animaux, vous comprendrez bien mieux que vous ne pourriez le faire maintenant pourquoi je lui accorde la place d'honneur. Vous savez déjà, du reste, que c'est celle qui a donné son nom au grand embranchement des Vertébrés, qui commence au poisson et finit à l'homme. La division la plus sérieuse et la plus nette que l'on puisse établir dans le règne animal est celle des *Vertébrés* et des *Invertébrés,* c'est-à-dire de ceux qui ont une colonne vertébrale et de ceux qui n'en ont pas. En fait d'embranchements, si je voulais faire une classification, je n'irais pas plus loin. On est trop exposé à s'embrouiller dans le reste.

La colonne vertébrale est située sur la *ligne médiane* du corps.

Ici, je vois vos yeux qui m'interrogent. Rassurez-vous ; je n'aurai garde de ne pas vous expliquer une chose aussi importante que cette ligne médiane.

Mettez le doigt bien au milieu de votre front ; descendez tout droit, en suivant la crête du nez, jusqu'au bas du menton, et regardez-vous dans la glace. Vous y verrez tout de suite que chacun des côtés de votre figure, à droite et à gauche de la ligne que vous aurez ainsi tracée, est la reproduction exacte de l'autre. A droite, un œil avec sa paupière et son sourcil ; à gauche, le même œil avec la même paupière et le même sourcil. De chaque côté, la même petite joue, terminée par la même petite oreille. Votre ligne coupe le nez en deux parties égales, et vous n'aurez pas besoin d'y regarder longtemps pour vous assurer que les deux parties sont absolument semblables. De même pour la bouche. En partant de ce petit creux qui sépare la lèvre, juste au-dessous du nez, vous rencontrerez d'un côté comme de l'autre le même nombre de dents, incisives, canines et molaires, et placées dans le même ordre, comme si les deux moitiés de la mâchoire étaient deux mâchoires distinctes, soudées ensemble pour n'en faire qu'une.

Ce n'est pas, au surplus, une simple supposition. Rien n'est plus facile que de retrouver les traces de cette soudure, surtout à la mâchoire inférieure où elle est indiquée par un petit bourrelet. Parfois même il arrive que la nature, distraite dans son œuvre, oublie de souder les deux bouts d'en haut, et l'enfant vient au monde avec ce qu'on appelle un *bec-de-lièvre,* c'est-à-dire avec une fente au milieu de la lèvre supérieure, laquelle fente se prolonge en certains cas jusque bien avant dans le palais.

S'il était possible qu'elle allât plus loin, sans déterminer la mort, et qu'un œil curieux pût la suivre dans toute la profondeur de la tête, on irait ainsi, en passant à travers deux tranches absolument pareilles de part et d'autre, rejoindre le haut du crâne, qui lui-même porte au milieu la marque de la grande soudure, et se partage comme tout le reste en deux morceaux dont l'un est la répétition de l'autre.

Continuons par la pensée cette coupe imaginaire jusqu'au bas du tronc, en traversant le cou par le milieu : ce sera toujours la même chose. Chaque tranche aura son bras, sa jambe, chacun semblable à son jumeau, ses côtes en nombre égal, la même quantité de muscles et de nerfs, placés tous respectivement aux mêmes endroits. La conclusion à tirer de là, c'est que le corps tout entier est traversé du haut en bas par une ligne de partage, formant limite entre deux individus distincts, si je puis m'exprimer ainsi, qui se réunissent là pour en former un seul[1].

1. Il n'y a que les organes de nutrition qui échappent à cette loi de partage égal et symétrique, le cœur étant d'un côté, le foie de l'autre, l'intestin irrégulièrement roulé sur lui-même; et encore cette irrégularité de partage est-elle plus apparente que réelle. Elle tient surtout à ce que l'appareil est replié comme en paquet dans les cavités qu'il remplit,

Cette ligne de partage, c'est la *ligne médiane,* la ligne du milieu, pour traduire son nom en français (*medius* en latin signifie : qui est au milieu).

Donc, la colonne vertébrale est située sur la ligne médiane du corps, et je n'ai plus besoin de vous dire maintenant que, comme le nez, la mâchoire, le crâne, comme tout ce qui est à cheval sur cette ligne-là, elle présente de chaque côté, dans le sens de sa longueur, deux faces tout à fait semblables. Sa construction n'en est pas moins assez compliquée : elle demande une explication en règle.

La grande arête du milieu qu'on trouve dans les poissons n'est autre chose que leur colonne vertébrale, et peut vous donner une idée, assez faible, il est vrai, de la nôtre. Vous savez qu'on la casse aisément en travers par petites pièces rondes qu'on trouve toutes percées de deux grands trous, l'un en dessus, l'autre en dessous. A l'entrée de ces trous l'on aperçoit, après la rupture, une sorte de pulpe blanche et onctueuse qui allait d'une pièce à l'autre, et servait à les attacher ensemble. Chaque pièce est surmontée [1] d'un anneau triangulaire creusé dans la base d'une longue épine, droite et pointue. Tous ses

car si l'on allongeait bien droit tout le tube intestinal, et qu'on le fendît dans toute sa longueur, son nom seul de tube nous dit assez que les deux moitiés se ressembleraient parfaitement. Le cœur est double aussi, et les poumons, et le foie, avec des inégalités, il est vrai, dans la dimension des parties ; les artères et les veines se partagent à peu près également entre les deux moitiés du corps ; de sorte qu'à quelques exceptions près, l'appareil de nutrition semble avoir été construit sur le même plan que l'appareil de relation, et se composer comme lui de deux appareils semblables, réunis par le milieu.

1. A voir l'arête dans une assiette, on pourrait croire que l'anneau en question est placé sur le côté ; mais il faut se rappeler que les poissons ne paraissent pas dans leur position naturelle sur nos tables. Ils y sont à plat, et regardez-les nager : ils fendent l'eau, le corps redressé sur sa tranche. Dans cette position-là, qui est la véritable, l'épine de l'arête se dirige en haut, et l'anneau surmonte bien réellement la pièce ronde.

anneaux, en se superposant forment un véritable canal que parcourt un filet blanchâtre, facile à suivre jusque dans la tête, où il se termine par un renflement sillonné de raies légères, lequel n'est ni plus ni moins que le cerveau du poisson, car il en a un comme vous, ne vous en déplaise.

Voilà tout un cours d'anatomie, n'est-ce pas? mais il n'est pas bien terrible. Vous le referez quand vous voudrez, à la première carpe qu'on rapportera du marché.

Pourquoi ai-je pris la peine, s'il vous plaît, d'entrer avec vous dans de si longs détails sur cette misérable arête qu'on jette d'habitude sans la regarder? C'est que tous ces détails se retrouvent chez nous, agrandis et perfectionnés assurément, comme il convenait chez des êtres placés si fort au-dessus du poisson, mais assez ressemblants encore pour qu'on soit forcé de les reconnaître.

La pièce aux deux trous s'appelle ici le *corps* de la vertèbre; et entre nous, c'est aussi le nom qu'on lui donne dans le poisson, car on appelle indistinctement *vertèbres*, dans tous les vertébrés, ces pièces nombreuses dont la réunion forme chez eux la grande colonne médiane. Les savants, qui ne respectent rien, ont bien osé se servir des mêmes termes pour exprimer partout les mêmes choses, sans s'inquiéter si elles se rencontraient dans l'homme ou dans le poisson; et c'est à cette liberté grande que ce petit grain troué qu'on détache de l'arête, et qui n'a l'air de rien, doit l'honneur de s'appeler le *corps de la vertèbre*, tout comme s'il appartenait au roi de la création.

Le corps de nos vertèbres n'est pas creusé, il est vrai, pour recevoir la pulpe onctueuse qui sert de lien entre les grains de l'arête. C'est une espèce d'osselet ovale, presque entièrement celluleux, surtout sur les deux faces du haut et du bas qui sont aplaties et percées d'une infinité de petits trous, visibles à l'œil nu, comme disent les gens qui ont l'habitude du microscope. Ces petits trous sont la monnaie du grand de tout à l'heure. Là viennent s'implanter les attaches d'une substance toute particulière, qui ne se trouve pas ailleurs dans notre corps, et dont le nom vous indiquera suffisamment la nature mélangée. C'est le *fibro-cartilage,* un nom qui ne doit plus vous faire peur : vous connaissez tout cela.

Le fibro-cartilage joue exactement le même rôle que la pulpe de l'arête. Il tient attachés ensemble tous les corps de nos vertèbres, mais d'une manière bien autrement énergique que ne le fait sa représentante dans le poisson. Les lames fibreuses dont il se compose adhèrent si fortement aux osselets qu'elles réunissent, qu'il faut des efforts inouïs pour les en détacher. Nous n'avons rien de plus solidement fixé dans tout le corps. Elles sont entremêlées pourtant d'une pulpe assez semblable à l'autre, qui est plus abondante chez les enfants, plus blanche aussi que chez les grandes personnes. Par ce côté-là, vous êtes en ce moment plus rapprochée que moi des poissons ; mais je n'en suis pas plus fier, car c'est à cette pulpe d'ordre inférieur que le fibro-cartilage doit toute sa souplesse, et nous autres, les hommes mûrs, qui l'avons jaune, épaisse et racornie, nous aimerions autant être d'un cran plus proches de la carpe et du brochet, et ployer les reins avec la même aisance que vous.

C'est en effet l'élasticité du fibro-cartilage qui permet seule à la colonne vertébrale de s'infléchir un peu en avant, puisqu'il n'y a pas de déplacement possible pour ses osselets trop bien assujettis. Vous verrez tout à l'heure pourquoi la flexion en arrière lui est à peu près interdite.

Ces plaques élastiques, échelonnées ainsi du haut en bas de la colonne, comptent pour quelque chose, comme vous devez bien le penser, dans sa longueur, et par conséquent dans la hauteur du corps. C'est la raison pour laquelle vous êtes plus petite le soir que le matin. Cela vous étonne, mais le fait est positif.

Vous savez par expérience qu'un ressort se fatigue à force de servir, et que les vieux canapés ne vous font plus rebondir quand on s'asseoit dessus. La même chose arrive aux ressorts que nous avons entre chaque vertèbre. Ils se fatiguent à porter le poids du corps pendant toute la journée, et finissent par s'affaisser sur eux-mêmes, comme les ressorts des vieux canapés. C'est ainsi qu'ils vous rapetissent régulièrement tous les soirs, principalement les fibro-cartilages des reins, qui supportent la plus lourde charge, et sont, par-dessus le marché, les plus épais. Quand vous les avez emmenés au lit, et qu'ils n'ont plus rien à porter, les petits ressorts magiques commencent à refaire leurs forces tout doucement; ils reprennent d'eux-mêmes toute leur élasticité pendant que l'on dort dans la maison, et le lendemain matin il n'y paraît plus.

Pour dire vrai, il n'y paraissait pas beaucoup la veille, car sur une petite colonne comme la vôtre, la différence n'est pas bien grande, et il faudrait y regarder de bien près pour la voir. Elle existe pourtant, comme tant de choses dont on ne s'aperçoit pas, et sur une grande taille elle est quelquefois bien sensible. Buffon nous assure avoir connu un grand jeune homme de cinq pieds neuf pouces qui se trouva un matin n'avoir plus que cinq pieds sept pouces et demi, pour avoir passé toute la nuit au bal. Il faut croire qu'il avait prodigieusement dansé; mais on s'explique après cela l'histoire de ce conscrit qui avait juste la taille réglementaire, et qui marcha toute la nuit pour aller se présenter au conseil de révision. Bien lui en prit, car il n'avait plus la taille. Je vous ferai observer pourtant que ces choses-là n'arrivent qu'aux jeunes gens qui ont encore beaucoup de pulpe. Plus tard, les fibro-cartilages sont trop durs pour s'affaisser ainsi, et il n'est pas rare de les trouver ossifiés chez les vieillards.

En vous parlant de ces escamotages de taille, je viens de repenser à une baleine dont le squelette gigantesque fut montré aux Parisiens, il y a bien longtemps, dans une baraque que je vois d'ici : rien n'est vivace comme les souvenirs de la première jeunesse. C'était, du reste, un édifice d'importance. L'animal qui le remplissait mesurait, si je me souviens bien, cent cinquante pieds de longueur, — juste le double de la taille d'une baleine respectable, — et le public ne regrettait pas l'argent que lui coûtait la vue d'un si merveilleux phénomène. Vint à passer un professeur du Jardin des plantes qui entra dans la baraque, intrigué par l'affiche. Le prestige du monstre ne tint pas deux minutes sous les investigations de son œil exercé. Entre chaque vertèbre, en guise de fibro-cartilage, on avait intercalé un gros tampon de liége; et si le squelette n'avait que cent cinquante pieds, c'était pure modestie du montreur, car en allongeant les tampons de liége il aurait pu tout aussi bien lui en donner deux cents.

Je vous conseille de vous rappeler cette baraque de temps en temps, quand vous entrerez dans l'étude de l'histoire. On y montre toutes sortes de figures qui paraissent plus grandes que nature en général. Attendez, pour en juger définitivement, que vous ayez pu voir si l'on n'a rien mis entre les vertèbres du géant.

Mais je m'aperçois que nous faisons un peu l'école buissonnière avec ces fibro-cartilages. On ne les dirait pas si amusants, à les entendre nommer. Comme nous ne sommes pas ici pour nous amuser, revenons bien vite à l'anneau de la vertèbre que nous allions oublier.

Comme dans l'arête, le corps de la vertèbre est surmonté chez nous d'une épine à laquelle la colonne vertébral doit son autre nom, *épine dorsale*. L'anneau qu'elle forme également en se creusant à sa base est aussi triangulaire, du moins dans la plus grande partie de la colonne, et le canal qui s'établit ainsi d'une vertèbre à l'autre, livre passage à un cordon blanchâtre, l'analogue du filet de même couleur que nous avons observé dans le poisson. Nous en parlerons tout au long plus tard, de ce cordon, qui es une des grandes puissances du corps. Il vous suffira, pour aujourd'hui, d'apprendre qu'on l'appelle la *moelle épinière : moelle*, parce que, comme la vraie moelle, il est logé dans un canal osseux; *épinière*, à cause de l'épine qui l'abrite contre les chocs extérieurs.

Puisque nous en sommes aux explications de mots, disons tout de suite que le nom scientifique de cette épine, c'est l'*apophyse épineuse*.

Apophyse! avouez que c'eût été dommage de ne pas connaître celui-là. Élise est un joli nom, mais, —les goûts sont libres, — je trouve celui d'apophyse encore plus joli, bien qu'il vienne du grec. Après tout, les Grecs n'étaient pas précisément des barbares; comme musique, leur langue valait bien la nôtre.

Quoi qu'il en soit de la musique d'apophyse, sa signification française est : éminence. C'est un nom de genre qui s'applique à toutes les éminences observées sur les os, et qui reviendra plus d'une fois dans le cours de cette étude.

Les pointes des apophyses épineuses, qui sont loin d'être effilées, se trouvant toutes placées sur la même ligne, se rencontrent bientôt dès que la colonne se renverse en arrière, et opposent ainsi une limite infranchissable à tout mouvement essayé dans cette direction.

Quant à la base, elle s'élargit en manière de lame pour former les parois du canal vertébral et présente à ses quatre coins des renflements allongés, avec une face aplanie, la face extérieure pour la paire d'en haut, la face intérieure pour la paire d'en bas. Au moyen de ces renflements, toutes les vertèbres s'emboîtent étroitement les unes dans les autres, les aplanissements de chaque paire venant s'appliquer sur ceux de la paire qui lui correspond dans la vertèbre voisine. C'est là ce qu'on appelle les *apophyses articulaires*, et, de fait, il y a là une véritable articulation avec ses cartilages de glissement, sa membrane synoviale et ses ligaments.

D'autres ligaments, qui empaquettent en quelque sorte les corps des vertèbres et les apophyses épineuses, viennent ajouter encore à la solidité de tout cet assemblage. Comme les lames de l'épine ne s'ajustent pas exactement les unes sur les autres, les vides sont remplis par des ligaments d'une force extraordinaire, qui rendent complète la fermeture du canal.

Il y a longtemps que je les connais, ces ligaments-là! Ils ont assez attiré mon attention quand j'étais un enfant, et que j'essayais, avec un entêtement toujours vaincu, de mordre dans ces masses compactes de fibres jaunâtres qu'on trouve quelquefois attachées au bouilli. Ma mère m'avait dit que cela s'appelait le *tirant*, un mot qui me paraissait alors bien naturel, et comme les savants ne l'ont pas laissé entrer dans leurs livres, je viens, pour me rassurer sur son compte, de le chercher dans un joli petit dictionnaire que j'ai là, et où je regarde de temps en temps quand je cours après l'orthographe d'un mot. Voici ce que j'y ai trouvé :

TIRANT, — *nerf* jaunâtre dans la viande de boucherie.

D'où je conclus une fois de plus qu'il faut toujours se méfier des dictionnaires, à moins que ce ne soit celui de M. Littré.

Le nom savant du tirant, c'est le *ligament jaune;* et — j'y mets peut être de la prétention — je trouve ce nom-là charmant. Je vous avouerai qu'il m'a caressé l'œil chaque fois que je le rencontrais dans les livres qui sont empilés devant moi. Il me rappelait ma première étude d'histoire naturelle, et celle sous les yeux de qui je l'ai faite.

Je viens de vous donner la description générale de la vertèbre. Il me reste à passer en revue les différentes vertèbres, car elles ne se ressemblent pas toutes, et il y en a dans le nombre qui s'écartent étrangement de l'idée que vous devez vous en faire en ce moment.

Et d'abord, combien y a-t-il de vertèbres?

Vous croyez peut-être qu'un grand savant comme moi, qui a tant de livres sur sa table, va répondre à cette question-là du premier coup. Eh bien, c'est ce qui vous trompe. Si je n'avais qu'un livre, je serais moins embarrassé.

Bichat, une homme de génie, qui est mort à trente-trois ans, à l'âge où d'habitude un savant en est encore à son apprentissage, et qui a trouvé le temps de se faire une place incontestée parmi les maîtres de la science moderne, Bichat compte vingt-quatre vertèbres. M. Milne-Edwards, dont l'autorité en pareille matière n'est pas contestable non plus, M. Milne-Edwards en compte trente-trois. J'aurais bien envie d'en compter davantage, non pas de mon chef, bien entendu, mais du chef d'hommes qui s'appellent Gœthe, Geoffroy Saint-Hilaire, Carus, Oken et autres noms qui finiraient par vous effrayer, si je m'amusais à vous écraser sous le poids de mon érudition.

Sans entrer dans le débat, je vais commencer par les vertèbres du cou, sur lesquelles tout le monde est d'accord.

Elles sont au nombre de sept, et les deux premières méritent une mention à part.

Soyez franche : vous êtes-vous jamais donné la peine d'admirer avec quelle facilité vous tournez la tête au moindre appel fait à votre curiosité? Vous vous figurez peut-être que cela se fait tout seul, et qu'il n'y a à s'inquiéter de rien. Sachez que ces mouvements-là s'opèrent au moyen d'un mécanisme très-délicat, d'autant plus important à connaître que celui qui ne le connaît pas est exposé à se tuer net, en certains cas, ou, ce qui est pire encore, à en tuer un autre, sans savoir comment. C'est plus commode de ne pas apprendre, mais tout n'est pas rose dans l'ignorance.

Ce n'est pas le crâne qui pivote sur la colonne vertébrale quand nous tournons la tête. Son extrémité inférieure est établie à poste fixe, grâce à de solides ligaments, dans deux échancrures assez profondes, pratiquées au sommet de la première vertèbre du cou, et le glissement a lieu à la base de cette vertèbre-là, qui accompagne la tête dans tous ses mouvements. Vous concevez bien qu'il ne pouvait être question ici ni de corps fixé par un fibro-cartilage, ni d'apophyses emboîtées les unes dans les autres. La vertèbre n'irait pas loin, si elle était construite sur ce modèle. Aussi n'est-elle plus qu'une sorte d'anneau, roulant sans obstacle sur la vertèbre suivante, dont les apophyses s'aplatissent obliquement pour lui laisser une entière liberté de jeu; et le ligament de l'articulation, qui est très-lâche, se prête complaisamment à des déplacements très-étendus. Enfin, pour donner un point d'appui à l'anneau dans ces mouvements de rotation et l'empêcher d'abandonner le plan sur lequel il glisse, du corps de la seconde vertèbre un petit cylindre osseux s'élève juste entre les deux échancrures qui reçoivent l'extrémité du crâne, et fait l'office d'une cheville sur laquelle oscillerait un cerceau.

Avant d'aller plus loin, voyons les noms que l'on a

VI

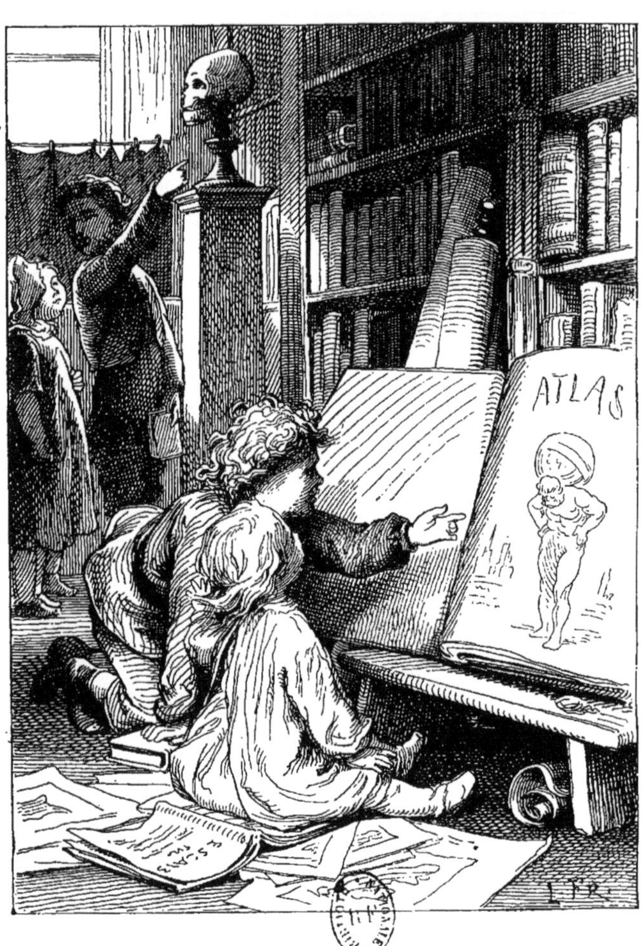

SAVEZ-VOUS D'OU VIENT LE NOM D'ATLAS?

donnés à tout cela. Cette fois, les savants se sont mis en frais d'imagination.

Vous avez un atlas de géographie. Savez-vous d'où vient son nom ? Il vient du géant Atlas qui, au dire des Grecs, portait le ciel sur son dos, le même géant qui devint ensuite une chaîne de montagnes, notre Atlas d'Algérie, dont le nom a été donné à sa voisine l'Atlantique. Qui avait porté la grande sphère céleste était bien de force à porter notre petit globe : les vieux géographes ont trouvé tout simple de dessiner le géant et son large dos sous les premières mappemondes, d'où ce mot d'*atlas*, si connu des petites filles qui apprennent la géographie. Les vieux anatomistes ont pensé de leur côté qu'il ne fallait rien moins qu'un Atlas pour porter cet autre globe que nous avons tous au-dessus des épaules, un globe aussi lourd que l'autre, si l'on tient compte de tout ce qui peut tenir dedans, et ils ont donné le nom d'*atlas* à cette première vertèbre du cou, sur laquelle repose la tête.

Pendant que nous sommes dans la géographie, vous n'êtes pas sans avoir entendu parler de l'axe de la terre, cette ligne qui va d'un de ses pôles à l'autre, et sur laquelle elle pivote en tournant sur elle-même dans sa course autour du soleil. L'axe d'une roue, c'est l'essieu sur lequel elle tourne. La seconde vertèbre du cou est un axe aussi, puisque sa cheville est le pivot sur lequel la tête exécute ses mouvements de rotation. On l'a nommée *axis*, un mot latin que je ne vous expliquerai pas.

Enfin, ce petit cylindre osseux, cette cheville, ce pivot qui vous sert si bien quand vous jouez à cache-cache, ceux qui l'ont examiné de près pour la première fois lui ont trouvé la physionomie d'une dent, et de fait, il ressemble assez à une canine qui serait bossue par derrière. En conséquence, ils l'ont appelé : *Apophyse odontoïde*. Le mot est grec ; mais, quand je vous aurai appris qu'*odon-*

talgie signifie mal de dents, vous comprendrez sans peine ce qu'il veut dire.

L'histoire de nos deux vertèbres ne finit pas là. C'est très-beau d'être libre de ses mouvements, mais on n'est jamais libre gratis : liberté et sagesse doivent marcher ensemble, et une imprudence peut devenir fatale à cet atlas, si leste d'allures. Il n'a pas de fibro-cartilage, avons-nous dit, qui le maintienne en place. Cette puissante attache des autres vertèbres, notre ami le ligament jaune, lui manque aussi : c'est un gardien trop gênant. L'apophyse odontoïde s'oppose, il est vrai, victorieusement à tout mouvement de recul horizontal ; mais, s'il vient à cheminer de bas en haut, il est comme le cerceau retenu à plat par une cheville : il remonte le long du cylindre protecteur, et perd d'autant plus facilement son aplomb que le sommet de ce cylindre s'effile en pointe aiguë. Supposez maintenant que la tête soit soulevée violemment. Elle entraîne avec elle l'atlas auquel elle est pour ainsi dire rivée par les ligaments, et lui fait abandonner son poste au niveau de l'apophyse odontoïde. Dans cette position, une forte secousse imprimée au corps peut déplacer l'odontoïde, la faire glisser hors de l'anneau qu'elle rejette en arrière, et déterminer ainsi un étranglement du canal vertébral. La moelle épinière, qui s'y prélassait à l'aise, se trouve tout à coup comprimée par l'intrus qui envahit son domaine, et c'est un cas de mort subite. Vous saurez pourquoi, quand nous ferons l'histoire de la moelle.

Vous serez maman un jour, chère petite. Ne permettez jamais à qui que ce soit d'enlever votre enfant par la tête, comme bien des gens le font trop souvent, sans penser à mal. Il y a plus d'un exemple de pauvres petites créatures qui, en se débattant pour échapper à ce jeu déplaisant, ont été comme foudroyées, de la façon que je viens de vous dire, entre les mains de leur persécuteur épouvanté. Vous n'avez jamais regardé tuer un lapin, je l'espère bien; mais, sans le voir, vous pouvez maintenant comprendre comment on le tue net en le tirant en sens inverse par la tête et la queue en même temps. On lui déplace l'atlas, et c'est fait d'un coup.

Pour ne pas vous laisser sous l'impression de cette vilaine idée, je terminerai par un autre exemple de l'insouciance avec laquelle on joue avec la mort, quand on ne sait pas. Il y a un jeu qui n'a rien de beau, mais qui ne laisse pas d'être en faveur auprès de certains petits garçons. Il consiste à faire ce qu'on appelle la culbute, en posant la tête à terre et la donnant comme point d'appui à tout le corps qu'on fait passer par-dessus. Or un faux mouvement pourrait, au moment du passage, disloquer la fragile articulation de l'atlas, et c'est un mort qui retomberait alors de l'autre côté. Cela n'arrive pas souvent, Dieu merci ! mais c'est arrivé au moins une fois, d'après le témoignage de Bichat. Avis aux mamans!

Vous voyez, mademoiselle, que s'il faut du courage pour se mettre dans la tête ces détails passablement compliqués, et ces mots inconnus de *fibro-cartilages*, d'*axis*, d'*apophyse odontoïde*, qui doivent bien vous chagriner un peu, malgré tout ce que j'ai pu vous dire en leur faveur, vous voyez que, satisfaction de curiosité à part, il y a pourtant avantage sérieux à savoir comme on est bâti. Petits et grands y ont un intérêt égal; l'ignorance les expose aux mêmes dangers. Si j'étais ministre de l'instruction publique, je vous dis cela entre nous, je ferais enseigner ces choses-là dans toutes les écoles de village. On ne me persuadera jamais que le monde en irait plus mal, le jour où toutes les bonnes d'enfants les sauraient.

Des cinq dernières vertèbres du cou je n'ai rien à vous dire, si ce n'est qu'elles sont plus mignonnes, plus finement travaillées et plus mobiles que celles du reste de la colonne. Leur mobilité tient surtout à la coupe oblique des apophyses articulaires qui sont taillées en biseau, ce qui leur donne plus de jeu, et au faible développement de l'épine dont les pointes, qui s'avancent à peine, ont un plus grand trajet à faire pour se rejoindre. Aussi la région du cou est elle la partie la plus flexible de toute la colonne, et si les mouvements qui lui sont propres ne venaient pas s'ajouter à ceux de l'atlas sur l'axis, nous serions encore un peu gênés pour regarder derrière nous.

Dans la région du dos, c'est une autre affaire. Il y a là douze vertèbres qui se meuvent à peine, tant elles sont enchevêtrées les unes dans les autres. Les facettes articulaires se rencontrent en droite ligne, s'immobilisent mutuellement, et l'épine s'allonge outre mesure, en s'inclinant sur la vertèbre suivante qu'elle recouvre en partie. Tout cela fait un ensemble à peu près immobile, et non sans motif : chacune des douze vertèbres dorsales porte de chaque côté un des barreaux d'une cage que nous verrons bientôt, et qui courrait de grands risques si son point d'appui était sujet à fléchir, tantôt sur un point et tantôt sur un autre.

Il n'y a que cinq vertèbres à la région des reins, mais chacune a bien six ou sept fois le volume des petites vertèbres du cou. Ici, les apophyses épineuses font une saillie considérable en dehors, mais elles sont suffisamment éloignées l'une de l'autre, pour laisser un peu de jeu aux vertèbres, aux premières surtout, dont les facettes articulaires, légèrement arrondies, se prêtent davantage à des glissements.

Les dernières vertèbres du dos étant de leur côté plus mobiles que les autres, c'est à l'endroit où le dos et les reins se rejoignent que cette partie de la colonne a le plus de flexibilité. C'est aussi là que les faiseurs de tours parviennent à la faire ployer d'une si prodigieuse façon. Toutefois, la mollesse des ligaments dans le premier âge ne suffirait pas à cet apprentissage, si les misérables qui l'imposent n'étaient aidés dans leur infâme industrie par autre chose encore. Je vous ai dit que l'extrémité des os était d'abord cartilagineuse. Les grandes apophyses des vertèbres inférieures passent d'abord par cet état, et l'on peut alors les recourber sur elles-mêmes, dans une position qu'elles gardent ensuite en se durcissant. C'est ce que le peuple appelle *casser les reins* des pauvres enfants. Ils ne sont pas cassés, comme vous le voyez, mais il ne s'en faut guère.

Sept vertèbres du cou, douze du dos, et cinq des reins : cela fait bien les vingt-quatre vertèbres de Bichat. Il en faut neuf encore pour arriver aux trente-trois que compte M. Milne-Edwards; et elles existent en réalité, mais si différentes d'aspect des autres vertèbres, que l'on conçoit jusqu'à un certain point le scrupule qui avait déterminé le grand anatomiste à leur donner une place à part.

Il y en a cinq d'abord qui se soudent ensemble pour former un seul os, recourbé en dedans par le bas, et dans lequel vient se terminer le canal vertébral. C'est l'*os sacré*, ou le *sacrum*, pour le nommer en latin; et je vous avouerai ici mon ignorance : je ne sais pas d'où lui vient un si beau nom. Les vertèbres sacrées demeurent longtemps distinctes. Ce n'est qu'à un certain âge qu'elles se réunissent, et tout bien pesé, ce sacrum, avec son nom magnifique, n'est au fond qu'un os de contrebande, le résultat d'une coalition : c'est justice de rendre à la colonne les cinq vertèbres qu'il lui a dérobées.

J'en dirai autant des quatre petites, toutes petites vertèbres qui viennent après lui. D'abord distinctes, elles finissent aussi par se réunir pour faire un seul os, qui lui-même se soude bien souvent au sacrum; mais si imperceptibles que soient ces dernières, on ne peut pas méconnaître leur droit au rang de vertèbres. Elles tiennent dans la bande le rang du petit Poucet dans ce beau dessin que Gustave Doré a fait pour les *Contes* de Perrault, où le bûcheron et ses enfants forment une file qui va toujours en se rapetissant. C'est la queue de la colonne.

J'ai l'air de plaisanter : vous allez voir tout à l'heure.

Telle que nous venons de la passer en revue, avec ses trente-trois vertèbres et leur rangée d'apophyses, la colonne vertébrale a des courbures qui la font ressembler, vue de côté, devinez à quoi? à une chenille qui redresserait à demi la tête en rampant.

Pour ne pas vous effrayer, chère petite, je me suis imposé la loi de me passer avec vous de ces vilaines figures anatomiques qui me seraient pourtant si commodes. Cette fois, je n'y résiste pas, et j'en prends une au cours de zoologie de M. Milne-Edwards, où vous pourrez aller voir les autres, si l'envie vous en prend. Du reste, elle n'a rien d'effrayant. Vous ne sauriez pas dire ce que c'est, si vous n'étiez pas prévenue.

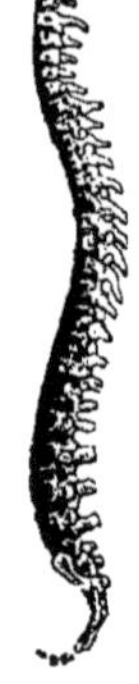

Ceci vous représente le portrait fidèle de la colonne vertébrale. N'a-t-il pas un faux air de chenille grimpant sur un chou?

Qu'est-ce qui vous fait rire? Cette petite queue? Hélas! oui, mademoiselle, c'est ainsi que se termine la colonne vertébrale. Ce sont là les quatre petites vertèbres de la fin. Il y en a d'à peu près semblables dans la queue de votre petit chat.

Maintenant, me direz-vous, où trouverons-nous les autres vertèbres, puisque vous prétendez qu'il y en a plus de trente-trois?

Où? A l'autre bout de la colonne. De la queue nous allons passer à la tête.

VII

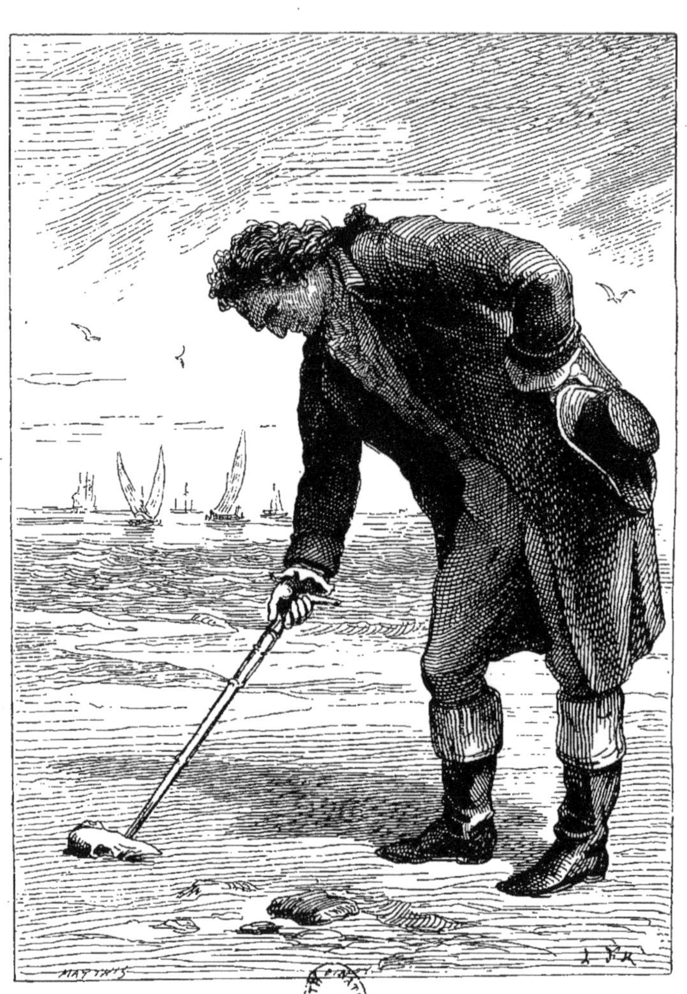

GŒTHE APERÇUT A TERRE UN CRANE DE MOUTON.

LA TÊTE ET LA POITRINE

LETTRE VII

Gœthe, un des grands noms de la littérature humaine, un grand poëte en prose et en vers, qui se mêlait d'être savant à ses moments perdus, et qui a plus servi la science que bien des savants de profession, Gœthe nous apprend dans ses Mémoires que se promenant un jour à Venise, sur les sables du Lido, il aperçut à terre un crâne de mouton, « fendu, comme il dit, de la manière la plus heureuse », et qu'il y trouva la confirmation d'une idée qui lui était venue déjà, à savoir, que les os du crâne ne sont que des vertèbres transformées. Il n'y a qu'un poëte pour avoir de ces illuminations, et c'est bien dommage, pour la science et pour eux, que les génies littéraires n'aillent pas s'inspirer plus souvent à l'étude des lois de la nature : le génie trouve à s'exercer partout. Assurément peu de séances de laboratoire ou de cabinet auront été plus fécondes que cette promenade d'artiste flâneur au Lido, s'il est vrai, comme Gœthe nous l'assure, que son crâne de mouton lui révéla à ce moment cette loi capitale dont je vous ai déjà entretenue bien souvent, et dont il a été le glorieux parrain dans le monde savant, la loi d'après laquelle toutes les constructions organiques ont été faites sur un même plan, qui se répète toujours en se modifiant et se perfectionnant [1].

Cela doit vous paraître un peu drôle, n'est-ce pas ? après tout ce que nous avons dit des vertèbres, qu'on soit allé en chercher dans ces plaques minces et unies qui forment, en s'arrondissant, la boîte du crâne. Moi-même, je vous le dis tout bas, j'ai cru à une plaisanterie la première fois que j'en ai entendu parler. En y réfléchissant, j'ai changé d'avis.

Quand nous étudierons le système nerveux, et surtout quand nous suivrons ses transformations dans les animaux, il vous sera facile de vous convaincre que le cerveau n'est pas autre chose qu'un prolongement de la moelle épinière, agrandie et perfectionnée, cela va sans dire. Ceci reconnu, il ne faut pas une bien grande hardiesse pour admettre que le crâne, enveloppe osseuse du cerveau, soit la continuation du canal osseux dans lequel la moelle épinière est enfermée. Nous avons donc parfaitement le droit de considérer les différentes pièces dont se compose le crâne comme autant de vertèbres, et de les ajouter aux trente-trois que nous connaissons déjà.

1. Voici le texte de Gœthe que vous ferez lire à votre papa, s'il en est curieux :

« Dans mes fréquentes promenades sur les dunes du Lido, qui séparent de la mer Adriatique les lagunes de Venise, je trouvai un crâne de mouton, fendu de la manière la plus heureuse, qui non-seulement confirma cette grande vérité déjà par moi découverte, que tous les os du crâne étaient des vertèbres transformées, mais encore me fit voir l'évolution de matières organiques informes vers un ennoblissement progressif et un développement qui en fait des organes supérieurs. Alors en même temps se ranima mon ancienne foi, fortifiée par l'expérience, que la nature n'a point de secret qu'elle ne révèle quelque part à l'observateur attentif... Je fus pleinement convaincu qu'un type universel, s'élevant au moyen de métamorphoses, existait dans tous les êtres organiques ; qu'on pouvait, à certains degrés moyens, aisément le reconnaître dans toutes ses parties, et qu'il devait être également découvert là où, comme dans le degré supérieur de l'humanité, il se cachait discrètement. » (Mémoires de Gœthe, *traduction Richelot*, t. III, année 1790.)

Le difficile est de vous dire combien il faut compter ici de vertèbres. Gœthe en avait trouvé six ; Geoffroy Saint-Hilaire en trouvait sept ; d'autres en ont vu trois ; beaucoup se tiennent à quatre, et ce serait assez mon avis, s'il m'était permis d'en avoir un dans une question où les savants ne sont pas d'accord. Pour me mettre plus à l'aise avec eux, je vais fermer leurs livres et n'en garder qu'un seul sur ma table. Il est vrai que tous les autres ont été faits sur celui-là : c'est un crâne.

Vous pourrez me suivre tout tranquillement du bout du doigt sur le vôtre, qui ne vous fera pas peur, j'imagine, caché comme il est derrière tant de jolies choses; et ne vous effarouchez pas à l'avance des noms qui nous attendent. Quand ils seront trop vilains, je vous en ferai grâce.

Tâtez-vous d'abord le derrière de la tête à l'endroit où elle rejoint le cou. Ce que vous sentez là, c'est l'*occipital;* et si vous voulez savoir d'où lui vient son nom, cherchez dans un dictionnaire français le mot *occiput.* Vous trouverez qu'il signifie : le derrière de la tête. Il fait pendant à *sinciput,* qui signifie : le dessus de la tête.

L'occipital repose juste sur cet atlas dont nous avons tant parlé, et il est percé en bas d'un grand trou rond par lequel la moelle épinière entre dans le crâne, où elle s'étale de la façon merveilleuse que nous verrons plus tard.

Il suffit d'un coup d'œil pour trouver là une première vertèbre. Elle porte encore sa marque d'origine, et présente à l'entrée du trou ses deux apophyses articulaires bien nettement caractérisées.

Sous chaque oreille, vous avez une petite bosse dure bien facile à trouver. C'est l'*apophyse mastoïde,* un nom formidable que vous retiendrez sans peine, précisément à cause de cela. Par parenthèse, c'est là que viennent s'attacher les muscles qui tirent le crâne à droite et à gauche pour le faire pivoter sur la colonne vertébrale. Allez de l'une à l'autre avec le doigt en lui faisant décrire une sorte de demi-cercle vers le haut : vous suivrez, à quelques lignes près, le bord supérieur de l'occipital, qui se découpe en festons irréguliers par lesquels il s'encastre solidement dans les découpures correspondantes de l'os qui le domine.

Celui-ci forme tout le haut de la voûte du crâne, et son nom rappelle en effet l'idée d'une construction en maçonnerie. Il s'appelle le *pariétal*, du mot latin *paries*, qui signifie mur, et dont nous avons fait notre mot *paroi*. C'est le plus grand os de la tête; seulement la soudure, qui réunit sur la ligne médiane les deux moitiés de ses voisins d'avant et d'arrière, ne se fait pas chez lui. Elle est remplacée par une suture en zigzag, pareille à celle qui le borde de tous les côtés et le relie aux os qui l'entourent, de sorte que ses deux moitiés, à lui, offrent à celui qui regarde un crâne l'aspect de deux os distincts. C'est pour cela que dans les livres d'anatomie on parle de deux pariétaux; mais cela ne doit pas nous empêcher de ramener à l'unité cette paire de contre-bande, et nous en ferons la seconde vertèbre du crâne dont elle est la pièce principale.

Maintenant, mettez le doigt à peu près à moitié chemin entre le haut de l'oreille et l'œil, à l'endroit qu'on appelle la tempe, et refaites vers l'autre tempe le même trajet que je vous ai fait faire pour l'occipital, mais en inclinant cette fois la courbe seulement un peu, et en arrière : vous suivrez la suture par laquelle la vertèbre pariétale s'articule avec la troisième, dont le nom n'a pas besoin d'explication. C'est le *frontal*, l'os du front.

Il y a plaisir avec ces os-là, le frontal surtout, je n'ai pas besoin de vous en décrire la forme. Vous l'apprendrez, par vous-même, dans le miroir et avec la main, mieux que dans tous les livres, par la bonne raison qu'elle varie d'un individu à l'autre. Haut, bas, bombé, aplati, large, étroit : chacun a son front fait différemment ; et, sans y attacher une valeur absolue, je vous montrerai plus tard que ces changements représentent généralement quelque chose de très-sérieux. Mais si les dimensions du frontal sont variables, ses limites sont les mêmes partout.

Écartez l'index et le pouce et placez le tranchant de la main à la naissance du nez, en appuyant les deux doigts sur l'orbite de chaque œil, juste à la petite bosse qu'on y sent sur le côté, vous toucherez les trois points où le frontal se termine en avant. Il s'enfonce en arrière jusqu'à l'extrémité de la petite caverne où l'œil est logé avec toutes les garanties de sécurité qui convenaient pour un organe aussi important, et va rejoindre par-dessous un amas irrégulier de bosses, de pointes, de mamelons osseux, qui se prolonge dans l'intérieur de la tête jusqu'au trou de l'occipital.

On rencontre là toutes sortes de noms baroques qui ne sont pas pour nous, et je renonce à vous donner une idée de cette région tourmentée qui complète par en bas la fermeture du crâne, et qui est complétement inaccessible à l'observation sur le vivant dans les profondeurs où elle se cache.

Plus je considère le crâne que j'ai entre les mains et plus je trouve naturel de voir là un corps de vertèbre, si vous vous rappelez ce que nous avons dit plus haut. C'est le corps de la grande vertèbre crânienne, du pariétal qui s'y rattache de chaque côté par deux lames de prolongement dont la principale, nommée le *temporal*, porte l'oreille et se termine dans le haut de la tempe, d'où lui vient son nom.

La boîte du crâne se trouverait donc ainsi composée

de trois vertèbres, l'une qui la forme en avant, le frontal; l'autre qui la forme en arrière, l'occipital; et la vertèbre du milieu qui, sous les noms différents de pariétal, temporal et autres, fait le corps du cylindre. Tout cela est clair et facile à retenir, et comme nous avons fait cette division-là sur place, pour notre usage particulier, nous ne demandons pas à messieurs les anatomistes ce qu'ils en pensent.

Et cette quatrième vertèbre, allez-vous me dire, où la placer maintenant que la boîte est complétement fermée?

Vous rappelez-vous ces petites vertèbres du bas de la colonne, qui sont comme avortées et qui ne font plus partie du canal vertébral, puisque la moelle n'y arrive pas? Elles ont un pendant dans un petit os de rien du tout, qui fait suite directement au frontal sur le prolongement de sa ligne médiane, et semble représenter comme un dernier effort de la nature arrivée au terme de la construction de la colonne vertébrale. Depuis que nous en parlons, de cette colonne, je me la suis figurée bien des fois comme une grosse canne terminée en pointe, dont le crâne serait la pomme. L'os en question, cette quatrième vertèbre sans emploi, serait alors une sorte d'agrément ajouté à la pomme. Et de fait on peut bien le prendre pour un os d'agrément, car il contribue beaucoup à l'agrément de la figure : c'est l'os du nez.

Vous vous tâtez le nez, et je vois à votre mine que vous me trouvez bien osé de l'assimiler à une vertèbre avortée. C'est que vous vous laissez prendre à l'apparence. Le plus joli nez du monde, le vôtre, si vous voulez, n'a pour base qu'un méchant avorton d'os qui s'arrête à la bosse du haut. Le reste, pour employer une comparaison qui ne pourra pas servir longtemps, je l'espère bien, le reste n'est qu'une petite crinoline de cartilage qui tient une place usurpée. C'est là en particulier ce qui rend une tête de mort si laide à voir, parce qu'il n'y reste plus que les parties réellement solides, et qu'un grand vilain trou y remplace ces ailes élégantes qui font le charme des jolis nez. C'est pour cela aussi que nos vieux poëtes, dans la hardiesse de leur gaieté gauloise, avaient appelé la mort : *la camarde*, comme pour la narguer de loin. Tous les nez sont camus quand ils ont perdu leur petite jupe cartilagineuse, et des nez aquilins aux nez retroussés il n'y a plus alors de différence,

Avec l'os du nez, qu'on en fasse une vertèbre ou non, et je n'y attache pas, entre nous, d'autre importance, commence la série de ce qu'on appelle *les os de la face*.

On en compte beaucoup, quatorze en tout, pour vous en donner le nombre officiel; mais nous abrégerons. Je vous en citerai trois seulement, les plus importants, ceux que nous avons, à proprement parler, sous la main.

Le premier est l'os de la *pommette*, ou petite pomme de la joue, lequel est double naturellement, puisqu'il en faut un pour chaque joue. Il s'appuie d'une part sur une longue saillie qui s'élance du temporal pour soutenir la joue en avant du coin de la bouche ; de l'autre, sur la mâchoire supérieure, juste au-dessus des molaires, et va rejoindre en haut le frontal, à l'endroit où vous avez posé le doigt tout à l'heure. C'est toute une géographie, comme vous voyez ; mais il me semble que j'aurais eu plaisir, quand j'étais petit, à promener le doigt sur ma joue et à pouvoir dire le nom de tout ce qu'il aurait rencontré. Malheureusement, j'en savais moins que vous à votre âge, et voilà comment le monde avance d'une génération à l'autre, en apprenant toujours un peu plus.

Le second os à voir est la mâchoire supérieure. Il en est de celle-là comme du pariétal : ses deux moitiés ne font que se toucher sur la ligne médiane, et sont séparées par une raie bien apparente. Mais là aussi il ne faut voir qu'une soudure oubliée, et je ne compterais pas deux os pour cela, comme on fait d'habitude. C'est un os avec une fente au milieu.

La mâchoire supérieure est la pièce importante du système des os de la face. Elle remonte le long du nez jusqu'au frontal, avec lequel elle s'articule presque sur la même ligne que l'os du nez qu'elle encadre pour ainsi dire entre ses deux lames. Nous venons de voir qu'elle s'étale de côté sous la joue jusqu'à sa rencontre avec l'os de la pommette. Reste sa face inférieure, qui forme dans la bouche tout le plafond du palais, sauf une petite bande au fond que sépare une ligne ondulée, et dont on a fait un os distinct sous le nom d'*os palatin*. Je ne veux pas trop le chicaner, celui-là, parce que son nom est joli et me rappelle les anciens Électeurs qui s'étaient fait le beau château qu'on montre encore à Heidelberg; mais si vous pouviez comme moi le voir à nu, vous diriez comme moi, j'en suis sûr, que c'est purement et simplement un morceau de la mâchoire supérieure qui a oublié de se souder.

Si nous avions vu déjà les dents tout au long, j'aurais ici bien des choses à vous dire sur ces précieuses petites perles dont la mâchoire n'est pour ainsi dire que l'écrin. C'est un travail déjà fait qu'il est inutile de recommencer.

J'en dirai autant pour la mâchoire inférieure, le troisième des os de la face dont je veux vous entretenir. Nous nous sommes déjà occupés d'elle en parlant de la mastication, et plus tard, à propos du lion, j'ai eu à vous expliquer le mécanisme de son articulation, son plus curieux détail, celui qui méritait le mieux de fixer ici notre attention, car c'est la seule pièce mobile que nous ayons dans toute la tête. Mais nous avons assez à faire avec ce qui vous est inconnu pour ne pas revenir sur ce que vous connaissez déjà.

La mâchoire inférieure ne compte que pour un os

dans les livres d'anatomie, parce que ses deux moitiés ont le bon esprit de se souder de bonne heure, et si vous désirez en savoir la raison, elle est facile à trouver. Cette mâchoire-là travaille et se remue, et tandis que l'autre manque d'énergie pour unifier, passez-moi l'expression, ses paresseuses moitiés qui attendent indolemment le choc sans aller au-devant, celle-ci réunit rapidement les siennes dans l'effort incessant d'une action commune. Rien ne dispose à l'union comme d'agir ensemble, et ce qui se passe dans les mâchoires se passe aussi dans les sociétés humaines, à commencer par les sociétés de petites filles, où les divisions disparaissent bien vite quand elles jouent toutes le même jeu. Je vous cite celles-là qui vous sont mieux connues; mais les autres peuvent en faire aussi leur profit.

Pour en revenir aux os de la face, que nous aurions bientôt perdus de vue à bavarder ainsi philosophie, c'était là que Gœthe avait trouvé trois des six vertèbres qu'il voyait dans la tête.

« Il y a, dit-il dans son beau langage d'observateur artiste, qu'il faudra vous faire expliquer par quelqu'un, il y a trois vertèbres pour la partie postérieure, renfermant comme le trésor cérébral, et les terminaisons de la vie divisées en rameaux ténus qui se portent en s'épanouissant à l'intérieur ; trois vertèbres forment la partie antérieure, qui s'ouvre en présence du monde extérieur, le saisit et le comprend [1]. »

L'idée est belle assurément, de nature à séduire un poëte, et me fait penser involontairement à cette impiété naïve d'un compatriote du grand naturaliste. — Si Gœthe avait été là quand le monde a été créé, il aurait pu donner de bons conseils. — Par malheur, les vertèbres étaient

1. Ernest Faivre. *Œuvres scientifiques de Gœthe.*

déjà faites quand il est venu, et j'ai beau tourner et retourner mon crâne d'étude, je ne puis arriver à tenir pour authentiques celles qui sont de sa création. On ne peut guère voir dans les os de la face que des appendices de la grande vertèbre du milieu, des pièces accessoires qui prennent leur point d'appui sur le système vertébral, mais qui n'y ont pas de place à elles.

Ce caractère déjà bien apparent dans l'os de la pommette, plus visible encore dans la mâchoire inférieure, devient tout à fait évident dans une autre série de pièces osseuses, qui semblent une répétition, les premières surtout, de la mâchoire inférieure, et que personne ne s'est jamais avisé de prendre pour des vertèbres. Je veux parler des os de la poitrine.

Vous pouvez relire la description que je vous ai faite autrefois de la poitrine dans le chapitre du *Jeu des poumons*. Elle vous intéressera davantage maintenant que vous êtes au courant de l'histoire des os, et que vous avez fait connaissance avec cette colonne vertébrale qui sert de base à ceux de la poitrine. Il ne nous reste plus qu'à voir travailler ce que je vous ai décrit.

Je vous ai raconté tout au long les faits et gestes du diaphragme, ce serviteur-modèle du bon vieux temps, qui fait de lui-même le service des poumons sans que nous ayons à nous en inquiéter. Je ne vous ai parlé alors que de lui; mais il a des aides dans ces douze paires de baguettes qui partent à droite et à gauche de chacune des vertèbres dorsales pour former la cage *thoracique*. Il faut que je vous apprenne en passant ce mot-là : il vient de *thorax*, un mot grec qui signifie poitrine, et dont nous aurons besoin plus tard.

Vous savez que les sept premières paires viennent s'arc-bouter sur une bande osseuse, le sternum, qui les rejoint toutes et qui ferme la cage en avant, faisant face à la ligne des vertèbres dorsales qui la ferme en arrière. Voilà donc des baguettes prises par les deux bouts, et l'on ne voit pas trop, au premier abord, comment elles peuvent aider au jeu de dilatations et de contractions successives des poumons.

Mais la nature a plus d'un artifice.

Elles ne sont pas en pierre d'un bout à l'autre, ces baguettes. Aux deux points d'attache avec le sternum et la colonne vertébrale, elles se terminent par des cartilages qui jouissent d'une certaine flexibilité et qui ne s'ossifient complétement qu'aux dernières limites de la vieillesse. De plus, elles ne présentent pas une courbure régulière. Figurez vous des moitiés de cerceau légèrement tordues en dedans et s'inclinant obliquement les unes sur les autres.

Qu'arrive-t-il quand vous tirez la corde d'une persienne dont les palettes sont abattues de façon à se recouvrir? Celles-ci se redressent toutes, portent en dehors leur bord inférieur, et sans que le cadre ait bougé, il se fait subitement une place par où l'air et la lumière entrent dans la chambre.

C'est juste la même chose avec nos baguettes. De l'une à l'autre courent de petites cordes dont je peux bien vous dire le nom, qui ne vous mangera pas. Ce sont les muscles *intercostaux*, ou d'entre les côtes, pour vous donner la traduction. Quand vient l'instant de la dilatation, toutes les petites cordes se roidissent; les baguettes se redressent en tordant un peu leurs cartilages qui se laissent faire; elles portent en dehors leur courbure intérieure, et la cage se trouve subitement élargie sur les côtés, pendant que le diaphragme ajoute à sa longueur en s'abaissant vers l'abdomen. N'oublions pas que le sternum est lui-même élastique, vu qu'il est entrecoupé de bandes cartilagineuses, et que le redressement des côtes pousse sa pointe d'en bas en avant, ce qui augmente d'autant la capacité de la poitrine. Tout revient en place au moment où le diaphragme commence à remonter, et les poumons, comprimés dans un espace qui se resserre de tous les côtés à la fois, sont bien forcés de renvoyer l'air qui est de trop.

Puisse ceci vous faire comprendre, chère enfant, pourquoi votre maman met tant d'importance à vous faire tenir droite. Quand le corps s'abandonne, et que les épaules écrasent la poitrine en se laissant aller sur elle, tout ce va-et-vient des baguettes ne se fait plus qu'à demi, parce que leurs petites cordes ont peine à soulever, en se roidissant, le poids des épaules, un poids énorme pour elles. La respiration se fait mal d'abord, et tout s'en ressent : nous avons déjà vu que vivre et respirer sont deux mots qui vont ensemble. Mais il y a quelque chose de plus grave encore que l'inconvénient du moment. Tous ces cartilages, si mous encore à votre âge, prennent un faux pli, si je puis m'exprimer ainsi, à force de manquer le mouvement qui leur avait été ordonné. La poitrine est arrêtée dans son développement, et le moins qui puisse en résulter, c'est qu'on se trouve ensuite, quand on est grande, je ne dirai pas bossue, on y échappe très-souvent, mais courbée d'avance comme une vieille femme. Cela vous viendra assez vite ; croyez-moi, n'y aidez pas.

J'aurais bien encore un conseil à vous donner au sujet de ces précieuses et délicates petites baguettes dont le jeu nous intéresse de si près. Il ne pourra guère vous servir que plus tard ; mais n'importe, prenez-le pendant que nous y sommes : vous le tiendrez en réserve.

Je n'ai pas besoin de vous apprendre qu'il y a une partie du costume des demoiselles qui se serre avec des lacets, pour leur faire la taille un peu plus fine. Le mal n'est pas grand quand on serre avec modération ; mais vous voyez d'ici, après ce que je viens de vous raconter, ce qui doit arriver aux imprudentes qui visent avec trop d'énergie à la taille de guêpe. Si l'on emmaillottait au dehors les palettes de la persienne bien serrée à grand renfort de ficelles, vous auriez beau tirer la corde du dedans, rien ne bougerait. C'est le tour que joue ce lacet meurtrier à celles qui tirent dessus de toute leur force. Pourquoi mettre ainsi à néant de gaieté de cœur les sages dispositions de la nature, qui a tout arrangé pour laisser un libre jeu aux parois de la poitrine ? Le plus beau cadeau qu'elle puisse nous faire ici, c'est une cage bien large, où les grands organes de la vie aient assez de place pour travailler à l'aise. C'est un grand malheur pour nous quand elle manque par hasard sa construction, quand les poumons se trouvent logés trop à l'étroit ; et cette faute de la nature, on la paye trop souvent d'une vie languissante qui s'arrête en chemin. Resserrer soi-même une cage qui est en règle, c'est pis qu'une folie : c'est une espèce de petit crime, puisque c'est un commencement de suicide.

Que ce soit donc une chose bien entendue. Ne serrez pas trop votre corset quand vous serez grande fille. Dès à présent tenez-vous droite. Écartez bien les épaules, pour ménager les cordes de vos petites baguettes, et vous verrez combien cela vous profitera d'avoir appris l'histoire des douze paires de côtes et du sternum.

LES BRAS ET LES JAMBES

LETTRE VIII

Nous entrerons ici sur le véritable domaine des os.

Jusqu'à présent nous ne les avons rencontrés que dans une position secondaire, si je puis m'exprimer ainsi. Les vertèbres, les côtes, ne sont à proprement parler que des enveloppes, les os de la face que des pièces accessoires, sans mouvement et, pour ainsi dire, sans fonction : la mâchoire inférieure est la seule que nous ayons vue jouer un rôle sérieusement actif; et encore n'est-elle qu'à moitié libre, sous les liens qui la tiennent en bride de tous les côtés.

Dans les bras et les jambes, les os sont maîtres et seigneurs. Ils occupent le cœur de la place, et le reste se groupe autour d'eux pour les servir dans leur fonction, qui est de transporter le corps et de saisir les objets autour de lui.

Des voyageurs ont raconté qu'en Afrique les nègres les volaient avec le pied, sans se gêner, et vous aurez pu voir sur les places publiques des saltimbanques marcher la tête en bas, sur les mains. Il y a même des petits garçons qui trouvent cela beau, et se martyrisent les poignets pour en faire autant. Les bras et les jambes peuvent donc

VIII

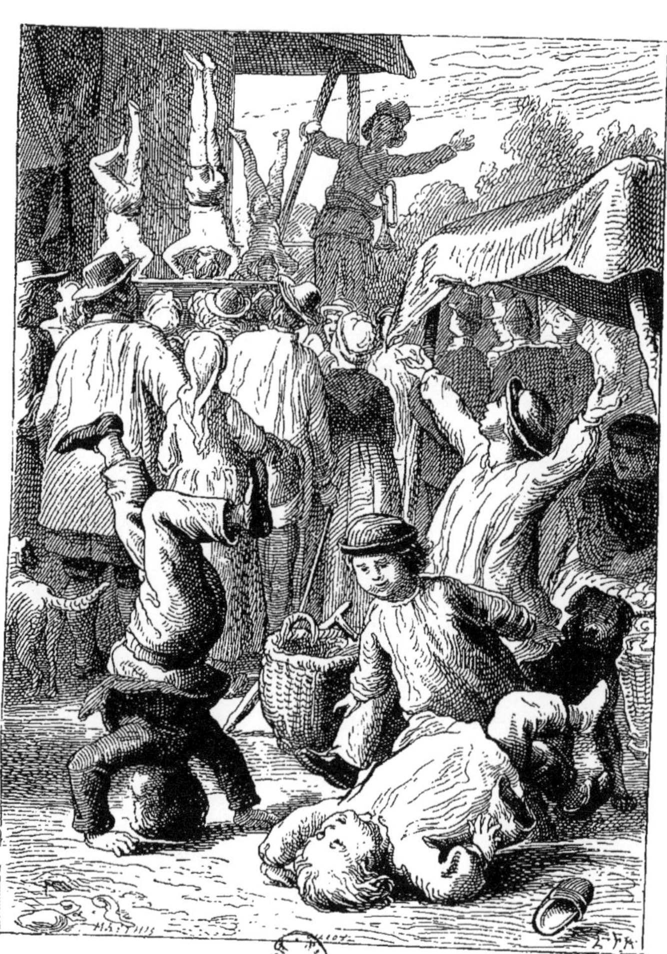

LES BRAS ET LES JAMBES PEUVENT DONC CHANGER DE RÔLE AU BESOIN.

changer de rôle au besoin. C'est que nos quatre membres sont faits en réalité sur le même modèle, avec de légères différences déterminées par la différence de leur fonction, et c'est encore un exemple de la manière dont s'y prend la nature pour varier ses produits, en conservant le moule dans lequel ils sont formés.

Nous avons dans notre voisinage deux animaux qui nous montrent avec quelle facilité elle peut faire, de nos bras, des jambes, et *vice versa* [1], l'ours qui étouffe quelquefois les chasseurs en les serrant contre sa poitrine avec des espèces de bras, sur lesquels il marche, et le singe qui a des mains au bas des jambes.

Regardez bien ce petit dessin :

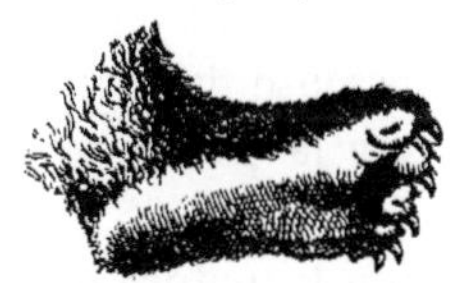

C'est une patte d'ours. Ne croirait-on pas voir, à peu de chose près, la plante du pied de l'homme? Il semblerait que la nature, et vous comprenez qui je veux dire par ce mot-là, ait imaginé, pour faire les quatre membres de l'homme, de mettre des mains aux bras de l'ours, ou des pieds aux jambes du singe, et modifié en conséquence les deux paires de membres ainsi perfectionnés.

S'il en est ainsi, nous devons nous attendre à trouver le bras et la jambe construits à peu près de la même façon, et c'est bien aussi ce qui va nous arriver. Il ne faut pas nous en plaindre; cela rendra notre étude plus facile et plus intéressante à la fois.

1. Vous ne savez pas le latin; mais je me sers sans trop de scrupules de ce latin-là avec vous, parce qu'il est presque devenu du français. Il veut dire ici : « et de nos jambes, des bras, *à tour de rôle.* » C'est un latin commode, tout latin qu'il est : il dit les choses bien plus vite.

Nous verrons d'abord le bras, et il est bien juste de commencer par lui : la nature a fait comme nous.

Avez-vous jamais observé que tous les petits enfants, alors que leurs jambes sont entièrement incapables de les porter, ont déjà les bras très-forts en comparaison, et que ces mains, si mignonnes, ne laissent pas d'être déjà dangereuses, même pour un homme, quand par hasard elles le prennent par la barbe, comme cela m'est arrivé plus d'une fois? Il y a une raison à tout, et la raison de cette différence de force entre les bras et les jambes au commencement de la vie, c'est que les os des premiers sont prêts pour travailler bien avant ceux des autres. Le pied est encore à moitié cartilagineux que déjà les os de la main sont presque entièrement formés, et des doigts à l'épaule, toute la partie osseuse du membre d'en haut est également en avance sur la partie correspondante du membre d'en bas.

Ceci est une leçon que la nature nous donne à tous, chère petite. Avant d'être libre de ses mouvements, il faut savoir; et c'est pour cela que la main qui sert à l'éducation du petit enfant, la main qu'il porte à tout ce qu'il voit pour contrôler les indications encore indécises d'un œil mal exercé, c'est pour cela que la main, un véritable professeur, s'est trouvée prête avant le pied. Celui-là est un serviteur passif qui sera donné plus tard à l'enfant, pour l'emmener au milieu des obstacles et des dangers, quand il aura appris à s'en rendre compte. Si donc on vous laisse à l'école quand vos grandes sœurs vont déjà, comme on dit, dans le monde, ne criez pas à l'injustice. Quand la main aura terminé son œuvre préparatoire, le pied aura son tour.

Le bras s'appuie dans ses mouvements sur une large base fixée au tronc, qui s'appelle l'*épaule*, et qui se compose de deux os, l'*omoplate* et la *clavicule*.

L'omoplate est facile à trouver. Mettez la main au nœud de l'épaule, à l'endroit où les soldats placent leur épaulette, et faites aller le bras de haut en bas. Vous sentirez un os qui danse en quelque sorte à chaque mouvement du bras : c'est l'omoplate. Mais n'allez pas trop près de la poitrine, car, au lieu de l'omoplate, c'est la clavicule que vous sentiriez, et il vous sera facile de vous en assurer en la suivant avec le doigt jusqu'au sternum sur le haut duquel elle vient s'appuyer.

Au-dessous du point que je viens de vous indiquer, l'omoplate est creusée d'un trou rond dans lequel entre l'os du bras, et elle descend de là en forme de plaque triangulaire, dont vous pouvez toucher l'extrémité en passant une main sous l'aisselle. Cette plaque s'étend par derrière jusqu'au voisinage des vertèbres; mais elle n'a garde de s'en approcher assez près pour s'y articuler. Elle n'aurait pas assez de jeu pour accompagner le bras, comme elle fait, dans tous ces mouvements, et ce besoin de mobilité est si grand pour elle qu'elle n'a pas même de capsule fibreuse qui l'attache à la colonne vertébrale. Elle n'y est attachée que par des muscles, et c'est le seul exemple que je puisse vous citer dans tout le corps, d'un os jouant librement, sans être retenu contre ses voisins par cette toile si résistante dont se composent les capsules fibreuses.

Il fallait pourtant donner une certaine solidité à cette base si mobile, et l'asseoir sur quelque chose de plus ferme que des muscles. C'est le service que lui rend la clavicule. Celle-là s'articule d'un côté sur le sternum, de l'autre, sur une grosse apophyse de l'omoplate qui fait juste la pointe du nœud de l'épaule. C'est en quelque sorte une traverse, jetée en arc-boutant, qui maintient l'omoplate en place, et l'empêche d'être refoulée sur la poitrine quand un choc de côté vient la heurter. L'articulation du reste est des plus simples. Figurez-vous une baguette portant seulement par ses deux bouts, et basculant sur le sternum quand l'omoplate monte ou descend. Là, par exemple, il fallait un lien fibreux des plus énergiques, et la capsule, qui fixe l'extrémité de la clavicule au sternum, la serre de si près que la clavicule ne peut sortir de son articulation sans briser sa capsule.

Entre l'omoplate et la baguette qui la soutient, il y a un espace rempli seulement par des muscles, et quand les petites filles sont un peu maigres, il se forme là des creux que vous aurez dû remarquer plus d'une fois. Je ne sais quel est le mauvais plaisant qui les a baptisés, ces creux; toujours est-il qu'on les appelle des *salières;* un terme qui n'est pas précisément scientifique, mais qui ne manque pas d'originalité, s'il manque un tantinet de politesse.

La principale fonction de la clavicule est de tenir le bras écarté du corps, et de lui servir de point d'appui quand il vient se croiser sur la poitrine. Aussi n'existe-t-elle entière que chez les animaux à qui ce mouvement est familier, comme le singe et l'ours, par exemple, ces deux voisins dont nous venons de parler. Regardez un écureuil grignoter une noix. A la façon dont il la tourne et la retourne entre ses deux pattes de devant qui se rapprochent sous son petit museau, vous pouvez vous assurer que la clavicule de celui-là est en bon état. Le chat, et surtout le chien, qui se servent bien moins avantageusement de leurs pattes de devant, n'ont plus, en guise de clavicule, qu'un petit os, suspendu dans les chairs, et retenu seulement par des ligaments à l'omoplate et au sternum qu'il ne vient pas toucher. Le cheval, dont les quatre jambes manœuvrent uniformément en droite ligne, n'a plus rien du tout; et l'âne de La Fontaine, qui voulait caresser son maître, aurait eu besoin, pour faire le beau, d'une clavicule qu'il n'avait pas, pour ne pas parler du reste. En revanche, chez les oiseaux qui ont besoin de battre si puissamment de l'aile pour se soutenir dans les airs, le rôle des clavicules devient si important qu'elles se soudent ensemble, pour être plus solides, et ne font plus qu'un seul os, en forme de V, dont les deux branches fournissent aux omoplates un point d'appui à la fois solide et résistant. Demandez à le voir sur la première perdrix qu'on découpera devant vous. Il fait comme une petite fourche, appuyée au sternum, et de là vient son nom : *la fourchette.*

J'aurais dû peut-être réserver cela pour plus tard; c'est un détail qui appartient à l'étude des animaux. Mais l'occasion était trop belle de vous donner d'avance une idée de la façon dont les organes de relation se transforment, d'un animal à l'autre, en raison du degré d'importance de leur fonction et finissent par disparaître, un à un, en laissant intactes les grandes lignes du plan sur lequel ils sont groupés. La clavicule est le premier des os importants du corps humain que l'on voit manquer à l'appel, quand on les passe en revue dans les animaux qui viennent après nous, et le mouvement auquel elle préside est en quelque sorte un mouvement tout humain, comme on peut s'en assurer en regardant un ours de foire, ou un singe de bateleur, faire leurs évolutions.

Au surplus, il n'est pas nécessaire d'aller jusqu'aux animaux pour observer ces modifications de la clavicule, déterminées par des différences de fonctions. Sans sortir de l'espèce humaine, je puis vous en montrer un exemple très-curieux. Me croirez-vous, si je vous dis que votre maman a la clavicule plus longue, toute proportion gardée, que votre papa? C'est pourtant comme cela, et chez vous aussi la clavicule retient l'omoplate à distance plus respectueuse du sternum que chez votre frère, parce qu'elle s'allonge davantage. Essayez de jeter une pierre en même temps que lui. Ce n'est pas un jeu de petite fille; mais dans l'intérêt de la science on peut bien se le permettre une fois. Vous verrez quel air gauche vous donnera cet allongement de la clavicule qui ne permet pas au bras des demoiselles de se ramasser en pareil cas droit sur le corps, comme celui des garçons. Les dames qui voudraient s'amuser à lancer des pierres, ne les enverraient pas bien loin à cause de cela, et c'est la même raison, je vous le dis tout bas, qui les rend inhabiles à donner un bon coup de poing, quand même elles auraient un bras vigoureux, comme il s'en rencontre parfois. C'est du reste un genre d'infériorité dont elles ne doivent pas se plaindre, car il en résulte pour elles un avantage bien plus précieux, sans comparaison, que la faculté du coup de poing. Qu'on donne à l'homme le plus robuste un enfant à porter dans ses bras, il en aura bientôt assez; et une pauvre petite femme le portera des heures entières sans trop se plaindre, grâce à l'excès de longueur de la clavicule qui, chez elle, donne au bras un point d'appui plus commode pour se croiser sur la poitrine. Et voilà comme un pouce de plus ou de moins dans un os de l'épaisseur du doigt détermine le rôle qui revient à chacun, à la femme celui de porter l'enfant, à l'homme celui de les défendre tous les deux!

Passons maintenant à l'histoire du bras.

Il n'est pas nécessaire d'avoir étudié beaucoup pour savoir qu'il se divise en trois morceaux bien faciles à reconnaître, l'un qui va de l'épaule au coude, l'autre qui va du coude au poignet, et le troisième qui va du poignet au bout des doigts. C'est ce qu'on appelle le *bras* proprement dit, l'*avant-bras* et la *main*.

Le bras n'a qu'un seul os, l'*humérus,* dont il vous serait assez difficile de retrouver la forme avec les doigts à travers la couche épaisse de muscles qui le recouvre. Examinez sur le squelette, il présente trois arêtes longitudinales qui lui donnent l'aspect triangulaire, surtout au milieu, car il s'arrondit vers l'épaule, et s'aplatit vers le coude, où il forme cette large surface si commode pour s'accouder, quand on se laisse aller pour dormir, la tête posée dans la main.

Les deux extrémités de l'humérus méritent seules de nous occuper.

Celle d'en haut forme sur le côté inférieur une sorte de demi-boule, assez régulière, qu'on nomme la *tête* de l'humérus, et qui va se loger dans le trou rond de l'omoplate dont je vous parlais tout à l'heure. Si vous avez jamais vu un métier à broder, vous pouvez vous faire une idée assez exacte de cette articulation du bras sur l'épaule. C'est au moyen d'un mécanisme tout semblable que le cercle sur lequel la pièce à broder est tendue, le tambour, comme on l'appelle, s'incline à volonté dans toutes les directions. Le pied qui le porte est vissé sur une boule qui peut jouer en tous sens dans une demi-sphère creuse. Seulement, comme le bras doit toujours être prêt à partir, l'écrou qui vient serrer l'articulation du métier à broder dès qu'elle est en position ferait ici bien mauvais effet, et naturellement nous n'avons rien de semblable.

Loin de là, la cavité où entre la tête de l'humérus n'est pas même assez profonde pour la recevoir tout entière, ce qui rend l'articulation plus libre dans son jeu, aux dépens, il est vrai, de sa solidité : c'est une loi que nous connaissons déjà.

Pour ajouter encore à cette liberté précieuse qui donne tant de facilité aux mouvements du bras, la capsule fibreuse de l'articulation ne l'enveloppe que d'une toile lâche sur laquelle la tête de l'humérus voyage à l'aise dans sa cavité. Cette capsule est si longue que dans le cas où le bras et l'épaule sont tirés en sens inverse, elle permet aux surfaces des deux os en contact de s'écarter de près d'un pouce, ce qui ne saurait avoir lieu sans rupture pour aucune autre de ces articulations. Dans ces cas-là, la tête de l'humérus se trouve entièrement sortie de sa cavité, et si les muscles qui l'environnent ne la maintenaient dans la bonne direction, en se roidissant autour d'elle, le plus léger choc suffirait à la jeter de côté. C'est, au surplus, ce qui arrive dans les chutes où le poids du corps porte sur le bras placé à faux, et l'épaule est alors *démise* [1], c'est-à-dire que l'articulation ne peut plus jouer, la petite boule se trouvant chassée hors du trou rond dont les parois polies et glissantes la laissaient si bien aller et venir. Si lâche que soit la toile de la capsule, vous concevez combien un tel déplacement doit la tirailler, et il faut se dépêcher d'aller chercher un médecin pour remettre les choses en place; car l'inflammation se met bien vite dans les ligaments tiraillés, et c'est ensuite une vilaine opération, dont Dieu vous garde, ma chère petite!

Il est assez fréquent d'entendre parler d'épaule démise; les coudes démis sont plus rares. Cela se conçoit de reste, quand on examine de près l'articulation du coude. A cet endroit, l'humérus se termine par une véritable poulie, tout à fait semblable à celle que les hommes ont imaginée, en s'inspirant probablement des modèles que leur offrait la nature. Prenez-vous le poignet dans la main, en serrant le pouce contre l'index, et faites glisser la main autour du poignet. C'est juste de la même façon que l'os, dont vous sentez la pointe à l'extrémité du coude, et qui s'appelle le *cubitus,* va et vient sur la poulie de l'humérus qu'il semble empoigner, c'est le mot, avec une sorte de main entr'ouverte.

1. Du mot latin : *demissus,* mis dehors.

Vous concevez que cela doit faire un assemblage plus solide qu'une boule roulant dans un trou, d'autant plus que la charnière formée ainsi ne joue que dans un sens, et ne permet au bras qu'un mouvement en droite ligne pour rapprocher la main de l'épaule ou l'écarter. Quand vous tournez le coude en dedans ou en dehors, ce n'est pas à lui que revient l'honneur de ces changements de direction, c'est à l'épaule : l'os d'en bas est emporté par l'humérus dans ses évolutions, sans que leur position respective ait varié d'une ligne.

Rien ne vous est plus facile que de prendre sur le fait le mécanisme de cette articulation. Nous n'avons absolument à cette place-là que la peau sur les os, et il vous suffira de faire jouer ceux-ci sous vos doigts pour en savoir autant que moi, sans aller consulter ce vilain squelette que je suis obligé d'avoir sous les yeux pour être tout à fait sûr de vous dire les choses exactement.

Rapprochez d'abord la main le plus près possible de l'épaule, en pliant le coude autant que vous pourrez. La poulie de l'humérus est alors à découvert, et si vous y placez le doigt, vous le sentirez bientôt, quand vous déplierez le coude, chassé par l'os qui vient glisser sur la poulie. Juste au-dessus est un petit enfoncement pratiqué entre les deux bosses qui terminent l'humérus à droite et à gauche. L'os du coude poursuit sa route jusque-là ; mais arrivé au fond du creux, il y heurte sa pointe et s'arrête net, et de là vient qu'il est de toute impossibilité de faire rebrousser le bras, si peu que ce soit, en arrière. Si vous voulez savoir le nom de cette pointe impertinente qui tient si bien le bras en respect, c'est l'*olécrane*. Il y a des raconteurs d'accidents qui se permettent quelquefois d'employer ce mot-là pour montrer qu'ils sont savants. Vous saurez maintenant ce que c'est.

Nous voilà embarqués, ma pauvre enfant, dans un

cours d'anatomie en règle, et nous n'avons pas beaucoup le temps, si nous voulons en sortir, de nous amuser en chemin. Prenez votre courage à deux mains pour me suivre comme vous pourrez : un peu de fatigue fait du bien à l'esprit, comme au corps, quand on n'en abuse pas.

Dans la petite expérience que vous venez de faire, cet os qui a repoussé votre doigt en s'avançant sur l'humérus, ne vous aura pas paru bien gros, et pourtant, si vous vous tâtez l'avant-bras, au-dessous du coude, vous rencontrerez une largeur d'os très-considérable. Comment cet os si large devient-il tout à coup si menu, juste à l'endroit où il semble qu'il aurait besoin de toute sa force?

C'est un problème qui pourrait donner à réfléchir si l'on y faisait attention; mais je ne vous laisserai pas réfléchir longtemps. Nous avons là deux os qui courent l'un à côté de l'autre dans toute la longueur de l'avant-bras, et l'écartement qui les sépare est si bien rempli par les muscles qu'ils ont l'air de n'en faire qu'un. Ajoutez à cela qu'ils sont réunis par de nombreux ligaments, et qu'une longue toile d'une espèce particulière, comme nous en verrons bientôt en parlant des muscles, va de l'un à l'autre depuis le coude jusqu'au poignet : vous comprenez facilement qu'on puisse s'y tromper quand on n'est pas averti, et qu'ainsi empaquetés ensemble ils donnent le change aux petites filles qui ne découvriraient jamais toutes seules la vérité.

Ce n'est pas, du reste, sans une bonne raison qu'on a mis là deux os. Savez-vous bien que nous n'aurions pas beaucoup de force dans la main, si elle tournait sur l'avant-bras à l'aide seulement de ses muscles particuliers, comme la tête tourne sur le cou? Elle irait de côté au moindre effort, et je défierais bien les faiseuses de crêpes d'en faire sauter une seule un peu convenablement dans la poêle.

La main n'est pas abandonnée, et c'est bien heureux, à ses propres forces. Au poignet, elle est solidement ficelée, si je puis m'exprimer ainsi, sur un os qui l'emporte dans tous ses mouvements, et qui accompagne le cubitus dans toute la longueur de l'avant-bras. Cette petite boule qui vient après le poignet, juste au-dessous du petit doigt, c'est l'extrémité du cubitus. Immédiatement à côté, commence l'os qui porte la main, lequel s'étale à cet endroit pour s'attacher par une plus large surface au poignet, et se termine au coude par une sorte de petite couronne, tout à fait semblable à celle qui termine le cubitus en bas. De cette façon l'ensemble des deux os présente aux deux extrémités la même largeur, le petit bout de l'un venant s'appliquer contre le gros bout de l'autre.

Quand nous ployons le bras, c'est sur la poulie du cubitus que s'exécute le mouvement, et son voisin y demeure complétement étranger. Quand nous tournons la main, c'est celui-ci qui fonctionne, et le cubitus reste passif à son tour. Le service du coude et celui de la main ont ainsi chacun leur agent particulier, et sans cela nous ne pourrions tourner la main sans faire tourner du même coup le bras tout d'une pièce sur l'épaule, car les rainures de l'articulation du coude sont trop bien encastrées l'une dans l'autre pour se prêter au moindre glissement de côté. Je vous laisse à penser comme cela serait commode, et si vous voulez vous en assurer, vous n'avez qu'à vous prendre un bras au-dessus du poignet, et à serrer un peu, de manière à gêner le mouvement de l'os qui est chargé du service de la main, vous verrez quelles contorsions d'épaule il vous faudra faire pour tourner la paume en dehors.

Il me reste à vous dire le nom de cet os sans lequel

ce serait une grosse affaire de tricoter un bas. Il s'appelle le *radius,* d'un mot latin qui signifie rayon ; et si vous ne comprenez pas bien la ressemblance qu'il peut avoir avec un rayon, je vous rappellerai que les roues ont des rayons. Or les roues tournent, et le radius fait tourner la main, ce qui, entre nous, n'empêche pas ce nom-là d'être un peu tiré par les cheveux. Mais il y en a tant d'autres qui ne signifient rien du tout ! Il ne faut pas être trop difficile sur le sens de ceux qui ont la prétention d'en avoir un.

Vient enfin la main. Celle-là , vous la connaissez j'espère, et ce que j'ai à vous en dire ne sera pas bien difficile.

Elle se divise, comme le bras, en trois parties : le carpe, le métacarpe, et les doigts.

Le carpe, c'est le nom savant du poignet. Il se compose d'une double rangée de petits os, serrés quatre par quatre les uns contre les autres, et disposés de manière à livrer passage dans les entre-deux aux nerfs et aux artères de la main qui traversent le poignet comme les chemins de fer traversent les montagnes, dans de véritables tunnels où ces précieux organes sont à l'abri de tout accident. Les veines, moins délicates, passent par-dessus, et se détachent là en saillies bien apparentes, sinon sur vos petites mains qui n'ont pas encore fait grand'chose, au moins sur les mains de ceux qui ont beaucoup travaillé. C'est en effet sur le dos de la main qu'on peut vérifier le mieux la justesse de ce proverbe que probablement vous ne connaissez pas encore : *Qui voit ses veines voit ses peines;* et, croyez-moi, si c'est plus joli d'avoir de petites veines bien cachées sous la peau, c'est plus glorieux de bien les voir.

Chacun des petits os du poignet a son nom; mais je trouve inutile de vous les nommer l'un après l'autre. Le scaphoïde, le trapézoïde, le grand os, l'os crochu : je ne suppose pas que tout cela puisse vous intéresser beaucoup.

Il en est un pourtant que je veux signaler à votre attention, à vrai dire comme pure curiosité, et parce qu'il est original, car il semble avoir été mis là par-dessus le marché, et ne sert pour ainsi dire à rien. C'est le *pisiforme*, un mot qui veut dire : os en forme de pois; et de fait, il ressemble assez bien à un gros pois desséché.

Ployez la main en dedans. A l'endroit où elle joue sur la tête du radius, et vous trouverez facilement cet endroit en pinçant l'articulation entre l'index et le pouce, la petite boule du pisiforme viendra glisser sur votre doigt à chaque allée et venue de la main. Elle se trouve jetée à l'extrémité de la première rangée, dans le coin intérieur du poignet, comme une sentinelle avancée qui reste en dehors, des manœuvres du bataillon ; et, en effet, ce petit os pour rire n'a aucun rôle à jouer dans les mouvements d'ensemble qu'exécutent ses grands camarades.

Comme vous pouvez bien le penser, ces mouvements ne sont pas très-étendus. Les os du carpe sont fortement serrés les uns contre les autres par une triple rangée de ligaments, et recouverts tous ensemble d'une seule membrane synoviale, dont les replis s'enfoncent dans les petits creux de leurs articulations. Ainsi emmaillottés, ils ne peuvent guère bouger de leur place. A peine quelques glissements imperceptibles ont-ils lieu entre les os de chaque rangée. Le mouvement est plus sensible entre les deux rangées, car l'articulation qui les réunit a des surfaces arrondies qui se prêtent davantage à un déplacement.

Puisque je vous ai nommé le grand os, je puis bien vous dire que c'est sur celui-là surtout que s'opèrent les déplacements à l'intérieur du poignet : aussi lui arrive-t-il quelquefois de se laisser jeter hors de sa place. Comme il est le seul de la bande qui soit exposé à cet accident, je vais vous apprendre à le trouver. Suivez jusqu'au poignet l'os qui continue sur le dos de la main le doigt du milieu, et dont nous allons parler tout à l'heure, vous tomberez juste sur le grand os. C'est le troisième de la rangée d'en haut, en partant du pouce, et son nom vous apprend assez que c'est lui le plus grand de tous. Il s'arrondit en bas, et s'emboîte assez à l'aise dans le scaphoïde, le chef de file de l'autre rangée, lequel est creusé en forme de barque, une forme favorable aux balancements, et d'où vient, par parenthèse, ce mot rébarbatif de scaphoïde. *Scapha* veut dire barque, en latin.

Je vois que nous allons devenir tout à fait savants. Pendant que nous y sommes, passons au métacarpe.

Celui-là vient du grec, et n'est pas bien terrible, malgré ses airs imposants. Il signifie tout simplement : ce qui est au-dessus du carpe.

Ce qui est au-dessus du carpe, ou du poignet, c'est le plein de la main d'où partent les doigts. Vous savez déjà, je n'en doute pas, que les doigts ont trois phalanges, c'est le nom qu'on donne à leurs divisions; et d'ailleurs vous n'avez qu'à regarder vos mains. Si vous avez jamais le courage, en vous promenant dans quelque musée, de regarder aussi tranquillement une main de squelette, vous n'y trouverez plus trace de ce que nous appelons la paume, et en revanche vous verrez des doigts d'une longueur démesurée, à quatre phalanges au lieu de trois, qui s'en vont d'un trait jusqu'au poignet. Cette quatrième phalange qui ne paraît pas pendant la vie, perdue qu'elle est dans les muscles et sous la peau qui les recouvre toutes d'un seul manteau, c'est ce qui fait le métacarpe, lequel n'est autre chose que le prolongement des doigts dans l'épaisseur de la main. Je vous ai fait suivre tout à l'heure la continuation du doigt du milieu; vous pouvez en faire autant pour les autres : il vous sera bien facile de vous assurer du fait.

Les os du métacarpe s'articulent à plat sur la seconde

rangée du carpe dont ils remplissent exactement tous les creux, et comme, d'autre part, ils se serrent de très-près par le bas, il en résulte que leurs mouvements sont très-bornés, et se réduisent à quelques inflexions légères, qui suffisent néanmoins pour donner plus de courbure à la paume en certains cas. Essayez de faire tenir un peu d'eau dans le creux de votre main. Les efforts que vous ferez pour l'empêcher de s'écouler porteront entièrement sur les os du métacarpe, en particulier sur ceux qui continuent l'index et le petit doigt, et qui s'avanceront un peu de chaque côté, comme une sorte de barrière, pour retenir les gouttes d'eau qui voudraient s'échapper. C'est ainsi qu'un pli insensible de terrain suffit pour emprisonner une petite mare après la pluie. Et encore ce pli insensible ne l'obtiendrez-vous pas sans peine : la fatigue que vous ressentirez bientôt vous donnera la mesure du peu d'empressement que mettent les os du métacarpe à changer de position.

Sur les cinq, il en est un pourtant qui fait exception : c'est celui du pouce.

Nous avons déjà parlé tout au long du pouce et des services qu'il nous rend. C'est par là, si j'ai bonne mémoire, que nous avons commencé l'histoire d'une bouchée de pain. Je vous disais dans ce temps-là :

« Regardez-le avec respect : c'est à ces *deux* petits os, recouverts d'un peu de chair, que l'homme doit une partie de sa supériorité physique sur les animaux. »

On ne pouvait guère parler autrement à une petite fille qui ne connaissait pas le métacarpe. Aujourd'hui, mademoiselle, je puis vous dire : c'est à ces *trois* petits os.

En effet, l'os métacarpien du pouce ne ressemble pas à ses quatre voisins, colonnes immobiles, plantées en quelque sorte dans le poignet, et qui n'ont guère d'autre fonction que celle de porter les doigts. C'est un gaillard alerte et remuant, qui va et vient avec une parfaite aisance, promenant ses deux phalanges supérieures d'un doigt à l'autre, et tout l'honneur de la rencontre lui revient de droit, car les phalanges apparentes du pouce n'ont, comme les autres, qu'un simple mouvement de flexion en avant, et ne peuvent pas plus qu'elles se balancer sur leur base. Ici la base est courte, ramassée, plus grosse du double que les autres, comme il convenait à un lutteur destiné à tenir en respect quatre antagonistes à la fois. Au lieu de se terminer en facettes taillées carrément, comme le reste des métacarpiens, celui du pouce se creuse légèrement en bas, et roule à l'aise sur l'os du carpe, son porteur, dont le sommet s'arrondit en forme de selle.

Il s'appelle le trapèze, celui-là, et, en bonne conscience, il fallait bien vous apprendre son nom qui ne doit pas être nouveau pour vous, maintenant que toutes les demoiselles font de la gymnastique. En y regardant de près, on voit tout de suite que le jeu exceptionnel du pouce vient en réalité de lui. Placé au coin de sa rangée, il se prolonge en avant, comme un caporal qui avance le corps pour voir si ses hommes sont bien alignés, et c'est sur ce prolongement qu'est assis le métacarpien du pouce qui manœuvre ainsi sur une autre ligne que ses camarades, dont le contact immédiat aurait paralysé tous ses mouvements. C'est donc, en définitive, à cet avancement du trapèze qui porte le pouce hors des rangs, que celui-ci doit sa faculté, si précieuse pour nous, de pouvoir faire face aux autres doigts; et voyez comme il est bon de tout savoir. Il y a aussi de par le monde des personnages importants, qui jouent un grand rôle et qui remplissent tout de leur nom, et si l'on pouvait aller au fond des choses, on verrait bien souvent que toute leur importance a son point de départ dans quelque petit coin obscur, dont personne ne s'inquiète, où se cache la vraie raison de la position qu'ils occupent.

Une autre conséquence de cet arrangement, c'est que, quand nous serrons fortement un objet, tout l'effort des doigts porte sur le métacarpe qui leur sert de point d'appui, tandis que le pouce va chercher le sien sur le carpe où est son pivot. De cette façon, la résistance à opposer se trouvant répartie sur deux endroits différents, chacun d'eux en souffre moins, et nous pouvons déployer plus de force avec moins de fatigue.

Ici finit à peu près ce que j'avais à vous dire de la main, car que puis-je vous apprendre sur les doigts? Leur jeu est trop à découvert pour que vous ayez bien besoin d'être renseignée sur leur compte. Vous pouvez voir que le mouvement de toutes les phalanges sur elles-mêmes et sur le métacarpe est absolument le même : aussi toutes les articulations sont-elles ici exactement semblables. Elles se composent de deux surfaces arrondies en avant, dans le sens de la flexion du doigt, avec un petit bourrelet en arrière pour l'empêcher de se renverser. L'excessive mobilité dont elles jouissent vous indique assez que leurs charnières doivent être parfaitement huilées, et de fait leurs membranes synoviales présentent un développement très-considérable, digne d'être signalé à l'attention des demoiselles qui jouent du piano, car on leur fait parfois des morceaux qui exigent une terrible dépense de synovie pour être exécutés dans les règles.

Un dernier renseignement sur les phalanges. Elles sont plates en dedans et arrondies sur le dos. C'est un bien petit détail; mais rien n'est inutile dans les détails de notre machine. Si la phalange n'était qu'une baguette, les objets rouleraient trop facilement sous nos doigts. Si c'était une latte, elle n'aurait pas assez de force pour résister aux efforts violents. Latte du côté qui travaille, baguette du côté qui n'a rien à faire, elle peut s'appliquer d'aplomb sur les objets, en conservant une solidité suffisante, et c'est si bien la raison de cette conformation particulière, que les phalanges métacarpiennes, qui ne sont pas destinées à s'appliquer sur les objets, sont de simples baguettes, à peu près rondes en dedans comme en dehors.

Si maintenant nous voulons jeter un coup d'œil d'ensemble sur le bras, nous verrons que sa charpente va toujours en s'étalant, à mesure qu'on avance du haut vers le bas, et qu'elle gagne en mobilité ce qu'elle perd en solidité : d'abord un seul os, robuste et massif, l'humérus, qui est comme le tronc de cet arbre d'un nouveau genre; puis les deux branches du cubitus et du radius, chacune avec son mouvement particulier; puis les nombreuses subdivisions de la main, d'abord resserrées en masse compacte dans le carpe, mieux dégagées, mais retenues encore en place dans le métacarpe, libres enfin et pouvant s'écarter les unes des autres dans les doigts qui représentent l'épanouissement des derniers rameaux.

Je voudrais bien savoir si, en réunissant dans un seul paquet toutes les branches, puis la forêt de rameaux d'un chêne, on arriverait à trouver partout la même quantité de bois que dans le tronc. Si l'idée m'en vient, c'est que c'est là précisement ce qui a lieu pour le bras. La quantité de substance osseuse y est la même du haut en bas : seulement ici elle se condense pour être plus solide, là elle s'éparpille pour être plus mobile. Pesés à part, les os de la main représentent la cinquième partie du poids total des os du bras; et mesurez la main vous trouverez qu'elle a juste le cinquième de la longeur du bras. Ainsi, dans un morceau de l'humérus de cette longueur, on pourrait tailler les matériaux des deux rangées du carpe et des dix-neuf phalanges de nos cinq doigts, en y comprenant les métacarpiennes. De même, si phalanges et osselets du carpe pouvaient se fondre comme du plomb et se couler dans un moule, on en ferait très-bien un morceau de l'humérus aussi long que la main. C'est, du reste, une opération que je ne proposerais à personne : on perdrait trop au change.

J'ai dû bien vous ennuyer déjà, pauvre petite, avec cet humérus, ce cubitus, ce radius, ce carpe, ce métacarpe, et ces noms en *oïde* que j'ai été forcé de faire défiler devant vous, et je vois avec terreur, en arrivant à la jambe, qu'il va falloir recommencer tout cela. L'histoire de la jambe n'est que la répétition de l'histoire du bras, avec assez de différences malheureusement pour qu'il soit nécessaire de la reprendre de haut en bas, et nous allons repasser tout bonnement par le chemin que nous venons de faire.

Il n'y aura que demi-mal, à vrai dire; car le vrai moyen de bien connaître un chemin, c'est de le faire deux fois; et vous aurez là un exemple frappant de la façon dont s'y prend la nature pour accommoder à des usages différents deux organes construits avec les mêmes éléments, en y introduisant quelques dispositions spéciales à chacun d'eux. A considérer de près le bras à côté de la jambe, on serait presque tenté de se représenter le premier comme une jambe qui sert à saisir les objets, et l'autre comme un bras qui sert à marcher, chacun s'étant ployé de son mieux aux exigences du travail qu'on lui donne à faire.

Je vous ai fait un jour le conte de *Mademoiselle Sans-Soin*, où la petite négligente qui ne comprend pas l'importance de ranger les choses à leur place, se trouve tout à coup, grâce à l'étourderie de son frère, avec une jambe plantée dans l'épaule et un bras dépareillé qui pend à côté de la jambe remise à la bonne place. Si c'était une leçon qu'il fût possible de donner aux petites filles autrement que dans un conte de fées, soyez certaine qu'il se passerait en elles des changements d'organisation qui finiraient par rendre moins pénible cette affreuse punition. Non pas assurément qu'il pût leur arriver ce qui arrive aux jeunes saules replantés la tête en bas, dont les racines deviennent des branches et les branches des racines. L'on ne va pas chez nous si vite en besogne, ni si loin, et le bras marcheur resterait un bras, de même que la jambe déplacée ne cesserait pas d'être une jambe, pour avoir cessé d'en faire le métier. Il n'en est pas moins vrai qu'avant longtemps, ce ne seraient plus tout à fait le même bras ni la même jambe, et, sans aller aux suppositions de contes de fées, je puis vous citer à l'appui de ce que j'avance une histoire parfaitement authentique, qui est connue d'une foule de gens.

Il y avait à Paris, je vous parle d'une quinzaine d'années, un peintre qui signait ses tableaux : *Ducornet, né sans bras.* Ne vous mettez pas l'esprit à la torture : il signait cela avec le pied; et c'était aussi avec le pied, comme vous pouvez bien le supposer, qu'il faisait ses tableaux. Ce pied-là, par exemple, n'avait jamais marché. Obligés de choisir pour le pauvre enfant, privé d'une moitié de ses membres, les parents avaient décidé que ses jambes seraient des bras, et il avait suffi de supprimer le service auquel elles étaient destinées pour les contraindre en quelque sorte à se charger de celui que la nature avait oublié. On le roulait d'une chambre à l'autre dans un fauteuil, et quand il lui fallait aller dehors, son père le portait sur son dos. Je les ai rencontrés ainsi plus d'une fois sur le pont des Arts, vous voyez que je ne vous parle pas par ouï-dire, et j'ai même eu un jour la bonne fortune de voir travailler dans son atelier ce peintre né sans bras. A demi renversé sur un escabeau, il promenait, la jambe en l'air, le pinceau sur la toile avec une prestesse et une sûreté de pied qui ne laissaient rien à désirer. S'il n'a pas fait des chefs-d'œuvre, ce n'est pas, je vous assure, à son pied qu'il faut s'en prendre : tous ceux qui ont des mains n'en font pas. Vous dire au juste quels changements anatomiques avait pu subir, dans le court espace d'une vie d'homme, cette jambe appelée à d'autres fonctions, je ne saurais, n'ayant pu décemment demander la permission d'aller regarder dedans; mais il suffisait de la voir fonctionner pour se convaincre qu'elle n'était plus faite absolument comme les jambes des autres hommes. Les orteils, à tout le moins, pour citer ce qu'on pouvait voir, s'étaient effilés et allongés au point de commencer à singer des doigts, et je connais deux os que je nommerai tout à l'heure, qui occupent chez nous autres une place considérable au talon, lesquels, très-probablement, avaient dû, faute d'exercice, être arrêtés dans leur développement. Sans l'avoir vu, je parierais presque qu'ils se rapprochaient déjà des proportions modestes de nos petits os du poignet [1].

Ceci dit, dépêchons-nous bien vite d'en finir avec ces os, dont vous devez, j'imagine, commencer à vous lasser. Heureusement, il n'y en a pas pour longtemps.

Nous avons dit que la jambe était la répétition du bras. Il faut donc que nous y retrouvions tout ce que nous

1. L'exemple de Ducornet n'est plus le seul à citer. Les journaux entretenaient dernièrement le public d'un autre peintre, né sans bras, un jeune Belge, M. Charles Felu, dont les tableaux, exposés cette année à Paris, ont eu un véritable succès. « Quand il est assis, disait un journal, il se sert de ses pieds avec la même facilité que nous nous servons de nos mains. »

avons vu dans le bras, mais plus solide, c'est entendu.

Et d'abord, pour commencer par la base sur laquelle elle prend son point d'appui, nous ne pouvons plus nous attendre à la rencontrer mobile comme dans l'épaule, qui se déplace dans le corps à chaque mouvement du bras. Cela donnerait à la marche trop d'indécision et nous exposerait à bien des chutes quand nous voudrions courir. Ici la base, c'est la hanche, que vous connaissez bien, et qui vient s'arc-bouter de chaque côté sur la colonne vertébrale, juste à l'endroit où elle est le plus solide, et où les vertèbres se soudent entre elles pour former ce massif sacrum que vous n'avez pu sans doute oublier déjà. Rien de tout cela ne peut bouger, et nous avons là une base d'opérations, comme disent les militaires, qui est inébranlable.

Dans l'épaisseur de la hanche se trouvent creusées deux cavités semblables à celles qui reçoivent la tête de l'humérus, mais beaucoup plus profondes, de sorte que la boule qui termine le fémur s'y loge presque tout entière. Le *fémur* est le nom que les Latins ont donné à l'os de la cuisse, le plus gros et le plus lourd de tous les os du corps, si gros et si lourd, qu'on croirait, en prenant le fémur que j'ai là, avoir dans la main une massue. Il paraît, du reste, que l'idée en est venue à d'autres qu'à moi, car les voyageurs qui sont allés dans les pays sauvages y ont vu plus d'une fois à la ceinture des guerriers de ces massues naturelles, armes empruntées à la mort pour la donner. C'est bien là, on peut le dire, une des plus vilaines inventions par où l'homme ait pu débuter, car elle appartient évidemment à l'enfance de l'art de la guerre, et nous dominons assurément de bien haut ces sauvages-là avec nos canons perfectionnés.

Le fémur n'est pas placé juste au-dessus de la cavité creusée dans la hanche. Son extrémité supérieure arrive à deux ou trois pouces plus loin en dehors; mais il va la rejoindre au moyen d'une sorte de coude qui porte la boule terminale, et qu'on appelle le *col du fémur*.

Si vous voulez vous faire une idée de l'aspect que présente cette articulation-là, figurez-vous un pied en cire, bien cambré, dont on aurait aplati le bout en roulant tous ses doigts en boule. C'est une comparaison qui m'est venue en regardant de profil mon fémur d'étude, renversé droit sur son articulation d'en haut. Le col du fémur représente assez exactement, dans cette position, ce que nous appelons le coude-pied, et l'on y retrouve même la cheville représentée par une grosse bosse, une de ces apophyses dont nous avons tant parlé, sur laquelle vient s'attacher un des tendons — nous allons arriver aux tendons — qui mettent le fémur en mouvement. Quant au talon, je dois avouer qu'il n'est pas tout à fait ressemblant; il se creuse et se recourbe en dedans plus qu'il ne conviendrait à un vrai talon. Il faut supposer qu'on aura donné là un coup de pouce dans la cire, de façon à l'étirer sensiblement; et cet allongement forme une autre apophyse, large et plate, qui, elle aussi, sert de point d'attache aux tendons et aux muscles du fémur. Êtes-vous curieuse d'apprendre le nom de ces deux apophyses? — Je dis le nom, car elles n'en ont qu'un pour elles deux. — Il est un peu drôle; mais n'importe. La cheville s'appelle le *petit*, et le talon le *grand trochanter*. Ici, par exemple, ma pauvre petite science se trouve en défaut. J'ai beau fouiller dans les livres que j'ai sous la main, je ne puis y déterrer ce que signifie ce trochanter. S'il vient chez vous un médecin qui le sache, il vous le dira.

Le fémur s'élargit considérablement aux approches du genou dont il occupe toute sa largeur. Vous n'avez qu'à tâter, vous verrez quelle bosse il fait en cet endroit, et, si vous remuez la jambe en vous serrant un peu le genou entre les doigts, vous vous rendrez compte facilement du jeu de l'articulation. Il y a là deux os, de grosseur presque égale, roulant l'un sur l'autre d'avant en arrière, sans rien qui les arrête dans ce mouvement que la rencontre des muscles de la cuisse et du mollet. Ils finissent par se heurter quand on ploie trop la jambe, et sans cela le talon pourrait venir toucher le col du fémur, comme cela se fait tout naturellement sur une jambe de squelette qu'on ploie en deux.

Vous vous rappelez l'olécrane, cette pointe du cubitus qui entre, au coude, dans un enfoncement de l'humérus, et oppose un obstacle invincible à tout renversement du bras en dehors. On ne trouve ici rien de semblable ; mais nous n'en sommes pas plus libres de ployer la jambe d'arrière en avant. Il y a un autre obstacle, aussi sérieux qu'une pointe osseuse, et plus encore, car il est moins sujet à se briser. Mettez la main dans le creux du genou, vous y sentirez des espèces de baguettes qu'on prendrait presque pour des os, quand elles se roidissent. Ce sont là de ces tendons dont nous parlions tout à l'heure, et, si vous tendez fortement la jambe, vous n'aurez pas de peine à vous assurer qu'il faudrait les rompre pour la faire aller plus loin. Or les tendons sont des cordes qui ne se laissent pas rompre aussi facilement que nos cordes de chanvre, et ce qu'ils retiennent est bien retenu : on peut avoir confiance en eux. Il y a d'ailleurs autour de l'articulation des ligaments très-forts qui s'opposeraient au besoin à tout mouvement irrégulier, et les facettes des deux os en présence sont agencées de façon à prévenir les glissements dans le sens défendu.

Passons maintenant à la grande curiosité du genou, à la rotule, dont le nom est connu de tout le monde, mais dont bien peu connaissent l'histoire.

La rotule n'est pas un os comme les autres, et nous allons voir avec elle du nouveau.

Voyons d'abord comment elle est faite, et où elle est placée.

C'est une plaque à peu près ovale, que je ne saurais mieux comparer qu'à un petit cœur aplati, mais dont il n'est pas très-facile de retrouver la forme sur place avec le doigt, à cause des enveloppes dans lesquelles elle est un peu perdue, surtout vers le bas, du côté de sa pointe. Elle occupe le devant de l'articulation du genou, et suit le mouvement de l'os de la jambe, contre lequel elle demeure appuyée quand nous ployons celle-ci. Nous sommes très-heureux de l'avoir pour nous mettre à genoux, car elle porte alors le poids du corps, auquel elle fournit un point d'appui plus large et plus uni que les bosses situées au-dessous d'elle.

Vous n'aviez pas de rotule, mademoiselle, quand vous étiez toute petite; il n'en existait même pas de trace quand vous êtes venue au monde. C'est, par parenthèse, une des raisons pour lesquelles les petits enfants ont tant de peine à se tenir à genoux. La rotule fait, il est vrai, comme tous les os du corps, sa première apparition sous la forme d'un cartilage; mais ce cartilage-là ne ressemble pas aux autres, et c'est toute une histoire à vous raconter. Elle va me permettre de vous donner en passant sur le personnel de nos os quelques détails qui n'ont pu jusqu'à présent trouver leur place dans la description du squelette régulier.

Je vous ai parlé une fois, c'était quand nous examinions ensemble la façon dont un seul et même sang nourrit tant d'organes différents, donnant à chacun juste ce qu'il lui faut, je vous ai parlé de ce qui arrive aux vieillards dont les os, encombrés de phosphate de chaux, ne se prêtent plus que de mauvaise grâce à en recevoir de nouveau. Le sang, ne sachant plus qu'en faire, le dépose comme il peut dans les muscles et les artères, dont une partie s'ossifie à la longue, et s'achemine ainsi en quelque sorte vers la mort, en passant à une vie inférieure.

Ce qui n'est là qu'un accident précurseur de la mort se passe régulièrement, dès le début de la vie, dans quelques-uns des ligaments articulaires et des tendons. Cette fois, il faut que j'anticipe sur ma prochaine lettre, et que je vous dise ce que c'est qu'un tendon. Nous y reviendrons.

Les tendons sont des espèces de cordes blanchâtres, qui terminent les muscles, et vont s'attacher aux os que ceux-ci mettent en mouvement. Inertes par eux-mêmes, insensibles, comme leurs confrères les ligaments, à tout ce qui n'est pas tiraillement, les tendons ne sont, à proprement parler, que des paquets de fils, ou de fibres, pour employer l'expression scientifique; ils appartiennent à ce que les anatomistes appellent le système fibreux — un mot qui n'est plus nouveau pour vous, depuis les capsules fibreuses — et leur rôle est entièrement passif.

Les organes fibreux, qu'on rencontre partout associés aux os, semblent jusqu'à un certain point participer à leur vie, et faire groupe avec eux. Est-ce sympathie de voisinage? Je n'oserais pas l'affirmer, mais toujours est-il qu'on est friand de phosphate de chaux dans ce monde-là, et qu'on l'arrête volontiers au passage. Il en résulte de tout petits os de contrebande, que l'on trouve un beau matin logés en amateurs dans l'épaisseur des fibres, et auxquels on a donné le nom d'*os sésamoïdes*.

Vous vous rappelez le pisiforme du poignet qui doit son nom au pois dont il rappelle la forme. Les sésamoïdes ont emprunté le leur au *sésame*, une petite graine du Midi dont on fait de l'huile, et qui s'allonge en forme d'œuf. J'en conclus qu'ils doivent avoir à peu près cette forme-là, car je n'en ai pas sous les yeux : comme ils sont en dehors du système de notre charpente, on ne les retrouve plus sur le squelette. Ils apparaissent de bonne heure, et continuent à croître tout doucement à mesure qu'on avance en âge ; pourtant il y en a qui ne se montrent qu'assez tard, à 20, 30 et même 40 ans, comme les dents de sagesse. Du reste, on peut dire qu'ils représentent dans le corps cet élément de la fantaisie qu'il serait bien cruel de refuser à l'homme, puisque la nature se le permet à l'occasion. Rien n'est capricieux comme la formation de ces sésamoïdes. Ils ne s'aventurent jamais dans le tronc, c'est vrai, et ils ont une place de prédilection, qui est aux ligaments articulaires des doigts de la main et du pied. Le pouce, par exemple, en présente toujours deux logés dans le ligament qui l'attache au métacarpe, et le gros orteil est dans le même cas. Mais, pour les autres doigts il n'y a pas de règle. Tantôt ils se forment seulement à l'articulation du métacarpe, et bien souvent on ne les y trouve pas; tantôt ils se faufilent également dans les articulations des phalanges : c'est au hasard, comme la forme du nez, et la couleur des yeux. Au hasard! entendons-nous : il y a certainement des raisons, mais elles nous échappent. Bichat, pour avoir observé un développement excessif de sésamoïdes sur des pieds de goutteux, émet bien modestement la supposition que peut-être il existe un rapport entre ces petits œufs de pierre et la fantasque maladie qui embarrasse autant le médecin qu'elle fait souffrir le patient. Encore faudrait-il savoir, même en admettant sa supposition, si c'est le développement des sésamoïdes qui provoque la goutte, ou la goutte qui provoque le développement des sésamoïdes.

Vous ne devinez peut-être pas pourquoi je viens de faire ainsi un saut de côté dans cette histoire des sésamoïdes, dont personne ne parle jamais. Eh bien, c'est que la rotule n'est pas autre chose qu'un sésamoïde. C'est la reine de la bande, il est vrai, et comme taille, et comme utilité notoire; mais, en dépit de sa notoriété, elle n'en reste pas moins un enfant du système fibreux, un os illégitime, comme ses petits frères. Ceci vous explique cette grosse irrégularité, la seule que nous ayons rencontrée jusqu'à présent, d'une articulation dont le jeu s'exerce sur trois os à la fois. Partout ailleurs vous n'en trouverez jamais que deux. C'est qu'ici le troisième est un os de contrebande, pour revenir à l'expression dont nous nous sommes déjà servis. Les arrangeurs de squelettes sont bien forcés de le conserver à sa place, à cause de son importance; mais ils ne peuvent le faire qu'en le fixant au bout d'une lame de métal, car lui aussi ne tient à rien, ne faisant pas partie de la grande charpente osseuse.

Le genou est une autre place de prédilection pour les os de fantaisie qu'engendrent les organes fibreux. Elle leur plaît même à ce point qu'ils semblent y oublier leur humeur capricieuse. On en trouve invariablement, à poste fixe, de chaque côté du fémur, et dans les tendons qui passent par derrière dans le creux du genou. Enfin, la rotule ne manque jamais de s'y étaler au beau milieu du tendon des *extenseurs* de la jambe. Un peu de patience! vous aurez bientôt explication de ce mot-là.

Voilà pourquoi je vous disais en commençant que le cartilage primitif de la rotule n'était pas fait comme les autres. Les fibres du tendon qui lui sert de base persistent au travers du tissu gélatineux, et on les distingue encore facilement sur l'os tout formé, quand on fait dissoudre son phosphate de chaux dans un acide, ce qui peut très-bien se faire, comme vous le savez déjà.

Nous nous sommes arrêtés un peu longtemps sur la rotule; mais je ne pouvais pas, en bonne conscience, laisser échapper cette occasion unique de vous mettre au courant d'un petit mystère caché dans les profondeurs de nos organes, dont personne presque ne soupçonne l'existence, en dehors de savants spéciaux, et qui, là seulement, vient se mettre à la surface, sans prévenir les gens. Vous seriez-vous jamais doutée que la rotule avait une autre origine que le reste des os? Connue comme elle l'est, elle aurait dû, ce semble, faire profiter de sa célébrité la famille obscure à laquelle elle appartient. Il n'en a rien été malheureusement, et vous étonneriez bien des gens si vous alliez leur parler des sésamoïdes. C'est ainsi qu'un parvenu fait souvent un grand bruit dans le monde, sans que nul s'informe d'où il sort, et sans que le moindre reflet de son illustration rejaillisse sur les cabanes où vit sa famille.

Après le genou vient la jambe qui correspond à l'avant-bras. Nous devrions dire l'avant-jambe, pour être conséquents, et nommer jambe la partie ou est le fémur, puisque nous avons nommé bras celle où est l'humérus, son correspondant. Mais laissons les choses comme elles sont : on aurait trop à faire, si l'on voulait se gendarmer contre toutes les inconséquences de langage, pour ne pas parler des autres.

Je vous ai avertie que la jambe, la jambe entière bien entendu, était une répétition du bras. Vous devez donc vous attendre à retrouver dans sa seconde partie les deux os de l'avant-bras. Ils y sont en effet; mais comme le pied n'a pas à tourner, ainsi que la main, et qu'il doit même bien s'en garder, l'os qui occupe la place du radius, du côté intérieur du membre, sur la ligne des pouces et des gros orteils, cet os s'articule à la fois en haut avec le fémur, en bas avec le pied. Il fait toute la besogne à lui seul pour plus de sûreté, et accapare, en conséquence, presque toute la nourriture que le sang distribue si équitablement entre les deux travailleurs de l'avant-bras. *Qui ne travaille pas ne mange pas ;* c'est une loi qui devrait paraître toute simple aux hommes, car elle s'applique impitoyablement dans leur corps.

Ce gros mangeur, qui n'est guère moins massif que le fémur, c'est le *tibia,* un joli nom qui rappelle une vilaine idée. *Tibia* veut dire flûte, en latin, et le mot est là pour attester que, si les premiers guerriers ont pu se faire des massues avec les fémurs, les premiers musiciens se sont fait très-certainement des flûtes avec les tibias. On entend quelquefois les mauvais plaisants parler des flûtes d'un pauvre homme un peu trop maigre, dont les jambes n'ont que la peau sur les os. Vous pourrez maintenant vous expliquer l'origine de cette aimable plaisanterie.

Le compagnon déshérité du tibia, c'est le *péroné,* dont je ne connais pas l'étymologie ; mais elle importe peu. L'os désigné sous ce nom n'est qu'une longue et fine baguette, fixée à demeure par les deux bouts, d'une part au premier os du pied, de l'autre au tibia, à côté duquel elle a l'air de jouer le rôle sans gloire qu'un proverbe moqueur assigne à la cinquième roue d'un carrosse. Le proverbe ici n'aurait pas tout à fait raison, car le péroné fournit aux muscles du mollet des points d'attache qui ont assurément leur utilité ; mais on pourrait à toute force se passer de cet élégant personnage, si bien qu'il est arrivé à des chirurgiens d'en scier tout le milieu dans des cas graves, et que le travail du tibia n'en a pas souffert. Si donc on vient à parler devant vous de gens qui ont eu la jambe cassée, et qui ont continué à marcher, vous pourrez dire hardiment que c'est le péroné qui a été cassé. Un tibia cassé met à bas son homme sans rémission, de même qu'un essieu brisé dépose infailliblement sur le pavé la voiture qu'il portait.

On me bâtit en ce moment une belle salle de classe,

dans laquelle il y aura du plaisir à être professeur. Vous concevez que cette construction-là m'intéresse; aussi je vais regarder souvent les charpentiers travailler. J'ai pu voir à mon aise comment ils s'y prennent pour rassembler deux poutres. Ils creusent dans l'une une rainure profonde qu'ils appellent une *mortaise*, et taillent sur l'autre ce qu'ils appellent un *tenon*, c'est-à-dire une saillie carrée, qui entre juste dans la mortaise. Ainsi jointes, les deux poutres n'en font plus qu'une en quelque sorte.

C'est de la même façon que la jambe vient s'ajuster sur le pied.

Vous connaissez bien les deux chevilles que nous avons au pied. Ce sont les deux parois d'une véritable mortaise creusée dans l'extrémité du tibia qui fournit la cheville du dedans. Celle du dehors est l'extrémité du péroné qui devient ici un auxiliaire sérieux du tibia, et complète la fermeture de sa mortaise. Entre les deux chevilles vient s'enfoncer carrément, en guise de tenon, un os du pied dont j'espère que vous n'oublierez pas le nom : c'est l'*astragale*. On appelle astragales les moulures de corniche, — vous voyez que nous ne sortons pas de l'architecture, — et ce qui me fait espérer que vous n'oublierez pas ce nom-là, c'est qu'il a été fixé dans ma mémoire par un vers de Boileau qu'apprennent tous les écoliers :

> Ce ne sont que festons, ce ne sont qu'astragales.

Rappelez-vous le vers, si le terme d'anatomie vous sort de la tête.

L'astragale placée directement sur la mortaise du tibia entre les parois de laquelle il se trouve pris comme dans une pince, l'astragale reçoit en droite ligne tout le poids du corps qu'il transmet à son camarade de dessous, le *calcaneum* [1] ou l'os du talon, pour vous faire la traduction du mot. Ils forment à eux deux la base définitive qui supporte tout l'édifice, et cela ne vous étonnera pas d'apprendre que leur taille dépasse de beaucoup celle des petits os du carpe, leurs confrères de la main. Nous entrons ici en effet dans le carpe du pied ; mais les noms changent en même temps que les dimensions, et le carpe prend le nom de *tarse* dans le pied.

Le tarse a, du reste, lui aussi, ses deux rangées d'os serrés les uns contre les autres; mais ils ne vont plus quatre par quatre, comme au poignet. L'astragale et le calcanéum sont seuls pour faire la première rangée, et certes ils en valent bien quatre des autres à eux deux. Quant à la seconde rangée, elle se compose, par compensation, de cinq osselets, — je vous fais grâce de leurs noms, — après lesquels viennent les colonnettes du *métatarse* qui est la reproduction fidèle du métacarpe, de même que l'on retrouve dans les orteils exactement le même nombre de phalanges que dans les doigts de la main, deux pour le gros orteil et trois pour les autres. Mais la ressemblance s'arrête-là. Il y a d'abord cette différence capitale qui vous est bien connue, à savoir, que le gros orteil est placé sur la même ligne que ses petis compagnons, avec lesquels il ne peut pas venir se mettre en contact. Ensuite, comme ceux-ci n'ont pour ainsi dire rien à faire, leurs phalanges, — en raison de la loi qui mesure la nourriture sur le travail, — leurs phalanges sont si mal nour-

1. *Calcaneum* vient de *calx,* talon, en latin. On en avait dérivé le verbe *calcare* qui avait été mis à contribution dans cette épitaphe, qu'on lit à Strasbourg sur le tombeau du maréchal de Saxe :

Sta, viator; heroem *calcas.*
Arrête-toi, voyageur; tu mets le talon sur un héros.

Le maréchal de Saxe était un héros : il avait gagné des batailles!

ries qu'elles se réduisent presque à rien. Le sang a réservé toutes ses faveurs pour la première rangée du tarse, qui a si lourd à porter, et c'est pour cela qu'en vous entretenant, au commencement de cette lettre, du pied de ce peintre né sans bras, où les rôles se trouvaient intervertis, je vous disais hardiment, sans l'avoir vu, qu'il y avait là deux os dont le volume ne devait pas être le même que dans les autres pieds. Ces deux os, nous venons de les voir, c'étaient l'astragale et le calcanéum. Ne travaillant plus, puisqu'on ne leur donnait pas le corps à porter, il y a tout à parier que le sang les avait mis à la demi-ration, au bénéfice des orteils qui maniaient le pinceau, et qui, par le seul fait de l'exercice, s'étaient positivement allongés.

J'ai maintenant un conseil à vous donner, et j'espère que vous ne vous en fâcherez pas. C'est bien joli d'avoir un pied mignon, et si l'on allait pieds nus, il en serait du pied comme du nez : chacun garderait tranquillement celui que la nature lui a donné. Malheureusement, on porte des souliers, et c'est le soulier qui se laisse voir, ce n'est pas le pied. La chose importante au point de vue du coup d'œil, est donc d'avoir un soulier mignon; d'où il résulte qu'en choisissant l'enveloppe, on ne tient pas toujours assez compte de ce qui doit entrer dedans. A l'âge où les os sont grands garçons, on est quitte pour souffrir un peu : après quelques heures de pantoufles, il n'y paraît plus. Mais vous savez ce que je vous ai dit de l'état cartilagineux où se trouvent d'abord les os du pied, qui ne prennent qu'assez tard toute leur solidité. Les Chinois en abusent pour fabriquer à leurs femmes des pieds sur lesquels elles ne peuvent pas marcher. En les serrant de bonne heure dans des brodequins de fer, ils refoulent sur le tarse les phalanges encore molles des orteils et du métatarse, et cela fait, ne leur en déplaise, des espèces de moignons ratatinés qui ne sont pas jolis du tout, pas à notre goût du moins. Il faudra penser à cela, si par hasard vous étiez tentée de faire trop tôt petit pied, et ne pas vous exposer à déformer le contenu de chair et d'os, pour vous donner le plaisir d'être admirée dans la personne du contenant d'étoffe et de cuir. Et même, si vous m'en croyez, quand vous serez une grande personne, et que vos os seront majeurs, vous ne ferez pas plus de sacrifices qu'il ne convient au triomphe du soulier. En richesse, en esprit, en probité, en beauté, en tout, être et paraître sont deux rivaux qui se disputent dans le monde : c'est au choix qu'ils font entre les deux qu'on peut le mieux juger les gens.

Une dernière observation sur la structure du pied, avant de faire nos adieux au squelette dont le nom, j'imagine, n'éveillera plus désormais en vous ce sentiment désagréable de terreur qu'il inspire aux ignorants.

Le calcanéum descend très-bas en arrière, où il touche la terre; puis il va en remontant jusqu'à la hauteur de la seconde rangée, qui suit elle-même un plan incliné. Le tout forme une espèce de voûte dont le sommet se trouve au coude-pied, à l'endroit où commencent les phalanges du métatarse. De là, celles-ci continuent la voûte en descendant par une pente douce vers les orteils, et c'est à leur point de jonction qu'un pied bien fait porte à terre de nouveau. Les nerfs, les muscles et les vaisseaux sanguins de la plante du pied se trouvent abrités dans le creux de cette voûte ; ils échappent ainsi à la pression du poids du corps, avantage précieux dans les fortes marches, où cette pression pourrait, à la longue, les irriter et déterminer une inflammation.

Voilà pourquoi des pieds trop plats sont un cas de réforme pour les conscrits. On suppose qu'ils doivent faire de mauvais marcheurs avec ces pieds-là. La supposition est raisonnable; mais il ne faudrait pas toujours s'y fier, car j'ai connu un marcheur de première force dont aucun conseil de révision n'aurait voulu sur la foi de cet indice, qui n'est pas infaillible. La nature a des ressources que nous ne connaissons pas, grâce auxquelles elle sait bien souvent corriger les imperfections apparentes de son travail.

A plus forte raison, ne voudrais-je pas me fier à cette vieille opinion de nos pères, qui croyaient à une sorte de rapport entre la platitude de l'âme et celle du pied. Ils avaient fait un mot pour exprimer cela :

> On sait que ce pied-plat, digne qu'on le confonde...

dit Molière dans un vers du *Misanthrope*, qui serait bien fâcheux pour de très-braves gens, s'il fallait le prendre au sérieux. Voyez un peu quel piége tendu à l'histoire. Si l'on se mettait en tête de mesurer la valeur morale à cette aune-là, le dernier mot sur un grand homme serait dit par son cordonnier.

Laissons là cette grave question, et arrivons aux muscles qui attendent leur tour depuis longtemps.

LES MUSCLES

LETTRE IX

Le plus fort est fait, ma chère enfant, quand on a posé la charpente de la maison ; informez-vous auprès de ceux qui font bâtir. Ne regrettons donc pas le temps que nous avons mis à poser la nôtre, ni l'ennui qu'elle a pu nous donner ; car, entre nous, je ne saurais avoir la prétention d'être resté toujours amusant, dans ce voyage un peu monotone à travers toutes les pièces de la charpente humaine. J'ai fait ce que j'ai pu, si bien qu'il s'est rencontré quelqu'un pour me reprocher de m'être donné trop de peine à vous aplanir la route, prétendant qu'épargner aux enfants l'effort et le travail sérieux, c'est leur rendre un fort mauvais service. Et en cela, mon austère critique a bien raison — ce n'est pas moi qui le contredirai ; — mais il n'y a pas là de quoi me troubler beaucoup. Quels que soient mes efforts à moi, il vous en restera toujours assez à faire, je n'en suis pas inquiet, pour bien comprendre ce que j'ai entrepris de vous expliquer ; et le meilleur moyen que je connaisse pour faire travailler sérieusement l'esprit d'un enfant, c'est de l'intéresser, autrement dit de l'amuser. Rien n'est mortel à l'effort comme l'ennui, par la bonne raison qu'il endort.

Aussi bien n'est-ce pas faute de bonne volonté, si je ne vous ai pas égayé davantage cette interminable histoire des os. Je vous le dirai tout bas, le compagnon d'étude que je m'étais donné, pour mieux vous instruire, me rendait grave malgré moi. Cela ne prête pas beaucoup à rire, un squelette, et l'on a beau contempler sans effroi ses merveilleuses combinaisons, on se sent toujours un peu glacé par cette sorte d'horreur involontaire que la mort inspire aux plus respectueux.

Mais voici que nous rentrons avec les muscles dans la vie : nous y serons plus à l'aise pour bavarder.

Les muscles font le gros bataillon dans l'armée des serviteurs de l'estomac. Ils composent ce qu'on appelle la chair, c'est-à-dire la partie la plus considérable du corps, et leur métier est le même que celui du peuple, qui fait aussi la grosse part du corps social : ils sont chargés des ouvrages de force. Dans le grand travail de la marche que le cerveau dirige, ils sont les hommes de peine, et les os ne sont, pour ainsi dire, que les outils au moyen desquels les muscles exécutent le travail.

De là le nom particulier qui a été donné à chacune de ces deux divisions de l'*appareil locomoteur* [1]. — Ne vous effarouchez pas de ce terme-là; il veut dire tout simplement qui sert à changer de place. La locomotive des chemins de fer suffirait, au besoin, à vous l'expliquer.

Je vous suppose assez forte en grammaire pour connaître l'actif et le passif dans les verbes. Vous savez que le sujet du verbe actif fait l'action, et qu'elle s'exerce sur celui du verbe passif. Dès lors, vous allez comprendre tout de suite pourquoi l'ensemble des muscles, nos hommes de peine, a reçu le nom d'*appareil locomoteur actif*, et l'ensemble des os, leurs outils, celui d'*appareil*

1. Locomoteur vient de deux mots latins : *locus*, lieu ou place, *movere*, mouvoir.

locomoteur passif. Le muscle remue l'os, l'os est remué par le muscle : il est facile de voir qui peut revendiquer l'honneur de l'action, quand nous marchons.

Puisque nous parlions tout à l'heure du corps social, je me permettrai de vous rappeler qu'il a aussi, quand il marche, son double appareil locomoteur, l'actif et le passif; l'élite courageuse qui donne l'impulsion, et la masse inerte qui la subit. Sans vous inviter pour plus tard aux batailles politiques, ce qu'à Dieu ne plaise, laissez-moi vous rappeler en passant qu'il serait bon de vous préparer d'avance à prendre place dans le plus honorable de ces deux appareils. Il n'est pas nécessaire de faire beaucoup de bruit pour donner une impulsion salutaire autour de soi. Voyez nos muscles! On ne les entend pas. Que de progrès, qui paraissent impossibles, s'accompliraient sans effort apparent, si les femmes se faisaient muscles et aidaient silencieusement le monde à marcher!

Pardon, chère petite, si j'ai oublié ce que vous êtes pour me laisser aller à la pensée de ce que vous pourrez être un jour. En attendant que vous soyez muscle, voyons tout tranquillement comment est construit un muscle et comment il fonctionne.

On ne saurait mieux comparer un muscle qu'à une multitude de petits écheveaux de fil, serrés ensemble par paquets qui vont toujours se subdivisant, jusqu'à ce qu'on arrive aux fils élémentaires, mille fois plus fins que le plus fin de vos cheveux. Examinés au microscope, ces fils, ou plutôt ces fibres, pour les appeler de leur vrai nom, se présentent sous la forme d'une espèce de chapelet dont les grains, placés à une certaine distance les uns des autres, rendent alternativement la fibre plus courte ou plus longue, selon qu'ils se rapprochent ou qu'ils reviennent à leur première position.

Voilà un petit mécanisme bien peu compliqué, n'est-ce

pas? Eh bien, il suffit à tous les mouvements qui s'exécutent dans le monde animal, depuis les rampements du ver de terre jusqu'aux bonds du cheval de course, en y comprenant les gambades des demoiselles de douze ans aux heures de récréation. Un raccourcissement de la fibre musculaire, qui se rallonge ensuite pour se raccourcir de nouveau, et tire à elle, en se faisant petite, tout ce qui doit être déplacé, se peut-il rien imaginer de plus simple ?

Ce qui est moins simple à imaginer, c'est le pourquoi de ce bienheureux raccourcissement sans lequel, hommes et bêtes, nous serions tous cloués sur place, ni plus ni moins que des corps bruts.

« Le pourquoi? direz-vous; la belle question ! Je n'ai qu'à vouloir, et les bras, les jambes partent d'eux-mêmes ; voyez plutôt ! C'est ma volonté qui fait tout. »

— Assurément, ma belle petite princesse, les choses étant comme elles sont, vous n'avez qu'à vouloir pour être obéie. Il faut pourtant que vous le sachiez, s'il arrivait malheur à de certains nerfs qui partent de la colonne vertébrale, de chaque côté des dernières vertèbres du cou, vous auriez beau commander à vos deux bras de se remuer, ils ne vous écouteraient plus et vous verriez bien si votre volonté fait tout. Sachez également que si, sans toucher aux nerfs, quelque savant, plus curieux que les autres qui s'en tiennent aux animaux, s'avisait d'aller remplir avec l'eau de sa carafe les artères de vos jambes, il faudrait renoncer aussi à donner des ordres aux muscles qui sont par là : votre volonté et rien, ce serait pour eux la même chose.

Nous traiterons plus au long, en parlant des nerfs, de cette force mystérieuse qui dort dans nos muscles, toujours prête à s'éveiller sur un ordre du cerveau, quand ses auxiliaires sont à leur poste, et qui précipite à un moment donné les grains du chapelet musculaire les uns vers les autres, pour les abandonner ensuite à eux-mêmes en disparaissant tout à coup. Contentons-nous présentement de constater le fait : nous l'expliquerons ensuite comme nous pourrons.

Ainsi donc, au moindre mouvement qu'il vous convient d'exécuter, vous déterminez l'embrassade sur toute la ligne d'une myriade de petits êtres qui se prennent subitement d'une belle passion chacun pour son voisin. C'est par là seulement que vous êtes reine dans le monde de vos muscles, en forçant vos sujets de s'aimer; et, pour mon compte, je ne voudrais pas d'une autre royauté, si j'avais à choisir.

Pourtant, en regardant de près, on finit par trouver un inconvénient au point de vue de l'action, à cette manière de régner. Le muscle n'agissant sur ce qu'il est chargé de mettre en mouvement que par le fait du rapprochement des petits amis, il en résulte qu'il n'a de force que dans un sens, dans le sens de son raccourcissement, ou de sa contraction, c'est le vrai mot. Vous seriez bien embarrassée après cela de me dire comment s'y prennent les joueurs d'accordéon pour se conformer au programme de leur musique : *tirez, poussez,* puisque leurs muscles ne peuvent que tirer. Je vais vous sortir d'embarras, et j'y suis bien forcé, car c'est là justement la raison du curieux arrangement que l'on rencontre dans le royaume des muscles.

Les Européens qui arrivent aux Grandes-Indes s'y trouvent un peu dépaysés quand ils ne veulent pas se servir eux-mêmes. Dans notre pays, on peut s'en tirer modestement avec un seul domestique, auquel on donne à faire tout ce qui se présente. Là-bas, ce système économique réussirait mal. Il faut un domestique pour faire la cuisine, il en faut un pour balayer la maison, un pour nettoyer les habits, un autre pour laver la vaisselle, et ainsi du reste. Si le maître est fumeur, il aura son porteur de pipe qui, pour rien au monde, ne porterait autre chose.

C'est là précisément ce qui arrive avec les muscles. Il n'y a pas à se demander comment ils viendront à bout d'une double besogne ; ce sont des domestiques grands seigneurs qui n'en acceptent qu'une à la fois. Voulez-vous ployer la jambe? Il y a quelque part un muscle qui tire à lui le tibia et l'emmène en arrière. Voulez-vous la redresser? Un autre muscle se charge de ramener le tibia en avant, toujours en le tirant à lui. Le procédé reste le même, seulement il s'applique dans une autre direction.

Supposez que nous soyons deux, moi devant vous et un autre derrière, ayant chacun une main sur votre épaule. Quand je vous aurai fait pencher en avant en vous tirant de mon côté, et qu'il sera question de vous redresser, je n'aurai pas besoin de vous pousser pour cela. L'autre main saura bien le faire, en vous tirant à son tour. Nos os sont ainsi placés entre des puissances rivales, des antagonistes, selon l'expression consacrée ici, qui les font mouvoir à tour de rôle. De cette façon, quand un muscle travaille, son antagoniste se repose, ce qui est fort heureux pour nous, car ce sont des travailleurs à courte haleine, qui demandent à se reposer à chaque instant. Nous ne pourrions pas faire cinquante pas de suite si, pendant la marche, les mêmes muscles étaient constamment en jeu. Sans vous donner de grandes explications, je vous inviterai seulement à tenir sans bouger une jambe étendue, bien droite, à six pouces de terre. Asseyez-vous, si vous voulez être plus à votre aise. Cela ne ressemble en rien à un tour de force; mais comme, dans cette position, les muscles ne peuvent pas se relayer, je suis bien sûr qu'avant cinq minutes vous en aurez assez.

Ce sont les *extenseurs* de la jambe, ces indiscrets dont le nom est venu se jeter en travers de l'histoire de la rotule, qui vous demanderont grâce dans la petite expérience que je viens de vous proposer. Il est inutile maintenant de vous expliquer leur nom : il s'explique assez par leur fonction, qui est de tenir la jambe étendue.

Les antagonistes, ceux qui la font ployer, s'appellent les *fléchisseurs,* un nom qui peut se passer aussi d'explication. C'est, grâce à eux, en effet, que nous fléchissons le genou.

On a classé ainsi les muscles par catégories, désignées d'après les fonctions. Il y a, par exemple, les *élévateurs,* qui élèvent, les *abaisseurs,* qui rabaissent, deux classes d'antagonistes, comme vous devez bien le penser; les *rotateurs* (*rota,* roue), qui font tourner; les *abducteurs* (*ducere ab,* conduire hors), qui tirent en dehors; les *adducteurs* (*ducere ad,* conduire vers), qui tirent en dedans, et d'autres encore; le tout sans préjudice des noms particuliers qui ont été donnés à chacun des individus de ces bandes nombreuses, car il y a des extenseurs, des fléchisseurs, et le reste, de tous les côtés, et il a bien fallu les baptiser à part pour s'y reconnaître. Je vous laisse à penser ce que nous deviendrions si nous voulions passer tout ce monde-là en revue, comme nous avons fait pour les os.

Il en sera de nous comme de ceux qui visitent les grands ateliers de construction, et qui se font renseigner minutieusement sur tout l'outillage, sans demander les noms des ouvriers. On leur dit :

« Voici les monteurs; voilà les ajusteurs; ici sont les tourneurs. »

Et on leur explique le travail des uns et des autres; mais que les ouvriers s'appellent Pierre, Jacques ou Jean, il importe peu aux curieux venus là pour étudier.

Ils n'en auraient pas moins un grand tort, vous devez bien le croire, s'ils faisaient moins de cas de l'ouvrier que de son outil. De même, parce que je n'entre pas avec vous dans le détail de la nomenclature des muscles, gardez-vous bien de croire qu'il faille les mettre au-dessous des os que je vous ai tous nommés. Ce sont des organes d'un ordre bien supérieur; mais que voulez-vous? ils sont trop. Et d'ailleurs, l'histoire du travailleur est dans son travail. C'est une histoire assez belle pour qu'il n'en demande pas d'autre. Avec ceux qui ne font rien, il faut bien parler de leur personne, puisqu'il n'y a pas autre chose à dire.

Il y a des délicats qui répugnent à tout contact avec les gens d'en bas. Quand ils ont besoin d'eux pour l'exécution d'un travail, ils emploient des intermédiaires qui ont un pied dans le peuple, et se glissent de l'autre dans le monde élégant, qu'ils dominent en faisant ses affaires.

Les muscles sont de ces délicats. Entre leur chair remuante et la pierre inerte des os, les rapports ne s'établissent qu'au moyen d'intermédiaires qui, eux aussi, fraternisent avec les masses osseuses, et de l'autre se faufilent au travers des faisceaux musculaires, dont ils sont à la fois les protecteurs et les agents.

Ces intermédiaires, ce sont les organes fibreux.

A chaque fibre musculaire vient se rattacher une fibre d'une nature inférieure, inhabile à se contracter comme à s'étendre, qui forme, en se tissant avec les fibres voisines de même nature, une sorte de toile rigide dans laquelle les divisions intérieures du muscle et le muscle lui-même se trouvent enveloppés. Cette toile porte le nom d'*aponévrose*[1], un nom grec qui a été conservé, je ne sais trop pourquoi, car il reste là comme le représentant

1. *Neuron* veut dire, nerf, en grec.

d'une vieille erreur, dont nous avons déjà ri une fois.

Vous vous rappelez ce brave dictionnaire qui qualifiait le tirant, notre ligament jaune, de *nerf jaunâtre*. Il n'était que l'écho de la croyance qui rangeait autrefois tous les organes fibreux dans la catégorie des nerfs, et c'est grâce à cette croyance abandonnée qu'aujourd'hui encore on donne le nom de *nerfs de bœuf* aux tresses formidables qui se font avec les tendons des bœufs. Les aponévroses étaient donc considérées autrefois comme des nerfs étalés, ce qui justifiait parfaitement leur nom. En y regardant de plus près, on a reconnu l'erreur; mais on a gardé le nom qui la consacrait, et il ne faut pas trop vous en étonner. Vous saurez plus tard qu'on a moins de peine à se débarrasser d'une idée que d'un mot.

Quoi qu'il en soit, les aponévroses, pour n'avoir rien de commun avec les nerfs, n'en sont pas moins très-utiles aux muscles dont elles maintiennent les fibres en place. Sans ces gardiennes sévères, les petits faisceaux dont les muscles se composent s'en iraient à la débandade à chaque contraction, comme les fils d'un écheveau qu'on ramène sur lui-même; mais tout n'est pas profit à être trop bien gardé. Les gouvernements trop forts deviennent gênants pour les peuples que travaille un feu intérieur, et les aponévroses, qui ne cèdent jamais, finissent aussi par opprimer cruellement les muscles, quand ceux-ci s'enflamment.

C'est un cas qui se présente souvent dans les hôpitaux qu'on improvise, tant bien que mal, le lendemain d'une bataille. La nature n'a qu'un procédé pour réparer alors le mal qu'ont fait les hommes. Elle envoie le sang à flots dans les chairs séparées, ou meurtries, par le fer et le plomb, et l'accumule sur les endroits attaqués. Il a tant à faire dans ces endroits-là, le cher intendant! Reconstruire à nouveau dans les brèches, les déblayer des matériaux brutalement démolis, faire rentrer, comme on dit, dans le torrent de la circulation les liquides qui, s'échappant de leurs canaux rompus, se sont répandus au milieu des tissus où ils portent le trouble, ce n'est pas une besogne ordinaire; et tant qu'elle dure, il faut bien que l'agent réparateur se maintienne en force sur le théâtre de l'action. Le muscle gorgé de sang se gonfle et fait effort pour s'élargir; mais il est arrêté dans son essor par l'inflexible aponévrose, qui l'emprisonne de toutes parts. Il est alors comme ces pieds mignons dont nous avons parlé, qu'on a logés dans des souliers plus mignons encore où ils s'étranglent, et bientôt commence pour le malheureux blessé un martyre qu'on ne peut faire cesser qu'en fendant la toile malencontreuse à coups de bistouri. On appelle cela : *débrider* une plaie, et de fait c'est le seul moyen de lâcher la bride aux muscles fougueux qui réclament impérieusement plus d'espace. Le moyen est un peu violent, et m'a bien étonné la première fois que je l'ai vu employer; mais si l'on n'en prenait pas son parti, la gangrène pourrait bien se mettre dans le muscle, — je vous dirai plus loin ce que c'est que la gangrène, — et la mort du corps entier finirait par être le résultat de l'entêtement d'une méchante toile qui ne sait pas se plier aux circonstances.

Il faut tout dire. Cette inflexibilité de la fibre intermédiaire, si mortellement dangereuse dans les cas extrêmes, a bien aussi son côté précieux. L'organe fibreux ne protége pas seulement le muscle contre les écarts, il est encore chargé, et c'est sa fonction principale, de faire exécuter ses ordres. Or, s'il était élastique, s'il pouvait s'allonger sous la traction du muscle, il s'y ferait une dépense de force perdue pour le mouvement, et l'os n'obéirait qu'à demi aux injonctions du seigneur et maître. La rigidité inexorable de l'intermédiaire force l'os à se déplacer juste d'autant que le muscle s'est contracté : les serviteurs gênants sont quelquefois ceux qui servent le mieux.

Maintenant, par où l'agent du muscle a-t-il prise sur le grossier vassal qu'il doit faire marcher ?

Vous connaissez bien le périoste, cette membrane qui enveloppe l'os de toutes parts, et fait corps avec lui, à telles enseignes qu'elle lui fournit, comme nous l'avons vu, une série de couches extérieures, au fur et à mesure que les anciennes se démolissent à l'intérieur. Le périoste est aussi un organe fibreux, et celui du muscle rencontre là, quand il arrive à l'os, un camarade tout prêt à lui donner la main. Ils entrelacent leurs fibres aux points d'attache, et c'est grâce à cette alliance de leurs gens, si je puis m'exprimer ainsi, que le muscle et l'os finissent par se trouver en rapport, malgré la diversité de leur nature.

Ces attaches se font de plusieurs manières. Tantôt c'est une toile, une aponévrose, qui s'implante sur toute sa largeur dans une rainure de l'os. Tantôt les fibres s'éparpillent, et se fixent isolément sur le périoste, comme les fils du velours sur leur trame. Tantôt enfin, elles se réunissent toutes en un seul paquet pour former ces longues cordes que nous connaissons déjà, et qu'on appelle les tendons.

En général, les muscles qui président aux grands mouvements des membres s'attachent en haut par des aponévroses, en bas par des tendons; et vous allez voir pourquoi.

Je n'ai pas besoin de vous apprendre que pour tirer à soi quelque chose, il faut d'abord avoir soi-même un point d'appui. Or, le point d'appui général du corps, c'est la colonne vertébrale qui en fait le centre, et les différentes parties des membres s'appuyant les unes sur les autres, en allant des extrémités vers le tronc, il s'ensuit que les muscles qui font mouvoir la main sont fixés à l'avant-bras, que ceux qui font mouvoir l'avant-bras sont fixés au bras, et que ceux qui donnent le mouvement au bras s'implantent dans les os de l'épaule. Il est donc tout naturel qu'ils élargissent leurs attaches au point sur lequel ils s'appuient, car plus un point d'appui est large, plus il est solide.

Observez ce que fait votre frère quand il tire à lui, dans ses jeux de garçon, un camarade qui résiste de toutes ses forces. Il écarte les jambes pour élargir son point d'appui sur la terre, qu'il presse de ses talons en se rejetant en arrière. Les jambes supportent le tronc qui retient les bras, et ceux-ci s'en vont en avant de toute leur longueur, attirant vers le tronc le camarade auquel ils sont attachés par les mains. Dans cette position, tout le corps de votre frère peut vous donner une idée exacte de ce qui se passe pour chacun de ses muscles. En considérant le tronc comme un muscle, les jambes écartées représenteront l'étalement de l'aponévrose qui fixe le muscle à son point d'appui, et les bras seront les tendons par lesquels il tire à lui l'os placé sous sa dépendance.

Mais tout cela ne vous permet pas encore de voir bien clair dans le monde des muscles. Pour connaître un pays, il n'est rien de tel que d'y être allé. Je vais vous faire entrer dans celui-ci en vous décrivant tout au long un muscle avec ses tenants et aboutissants. Vous concevez bien que je n'irai pas choisir le premier venu pour lui faire cet honneur. Celui que nous allons voir est un personnage, un des serviteurs les plus actifs de votre estomac, car vous le faites travailler chaque fois que votre main prend le chemin de la bouche. C'est le fléchisseur du radius, un muscle dont le nom est presque populaire, sinon parmi les demoiselles, au moins parmi les hommes qui ont des prétentions à la force : il s'appelle le *biceps*.

Biceps veut dire en latin : qui a deux têtes. C'est un

nom qui s'appliquait aux montagnes dont le sommet fait la fourche, et le Parnasse, pour vous citer un exemple, le fameux Parnasse des Muses et d'Apollon, est dans ce cas-là. Il y a quelque part, dans Ovide ou dans Horace, un vers qui me sonne encore à l'oreille, où il est qualifié de montagne à deux têtes, et ce n'est pas un petit honneur, entre nous, pour le fléchisseur du radius de porter en étiquette un mot qui a servi pour le Parnasse.

Notre biceps fait aussi la fourche au sommet, et de là son nom. Je puis bien vous indiquer la place qu'il occupe, — c'est à l'intérieur du bras, sur le côté qui touche la poitrine quand nous portons le coude au corps, — mais vous auriez un peu de peine à le suivre dans tout son trajet.

Un des étonnements de celui qui met le pied pour la première fois sur un navire, c'est que les matelots puissent se reconnaître, pour leurs manœuvres, dans cette foule de cordages qui s'enchevêtrent en tous sens, et dont chacun correspond à un mouvement déterminé des vergues et des voiles du navire. Si nos muscles ne fonctionnaient pas d'eux-mêmes, au premier appel de la volonté, et s'il nous fallait faire notre choix, comme les matelots, pour trouver le cordage qui correspond à chacun des mouvements que nous voulons exécuter, ce serait une besogne encore bien plus compliquée. Non-seulement ces cordages-là sont enchevêtrés ensemble, comme les autres, mais à de certains endroits ils emmêlent leurs tresses, et se confondent un moment pour reparaître plus loin isolés, de sorte qu'on ne sait plus quelquefois si l'on a affaire à deux muscles ou à un seul.

C'est ce qui arrive pour le biceps.

Il a pour voisin un adducteur de l'humérus; — vous vous rappelez ce mot-là qui a figuré dans la nomenclature générale des muscles; il signifie, je vous l'ai dit déjà :

qui tire en dedans. — Cet adducteur s'implante en même temps que lui sur une apophyse de l'omoplate par une aponévrose qui leur est commune. J'espère que voilà une belle collection de mots savants dans une seule petite phrase, et je suis tout fier, savez-vous bien, de pouvoir maintenant la risquer avec vous. Toujours est-il que l'aponévrose en question enveloppe à la fois de ses prolongements les deux muscles dont les fibres se confondent au départ et qu'ils n'en font qu'un d'abord. Puis l'enveloppe se partage à droite et à gauche, et le faisceau qui appartient au biceps, mis en liberté, s'en va rejoindre le corps du muscle dans lequel il se perd aux environs du tiers supérieur de l'humérus.

Le biceps a deux têtes, avons-nous dit; c'est là sa première, la moins importante, la *courte portion*, comme l'ont appelée les anatomistes. L'autre, la *longue portion*, descend d'un renflement du bord supérieur de la cavité où est logée la tête de l'humérus. Elle s'y attache par un tendon très-long qui se contourne, en façon de ligament, sur la tête de l'humérus, et traverse l'articulation, caché dans un repli de la membrane synoviale, comme dans une sorte de gaîne. Sorti de sa gaîne synoviale, ce tendon s'élargit et se transforme insensiblement en un faisceau musculaire, épais et rond, qui côtoie d'abord le faisceau de la courte portion, puis vient s'appliquer contre lui, et finit par l'absorber, comme le Rhône absorbe la Saône à Lyon.

C'est au point de jonction des deux faisceaux, à leur confluent, si nous voulons continuer la comparaison, qu'est la grande épaisseur du muscle. Il descend de là en diminuant toujours vers l'articulation du coude, aux approches de laquelle on le voit dégénérer petit à petit en un tendon, large d'abord, très-mince et comme perdu dans les fibres musculaires, d'où il ne tarde pas à se dégager pour aller se fixer, sous la forme d'un cordon compacte, à une tubérosité du radius.

J'emploie exprès ce mot de tubérosité, qui est ici le mot propre, parce qu'il va me fournir l'occasion de développer, en vous l'expliquant, une des conditions principales qui président à l'action des muscles sur les os.

Tubérosité veut dire : petite bosse, et c'est de là que vient ce nom de tubercules donné aux pommes de terre, qui sont de véritables bosses poussant sur les racines de la plante. Or, ce n'est pas sans raison que le tendon d'en bas du biceps vient s'attacher à cette bosse du radius. Ce n'est pas sans raison non plus que le tendon d'en haut va se fixer sur un renflement, et sa camarade, l'aponévrose de la courte portion, sur une apophyse, qui est une bosse aussi, si vous avez bonne mémoire.

Clouez une corde le long d'une petite poutre posée à terre, et cherchez à l'attirer à vous en appuyant, couchée à plat sur le sol, vos deux pieds contre l'extrémité de la poutre. Vous n'en viendrez jamais à bout, à moins de vous soulever un peu de façon à tirer sur la poutre de haut en bas, et non plus en ligne horizontale. Vous pourrez encore attacher la corde au sommet d'une fiche plantée dans la poutre, et si vous employez les deux moyens à la fois, l'opération ne souffrira plus de difficulté.

Eh bien, vous aurez fait là ce que fait le fléchisseur du radius quand il s'accroche aux renflements de l'os, son point d'appui, pour se soulever un peu, et qu'il attache sa corde au sommet de la petite bosse du radius. Les inégalités nombreuses qu'on observe à la surface des os, et dont j'ai négligé la plupart du temps de vous parler, pour ne pas vous fatiguer de détails accessoires, ces inégalités servent invariablement de points d'attache aux muscles. C'est là si bien leur raison d'être qu'on les trouve constamment proportionnés à la force des muscles qui viennent s'y cramponner. A la seule vue du biceps d'un athlète, grand ou petit, on peut affirmer de confiance que la tubérosité qui reçoit son tendon fait sur le radius une saillie bien plus considérable que chez un individu de même taille, mais dont les muscles sont grêles et sans énergie. Et à son tour, la saillie observée sur un os donne la mesure de la puissance du muscle qui s'y attachait, de sorte que l'anatomiste, pour vous citer un des cas les plus frappants, est en droit de déclarer, sans avoir jamais vu un animal, sur la simple inspection d'un fragment de sa mâchoire, qu'il y avait là des muscles formidables, et qu'on est en présence d'un débris de carnassier. Je n'ai pas besoin de vous rappeler qu'il faut être fort pour manger les autres : c'est une condition qui vous saute aux yeux.

Du reste, les saillies dont il vient d'être question seraient trop petites dans bien des cas pour soulever suffisamment les muscles, si l'os à faire mouvoir était placé droit en ligne horizontale avec celui qui sert de point d'appui, comme la poutre le serait avec vous dans la supposition que je faisais tout à l'heure. La nature y a pourvu par un autre moyen. Ici, par exemple, l'humérus et le radius se courbent légèrement en dedans tous leux deux, et forment une espèce d'arc dont les deux moitiés ne se rejoignent pas en droite ligne. Cette double courbure existe aussi dans les os de la cuisse et de la jambe; mais j'ai attendu pour vous la signaler le moment de vous en dire le pourquoi.

Et voilà surtout, chère enfant, ce qu'il y a d'admirable dans l'étude de la nature, c'est qu'à mesure qu'on avance, la lumière s'y fait toujours davantage, et que les points qui restaient dans l'ombre s'éclairent les uns après les autres à chaque pas nouveau qu'on fait. Là, rien n'est livré au hasard. Pas un caprice apparent dont l'explication n'arrive à son heure. Pas un atome de substance qui ne soit envoyé par une loi intelligente à la place qu'il occupe. Là même où la nature semble s'être réservé le droit de fantaisie, comme avec ces sémasoïdes dont je vous ai raconté les allures irrégulières, la fantaisie a un but. Ces hôtes mystérieux des tendons les aident à leur façon à tirer sur les os, en relevant leurs fibres au-dessus de la ligne horizontale; mais je ne pouvais pas non plus vous donner cette explication-là avant de vous avoir fait connaître les faits auxquels elle se rattache. Quel dommage qu'on ne sache pas tout ! On verrait clair partout.

Pour en revenir au biceps, je voudrais bien savoir si vous avez pensé de vous-même à une chose qui devait, il me semble, vous frapper quand je vous ai commencé sa description. Nous avons vu là deux faisceaux musculaires, impossibles à distinguer à leur naissance sous l'aponévrose qui les emmaillotte en un seul paquet; et pourtant ils ont chacun leur destination spéciale, et ce n'est pas le même mouvement qu'ils ont à faire exécuter. Comment ne s'entravent-ils pas mutuellement dans les exercices de leurs fonctions respectives ?

La question serait embarrassante s'il ne se trouvait pas que dans la pratique ces faisceaux travaillent justement ensemble, de façon que presque toujours les deux mouvements se font du même coup par une contraction simultanée. Mettez en jeu l'adducteur de l'humérus pour ramener le bras sur la poitrine, vous verrez que tout naturellement, sans que vous y preniez garde, l'avant-bras s'infléchira sur le bras par une contraction instinctive du biceps. Si, grâce à une intervention de la volonté, vous portez le bras contre le corps, en maintenant l'avant-bras étendu droit, la gêne et la roideur de ce mouvement commandé vous avertiront bien vite qu'il n'est pas dans les règles. De même, essayez de tirer à vous un objet un peu lourd, en tournant le bras en dehors, c'est-à-dire de contracter les fibres du biceps, en détendant celles de son jumeau, vous vous sentirez bien moins de force que si vous laissiez les deux muscles travailler à l'unisson, et le bras se porter au corps pendant que l'avant-bras se reploie sur lui.

Pour être exact, je dois dire qu'à l'épaule, et sur le haut de la poitrine, il y a d'autres muscles dont les attaches sont à l'humérus, et qui, auxiliaires habituels dans les mouvements dont je viens de parler, les servent ou leur font défaut aussi pour leur part, selon que ces mouvements ont lieu, ou non, dans le sens de leurs contractions. Je vous ai présenté les muscles comme des domestiques grands seigneurs qui ne veulent accepter qu'une seule besogne à la fois. Si grands seigneurs qu'ils soient, ils ne peuvent pas plus que les nôtres s'isoler pour agir, et du haut en bas du corps ils ont besoin que les voisins leur prêtent main-forte pour ainsi dire en toute occasion. Il y a entre eux, comme dans toute société organisée, des lois de convenances mutuelles auxquelles ils ne sauraient se soustraire sans tomber dans l'impuissance, et nous en avons des exemples à chaque instant. Qu'on donne à exécuter à un homme, même vigoureux, un travail un peu pénible dont il n'a pas l'habitude, sa force semble l'abandonner, et tel qui tiendrait le manche d'une charrue pendant une journée entière sera mis hors de combat avant d'avoir ramé une heure, s'il n'a jamais touché une rame de sa vie. C'est que le corps mal au fait des mouvements nouveaux qu'on lui donne à exécuter, ne sait pas prendre dès l'abord les positions convenables pour harmoniser le jeu des muscles qui doivent travailler en même temps. Au lieu de se prêter l'appui mutuel qui fait leur force, ils se trahissent, ou même parfois s'entravent dans leur action, et il n'y a plus alors de vigueur qui tienne. C'est un attelage qui tire à la débandade : les coups de collier des chevaux sont perdus pour la voiture.

Puisque nous avons pris le biceps pour nous servir de type dans l'étude des muscles, demandons-lui encore un dernier renseignement.

Votre grand frère a des prétentions, je le sais, à être un garçon de première force, et de fait il a des bras qui commencent à devenir respectables. Tâtez-lui le bras, quand il le laisse pendre le long du corps : votre doigt enfoncera sans effort. Mais dites-lui de ployer le bras avec force, et mettez le doigt sur son biceps qui sera contracté alors énergiquement pour tirer à lui l'avant-bras : vous trouverez une espèce de boule passablement dure, dans laquelle il ne sera pas facile d'enfoncer.

D'où provient cette résistance qui n'existait pas auparavant, et qui se fait sentir tout à coup ?

Ceci, chère enfant, est un exemple de la puissance de l'amour entre les membres d'une société. L'union fait la force. Elle la fait parmi les hommes, et ailleurs aussi. Quand le bras de votre frère pendait tranquillement le long du corps, son biceps était détendu. Les grains des millions de petits chapelets dont celui-ci se compose n'avaient rien qui les attirât les uns vers les autres ; ils allaient flottant pour ainsi dire, et votre doigt pouvait les déplacer facilement. A votre prière, un acte mystérieux de la volonté a mis en jeu une force d'attraction qui s'est révélée tout à coup chez ces indifférents, et les a précipités chacun à la rencontre de son voisin, dans une sorte d'embrassement fraternel pendant la durée duquel ils opposent une résistance énergique aux déplacements. C'est une foule disséminée, impuissante, qui se pelotonne subitement en un groupe compacte et uni, et dont il devient difficile d'avoir raison. Vous ne vous doutiez pas qu'il y avait une leçon pour les peuples dans

IX

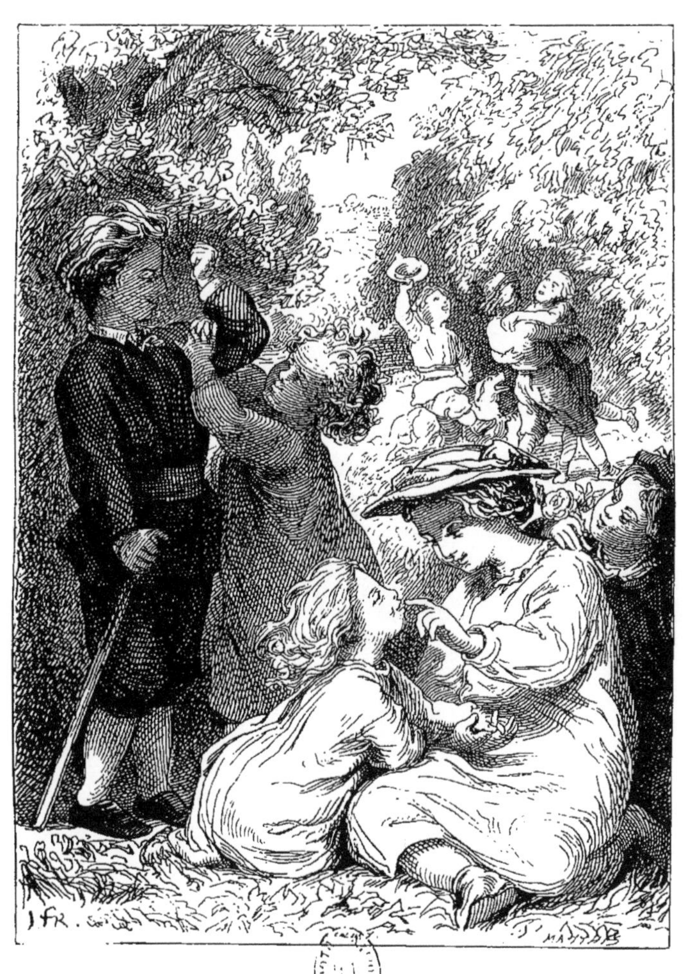

DITES-LUI DE PLOYER LE BRAS AVEC FORCE.

cette boule du biceps, dont la force de résistance disparaît sitôt que l'attraction mutuelle des atomes musculaires s'évanouit. Mais, Dieu me pardonne! je crois, en vérité, que je vais faire de la politique avec vous à propos du biceps. Ce serait bien le cas de dire: où la politique va-t-elle se nicher?

Pour entrer dans l'histoire du corps humain, il est bon de vous apprendre que cette dureté subite du muscle, quand il vient à se tendre, a des conséquences bien plus importantes, sans comparaison, qu'une résistance opposée à la pression du doigt. C'est une sauvegarde précieuse pour nos articulations, et, ce qui est bien autrement grave, nous lui devons de ne pas nous déchirer à tout effort un peu violent.

Les ligaments qui entourent les articulations sont bien forts; pourtant ils ne suffiraient pas toujours à maintenir les os en position, si les muscles, en se roidissant à chaque mouvement, ne formaient pas derrière eux comme une seconde ligne de barrières infranchissables. Je vous ai déjà parlé de cela à propos de l'épaule, où la capsule articulaire laisse tant de jeu à la tête de l'humérus que la rigidité des muscles voisins est, pour ainsi dire, le seul obstacle aux déplacements de l'os dans les grands efforts. C'est là que les muscles jouent le plus visiblement ce rôle de gardien de l'ordre autour des articulations; mais, pour être plus obscur ailleurs, il n'en est pas moins sérieux, et quand un membre est paralysé, c'est-à-dire quand ses muscles ont perdu la faculté de se durcir en se contractant, les luxations y deviennent incomparablement plus faciles.

Quand vient la mort, cette grande paralysie universelle et définitive, la force factice, qui se développait dans le muscle à chaque fois qu'il était mis en jeu, disparaît sans retour, et il est bien forcé de nous livrer alors le secret de sa faiblesse réelle. Détachez un muscle d'un corps mort, et suspendez-y un poids, en l'accrochant à son tendon, il ne faudra pas un poids bien lourd pour que le muscle se déchire, et le tendon, resté intact, sera encore de force à supporter une traction bien plus considérable. Or, pendant la vie, c'est le contraire qui a lieu. On n'a pas d'exemple de muscle rompu par un effort si violent qu'il soit, et pendant que le muscle reste intact, on voit des tendons qui se brisent, comme cela arrive quelquefois, par exemple, dans les sauts exagérés, à celui qui vient s'attacher derrière le pied à l'extrémité du calcanéum. Il s'appelle le *tendon d'Achille*, si vous tenez à savoir son nom, un joli nom, qui lui vient de la mythologie[1].

Vous voilà maintenant, il me semble, suffisamment renseignée sur vos petits muscles, qui ne sont pas assurément les moins utiles de vos organes, puisque sans eux vous ne pourriez ni faire un pas, ni écrire un mot, ni même embrasser votre maman, ce qui serait bien triste.

Vous croyez que je plaisante? je parle très-sérieusement. Vos lèvres, ce sont des muscles qui se tendent et se relâchent alternativement, quand vous fermez la bouche pour l'ouvrir ensuite, et les chères joues de votre maman, qui sont des muscles aussi, savent aussi bien que moi que c'est de cette façon-là qu'on les embrasse. Pas de muscle pour faire ce double jeu, adieu les baisers !

1. La déesse Thétis, la mère d'Achille, l'avait plongé à sa naissance dans les eaux du Styx, qui rendaient invulnérable. Mais la pauvre mère n'avait pas pris garde qu'elle tenait son enfant par le talon. Ce qui était sous ses doigts ne pouvait pas tremper dans le Styx, et ce fut là qu'entra plus tard la flèche de Pâris, juste à l'endroit où vient s'attacher le tendon du calcanéum.

Il y a surtout un certain *labial*[1] qui joue un grand rôle dans tous les exercices de la bouche, et dont il faut pourtant que je vous dise un mot. Ce serait trop dommage de ne pas vous faire connaître, pendant que nous y sommes, un aussi gentil serviteur de votre estomac.

Vous savez comment se ferment ces petits sacs où les demoiselles mettent leur ouvrage. On les garnit d'une coulisse qui fait le tour de l'ouverture, et dans laquelle on passe un double cordon. Quand on veut les fermer, on tire en dehors les deux bouts de chaque cordon : la coulisse se ramasse en petit paquet tout plissé, et rien ne peut plus sortir du sac. Quand on veut les ouvrir, on tire sur la coulisse en la pinçant par les deux bouts; elle revient sur elle-même en se déplissant, et laisse l'ouverture libre. Tout cela vous est bien connu, et vous avez fait plus d'une fois de ces sacs-là à votre poupée.

Supposez maintenant une coulisse qui se ramasse et se déplisse d'elle-même, sans le secours d'aucun cordon. Vous aurez justement notre labial. Ses fibres sont disposées en rond tout autour de l'ouverture de la bouche, et selon qu'elles se plissent ou se déplissent, cette ouverture se rapetisse ou s'agrandit. Faites un peu la petite bouche, pour essayer, et regardez-vous dans le miroir. Vous verrez vos lèvres se mettre en tas, en faisant toutes sortes de petits plis, absolument comme les coulisses de sacs, et c'est la position qu'elles prennent d'elles-mêmes quand vous sucez un sucre d'orge, ou quand vous buvez d'en haut dans un verre trop plein que vous n'osez pas lever avec la main.

Ce charmant petit labial, le muscle des sucres d'orge et des baisers, ne fonctionne plus, comme vous le voyez, de la même façon que ceux dont nous avons parlé jusqu'à

1. *Labium* veut dire lèvre en latin.

présent. Il n'a pas d'os à faire mouvoir, et ses contractions n'ont d'autre résultat que de le faire revenir sur lui-même. Aussi bien ne fait-il plus partie tout à fait du même système que ses confrères du bras et de la jambe. Placé comme une sentinelle avancée à l'entrée du tube digestif, il lui appartient en quelque sorte, et participe jusqu'à un certain point de la nature de ces muscles intérieurs, comme l'estomac, le cœur et le diaphragme, dont le travail est indépendant de la volonté, qui ne se contractent que pour eux-mêmes, et qui ne se fatiguent jamais. Ceux-là ont aussi les fibres disposées en rond, ou plutôt entre-croisées en tous sens, tandis que celles des autres muscles sont alignées par files parallèles; et bien que nous n'ayons plus à nous en occuper ici, je ne suis pas fâché d'avoir trouvé cette occasion de vous apprendre en quoi le tissu de ces fiers républicains diffère de celui de vos très-humbles sujets.

Quant au labial, s'il n'attend pas toujours pour vous aider à bavarder que la volonté lui ait donné des ordres bien positifs, il n'en est pas moins, c'est vrai, à votre disposition. Par là il se rattache au petit royaume sur la limite duquel il est établi. C'est un muscle de transition, qui fait le passage d'un pays à l'autre, et que revendiquent, chacune de son côté, ces deux vies dont je vous ai entretenue au commencement, la vie de nutrition et la vie de relation. Il en est de lui comme de la langue, sa voisine, muscle de nutrition quand nous avalons, muscle de relation quand nous parlons, mais soumise, dans un cas comme dans l'autre, aux ordres de la volonté ; je fais exception, bien entendu, pour les demoiselles qui ne sauraient pas commander à leur langue. Seulement la langue, engagée déjà plus avant dans les confins de la république intérieure, se rapproche encore davantage de ce pays-là. Elle ne connaît pas la fatigue. La mienne du moins ne s'est jamais plainte à moi, par une courbature, d'avoir trop travaillé. Et la vôtre?

Ceci me rappelle qu'il me reste encore quelque chose à vous dire des muscles avant de les quitter. Il n'y a pas bien longtemps que j'appelais votre attention sur cette sensibilité toute particulière des ligaments qui se laissent percer, couper, brûler, sans appeler au secours, c'est-à-dire sans éveiller en nous aucun sentiment de douleur, mais qui protestent énergiquement dès qu'ils se sentent tordus ou tiraillés. Les muscles n'en sont pas là tout à fait, et quand on les coupe, cela se fait sentir. Mais la douleur que vous fait éprouver un sabre, par exemple, qui entre dans les chairs, cette douleur tient moins à la section des muscles qu'au contact de l'air qui les enflamme en imprégnant le sang d'oxygène, ni plus ni moins que s'il le rencontrait dans les poumons. Je n'en veux pour preuve que certaines opérations où l'on tranche les muscles presque sans douleur avec un bistouri glissé délicatement sous la peau.

Et pourtant ils ne sont rien moins qu'insensibles, ces braves serviteurs qui nous portent où nous voulons aller. Chaque organe nous avertit à sa façon quand sa fonction est en détresse. Les muscles dont on abuse le font savoir par une douleur spéciale, si je puis m'exprimer ainsi, par la fatigue, et si modestes que soient au début leurs réclamations, elles deviennent impérieuses à la longue quand on n'en tient pas compte. Une petite fatigue, ce n'est rien. Le sentiment d'une grande fatigue peut devenir tellement insupportable qu'on lui préfère la mort, et l'on a vu des malheureux, exténués par la marche, se coucher pour mourir plutôt que de chercher à sauver leur vie en continuant la lutte contre leurs muscles en révolte.

J'espère bien, chère petite, que vous ne connaîtrez jamais ces fatigues pires que la mort. Si bien abrité pourtant que l'on soit contre les excès de lassitude, on est toujours exposé à faire connaissance avec la fatigue. Laissez-moi vous donner un conseil à ce sujet.

Vous rappelez-vous cette promenade de l'autre jour, où l'on s'était un peu perdu dans le bois, et sur la fin de laquelle vous ne marchiez plus qu'en vous traînant avec toutes sortes de gémissements lamentables? L'on a enfin retrouvé le bon chemin, et vous avez fait un saut de joie en apercevant la maison. Aussitôt la fatigue s'est envolée : vous aviez presque des envies de courir aux approches de la petite porte du jardin.

Il y a là un enseignement dont je vous engage à profiter. Les muscles, voyez-vous, sont comme ces enfants méchants qui cessent de crier quand on ne s'occupe plus d'eux. Plus vous compatissez à leur chagrin, plus vous vous apitoyez sur leurs bobos, plus ils se désolent : de même, il n'y a rien qui augmente la fatigue comme de se dire à chaque instant qu'on est fatigué. Songez donc que vous avez là de petits enfants dont vous êtes la maman, à bien meilleur titre que vous n'étiez la maman de votre poupée, et dont l'éducation vous regarde. Les enfants gâtés, à qui l'on n'a pas appris à obéir, deviennent incapables du moindre effort. Les muscles aussi, et c'est affaire à vous, si vous voulez qu'ils vous obéissent plus tard, quand vous aurez sérieusement besoin d'eux, de ne pas les élever en enfants gâtés.

Mais, à propos de fatigue, j'ai bien peur de vous avoir un peu lassée en vous promenant depuis longtemps à travers les os et les muscles. Nous en voilà quittes, Dieu merci! Je vais maintenant vous montrer comment fonctionne toute cette machine que nous venons d'examiner pièce à pièce si minutieusement. J'ai peut-être été un peu long, mais elle vous touche de si près !

LES ATTITUDES

LETTRE X

Je vais, avant de commencer, vous parler des attitudes, c'est-à-dire des différentes positions que peut prendre le corps, sans changer de place.

Nous avons fait assez longtemps les savants en nous promenant, à la suite des anatomistes, à travers les os et les muscles qui sont cachés sous la peau, et qu'on ne saurait bien connaître si l'on n'a pas étudié. Nous pouvons maintenant causer entre nous, sans nous inquiéter des livres. Être debout, assis, à genoux, couché, tout le monde connaît cela, et ce sont là des choses qui vous sont tout aussi familières qu'aux professeurs de l'École de médecine. Elles méritent pourtant qu'on s'en occupe, car ce n'est pas le tout pour une demoiselle de se tenir debout et bien droite : il faut encore se rendre compte de ce qui se passe alors. Le petit Azor se tient encore mieux sur ses pattes que vous sur vos jambes ; mais il ne se rend compte de rien. Nous aurons bientôt fait d'en savoir plus long que lui là-dessus.

Quand je dis : bientôt fait, je me hasarde peut-être un peu. Savez-vous bien de quoi je vais être obligé de vous entretenir pour commencer ? De la loi qui fait tourner la terre autour du soleil, et qui règle, depuis le commencement des choses, la course des astres à travers les immensités de l'espace. Vous voyez que c'est solennel, et quand une petite demoiselle se laisse tomber par terre pour n'avoir pas fait attention, elle pourrait presque se consoler, tout en se frottant le nez, par la pensée que la cause de sa chute est une force qui gouverne le monde, et à laquelle les étoiles obéissent aussi. Seulement, les étoiles ne tombent jamais, parce qu'elles font toujours attention.

L'homme est bien fier d'être le seul de tous les animaux qui puisse se tenir debout, le front levé vers le ciel. C'est une fierté légitime, et plût à Dieu qu'elle l'accompagnât partout, dans la vie aussi bien qu'à la promenade! Mais toutes les grandeurs se payent, et quand on veut cesser d'aller à quatre pattes, il faut prendre bien garde à soi, savoir conserver l'équilibre, et veiller attentivement sur son *centre de gravité*, qui court risque à chaque instant d'être entraîné en avant de la base qui le supporte.

Vous m'arrêtez à ce mot de centre de gravité, que vous n'avez pas compris, et je m'y attendais bien : c'est dans ce mot-là qu'est toute l'histoire. La gravité est un mot trompeur qui impose plus de respect qu'il n'en mérite : c'est le synonyme de *pesanteur*. On croit recevoir un grand compliment en s'entendant traiter d'homme grave ; on s'est fait dire tout bonnement qu'on est un homme lourd. Quand les savants s'occupent des conditions dans lesquelles tombent les corps pesants, ils appellent cela les lois de la *chute des graves*, et je voudrais bien les voir appliquées dans le monde des hommes, ces lois qui ne faiblissent jamais dans le monde des choses. Ce serait un jour aimable parmi les hommes que celui de la chute des graves, qui ne sont pas assez forts pour être légers. J'ai l'air de faire une plaisanterie ; c'est l'exacte expression de la réalité.

Il y a une force mystérieuse, constante, universelle, qui attire les uns vers les autres tous les corps, grands et petits, ce livre qui est là vers vous, vous et lui vers la terre, la terre vers le soleil, et le soleil vers le centre inconnu autour duquel il gravite, — vous voyez d'ici d'où vient ce mot-là, et quelle idée il rappelle. — Le grand Newton, qui a eu le premier la révélation de cette force, lui a donné le nom de *gravitation,* du mot latin *gravis,* qui veut dire : lourd. On l'appelle aussi : attraction, pesanteur, gravité, selon les aspects différents sous lesquels on l'envisage ; mais tous ces noms-là expriment une seule et même chose, la force qui fait que les corps s'attirent mutuellement, l'amour qu'ils ont tous les uns pour les autres, un bel exemple qu'ils donnent là aux âmes.

Si je trouve un jour le temps de vous faire l'histoire du ciel, j'en aurai long à vous conter sur cette attraction universelle, la base fondamentale de tout notre système d'astronomie. Pour aujourd'hui, je me contenterai de vous dire que plus un corps est grand, et plus il est rapproché, plus considérable est sa force d'attraction. Naturellement, quand deux corps en attirent un autre, chacun de son côté, c'est le plus fort qui l'emporte.

Or, d'une part, ce livre, cette chaise, cette armoire, la maison du voisin, la montagne qui est là-bas, tout cela vous attire à l'envi de son côté ; mais comme tout cela n'est rien, en fait de grandeur, à côté du globe gigantesque sur lequel nous sommes, de la terre qui, elle aussi, nous attire à elle, toutes ces attractions disparaissent devant la sienne.

D'autre part, la lune, le soleil et tous ces astres que vous voyez le soir au ciel, sans parler de millions d'autres que vous ne voyez pas, tous ces astres vous appellent aussi à eux, chère petite fille de la terre, qui ne vous doutiez pas, j'en suis bien sûr, de l'honneur qu'ils vous font.

Le soleil, pour en citer un, est 1,400,000 fois plus gros que notre terre, qui cesse d'être un globe gigantesque pour devenir un point imperceptible, quand l'esprit s'engage dans la contemplation des myriades de mondes au sein desquels nous sommes perdus, ainsi qu'un grain de poussière dans une montagne de cailloux. Mais comme ce point imperceptible est sous nos pieds, et que le soleil est à 35 millions de lieues d'ici, les étoiles à des distances dont je n'ose pas vous parler, tous ces appels, venus des profondeurs du ciel, nous arrivent si faibles, qu'ils se taisent devant celui de la terre qui nous réclame de si près. Le canon a la voix bien plus forte que moi; mais si on le tire bien loin de vous, pendant que nous causons ensemble, vous ne l'entendrez pas, et ma voix couvrira sans peine son tonnerre affaibli par la distance.

La force d'attraction de la terre ne connaît donc pas de rivales sérieuses vis-à-vis de nous. Nous lui appartenons sans contestation possible, et s'il n'y avait pas en nous une autre force, capable de lutter contre elle, nous resterions cloués au sol, comme tous les objets inanimés qui, n'ayant en eux rien qui puisse lutter, demeurent immobiles tant qu'une force étrangère ne vient pas les soustraire à l'empire de celle qui les attire constamment vers la terre.

C'est là ce qui fait la pesanteur des corps. Nous la mesurons à l'effort qui nous est nécessaire pour les écarter de la terre, c'est-à-dire pour triompher de l'attraction qu'elle exerce sur eux, car ils sont bien innocents de la résistance que nous éprouvons alors, et qui nous les fait maudire bien souvent. Quand vous roidissez tous vos muscles pour sauter en l'air, ou, si vous l'aimez mieux, pour soulever les 60 ou 70 livres que vous pouvez bien peser, c'est à la terre qu'il faut vous prendre du mal que cela vous donne, et non pas à votre corps qui n'y est pour rien. Par lui-même, il n'a pas plus de pesanteur propre qu'un bâton, tiré en avant, n'aurait de force personnelle à m'opposer, si je voulais le ramener à moi. Sa force est toute dans ce qui le tire. Si c'est vous qui retenez le bâton, il ne sera pas bien fort; j'en viendrai facilement à bout. Si c'est votre frère, cela deviendra plus sérieux; mais je pourrai encore m'en tirer. Si c'est un cheval, il faudra y renoncer; le bâton sera plus fort que moi. De même pour la pesanteur des corps. Transportez par la pensée votre légère petite personne à la surface du soleil où, pour des raisons qu'il serait trop long de vous expliquer, la force d'attraction est 28 fois plus grande qu'à la surface de la terre, vous y pèserez, telle que vous êtes, de 1,680 à 1,940 livres, et je vous défierais bien d'y sauter, que dis-je? d'y faire un pas, ni même de vous tenir debout. Transportez-vous sur une de ces petites planètes que les astronomes découvrent maintenant à la douzaine, et où l'attraction est jusqu'à 20 fois moins grande que sur la terre, nous aurons là une demoiselle qui sera moins lourde qu'un pain de 4 livres, et qui fera des bonds de 40 pieds, sans y mettre plus de force qu'il ne lui en faut ici pour franchir un fossé de 2 pieds de large.

Comme vous le voyez, il n'y a là qu'une question de forces mises en présence, et j'avais bien raison de vous dire, en vous parlant des graves, qu'il faut être fort pour être léger. Entendons-nous toutefois. La légèreté qui consiste à voltiger sur des futilités, sans jamais en sortir, celle-là n'a rien de bien merveilleux. C'est l'histoire de la demoiselle sur la petite planète, et encore y a-t-il des malheureux qui trouvent le moyen d'être graves sur ces petits terrains-là. Mais celui qui met le pied sur les grands terrains, sur les soleils du monde humain, et qui s'y promène alerte et joyeux, portant légèrement le poids décuplé de sa personne, n'est-il pas plus fort, je vous le demande, que s'il s'écrasait sous son importance d'occasion, et s'il se laissait aller à la gravité jusqu'à n'en plus remuer?

Mais, à propos de gravité, vous allez trouver peut-être que nous perdons de vue ce fameux centre de gravité, au sujet duquel je me suis embarqué dans cette longue explication. Rassurez-vous ; nous y arrivons.

Quand vous chargez également les deux plateaux d'une balance, le fléau qui les porte ne pouvant pencher d'un côté sans se soulever de l'autre, et la terre appelant à elle ses deux extrémités avec une force égale, puisque les poids qui s'y trouvent suspendus sont égaux, il demeure indécis entre ces deux appels en sens inverse de même énergie, et maintient en place par son immobilité les deux plateaux qui se font alors, comme on dit, équilibre.

Ceci posé, rappelez-vous cette ligne médiane dont je vous ai parlé autrefois, qui, partant du sommet de la tête et se prolongeant dans la direction du nez, partage notre corps entre deux moitiés semblables, de poids égal par conséquent, puisque l'une est la répétition de l'autre. Si ces deux moitiés étaient abandonnées à elles-mêmes, chacune tomberait bien vite de son côté, l'une à droite, l'autre à gauche, vers la terre qui n'aime pas qu'on se tienne ainsi à distance d'elle. Mais comme elles sont soudées ensemble sur la ligne médiane, elles se retiennent mutuellement, la moitié de droite ne pouvant obéir à l'appel de la terre sans entraîner sa compagne qui est appelée à gauche, et réciproquement. Elles se font donc équilibre, et pourvu que la ligne de jonction tienne bon, rien ne tombera.

Maintenant figurez-vous une seconde ligne partageant le corps d'avant en arrière en deux autres moitiés de ce poids égal. Il suffira, n'est-ce pas ? que cette ligne se maintienne droite pour que le corps ne puisse tomber, ni en avant, ni en arrière ; et si vous imaginez une troisième ligne de partage égal, du haut en bas, vous pourrez, en plaçant sous celle-là un point d'appui, maintenir le corps en travers sans que l'une des moitiés emporte l'autre. C'est toujours le même raisonnement à faire ; nous ne le recommencerons pas. A l'endroit où les trois lignes se rencontreront dans l'intérieur du corps, il y aura un point central, commun à toutes les trois, les résumant en quelque sorte, et autour duquel par conséquent l'attraction terrestre, qui sollicite toutes les parties du corps à la fois, se contre-balancera elle-même dans tous les sens. Il doit être clair pour vous, si vous avez bien suivi tout ce qui précède, que tant que ce point sera soutenu par un appui, il n'y aura pas de chute possible. Eh bien, c'est lui qui est le centre de gravité.

Elle est bien un peu fatigante cette explication-là ; mais que voulez-vous? C'est le rôle de ce méchant centre de gravité de fatiguer les gens. C'est de lui que vient tout le mal quand on est resté trop longtemps debout, et que les reins se plaignent si amèrement. Ils se plaignent d'avoir eu à veiller constamment sur lui pour le retenir à sa place dont il cherche toujours à s'écarter, absolument comme un enfant turbulent qui tire sur la main de sa bonne pour courir en avant, au risque de s'étaler par terre. Maintenant que nous connaissons le personnage, nous allons le voir à l'œuvre dans les diverses attitudes du corps.

Si la colonne vertébrale passait juste au milieu du corps comme la mèche au milieu de la bougie, si le trou par où le crâne s'emmanche sur la colonne vertébrale était percé sous le milieu de la tête, si le fémur et le tibia s'emboîtaient carrément dans leurs articulations, il n'y aurait pas de fatigue à se tenir debout. Le centre de gravité serait juste sur la ligne de la maîtresse poutre de l'édifice, dont le couronnement porterait d'aplomb, et, les supports du corps ne bougeant plus, une fois redressés, il resterait de lui-même en place, soutenu par les os qui ne se fatiguent pas, sans la moindre intervention des muscles pour rétablir un équilibre que rien ne viendrait déranger.

Il n'en est pas ainsi malheureusement, que dis-je? heureusement. Nous avons été bâtis pour aller en avant, et non pour rester en place. Nous perdrions trop au change si les mesures prises pour nous faciliter la marche se trouvaient supprimées au bénéfice de l'immobilité.

Tout d'abord la colonne vertébrale se trouve rejetée à l'arrière du corps, et le poids des organes contenus dans la poitrine et l'abdomen tend à l'entraîner en avant sur toute la ligne. Il s'en faut ensuite que la tête soit en équilibre sur l'atlas qui la supporte. Abandonnée à elle-même, elle tombe sur la poitrine, et vient ajouter encore à l'excédant du poids en avant de la colonne. Enfin aux articulations du fémur et du tibia, il n'y a que des surfaces arrondies, toujours prêtes à glisser les unes sur les autres, et la courbure des deux os, qui se rencontrent obliquement au genou, les fait chavirer sans cesse au point de contact.

Il faut donc que les muscles soient constamment en jeu pour résister à ces entraînements et soutenir ces défaillances. Ceux du cou tirent sur la tête pour la ramener en arrière. Ceux qui remplissent, tout le long de la colonne, les espaces libres entre chaque vertèbre, ramènent à elle le devant du corps. Les extenseurs du fémur et du tibia se roidissent pour les maintenir en position, et du haut en bas, c'est une lutte continuelle entre la force extérieure, venant de la terre, qui cherche à faire crouler notre charpente mobile, et la force qui est en nous, par laquelle nous contraignons celle-ci à rester droite.

Or nos muscles, les agents de cette force intérieure,

toujours nécessaire, puisque son antagoniste est toujours présente, nos muscles sont, je vous l'ai dit, des lutteurs à courte haleine, qui demandent à se reposer à chaque instant. Voilà pourquoi l'immobilité absolue est si fatigante, et pour ainsi dire impossible à garder. Observez bien ce qui se passe quand vous restez debout sans bouger. De temps en temps les genoux se ploient légèrement, et reviennent en position; le corps s'infléchit en avant pour se redresser ensuite; un va-et-vient imperceptible de la tête s'établit sans que vous y preniez garde. Ce sont les muscles extenseurs qui se relâchent par intervalles pour se roidir à nouveau. Comme les intervalles de repos sont nécessairement très-courts, l'impitoyable pesanteur n'accordant jamais de trêve, les pauvres extenseurs, qui sont seuls à lui tenir tête, demandent bientôt grâce, bien plus tôt que si l'on marchait, car alors les extenseurs et les fléchisseurs travaillent à tour de rôle, et les temps de repos deviennent plus sérieux.

Avez-vous remarqué qu'involontairement on écarte les pieds pour se tenir debout, et qu'on en met un en avant pour peu que la station se prolonge? Vous avez fait cela bien souvent, et vous ne pensiez pas, j'en suis bien sûr, qu'en agissant ainsi vous agrandissiez votre *base de sustentation*, encore un mot qu'il faut vous apprendre.

Le centre de gravité est placé chez nous à la hauteur du sacrum, en avant dans l'intérieur du corps. Pour qu'un corps ne chute pas, il faut que la verticale de son centre de gravité, c'est-à-dire la ligne qui va droit de lui à la terre, tombe sur un point d'appui, ou sur l'espace compris entre plusieurs points d'appui. C'est là ce qu'on appelle la base de sustentation, et vous concevez que plus elle est étendue, plus le centre de gravité a de marge pour se balancer au-dessus d'elle sans cesser d'être appuyé.

C'est pour cela que les quadrupèdes sont si bien d'aplomb sur leurs jambes. Leur centre de gravité a pour base de sustentation tout l'espace compris entre leurs quatre pieds : il est surabondamment garanti contre les chances de chute.

Nous autres, nous n'avons d'autre base que nos deux pieds, et bien nous prend, quand notre centre de gravité vient à se balancer par suite du relâchement des extenseurs, d'agrandir cette base en écartant les pieds. Comme le balancement se fait naturellement en avant, naturellement aussi c'est dans ce sens-là que nous agrandissons la base en avançant un pied. Du reste, la conformation de nos pieds est en raison de cette tendance du centre de gravité à se porter en avant. Ils s'allongent dans le sens de sa verticale, et quand nous sommes debout, ce n'est pas sur le talon, c'est sur le milieu, le plus souvent sur l'extrémité du pied, que porte le poids du corps. Essayez de vous tenir debout sur les talons, vous verrez tout le mal que vous aurez pour maintenir votre centre de gravité droit au-dessus de cette base-là. Sur les orteils, cela irait mieux, si la fatigue du mollet ne vous avertissait bientôt que les extenseurs du pied, qui sont logés là, ne peuvent supporter longtemps l'effort de contraction nécessaire pour soulever ainsi tout le corps, et qu'ils demandent à se relâcher.

Maintenant, ce précieux centre de gravité, de qui dépend le salut commun, nous pouvons le déplacer quand il menace ruine, et le transporter en lieu de sûreté, comme un peuple qui change de capitale pour retrouver son aplomb. Voyez ce danseur de corde qui n'a pour base de sustentation qu'un pouce de chanvre sur lequel la fameuse verticale doit tomber juste, sous peine de tout emporter avec elle, si par malheur elle tombait à côté ! Il n'est plus question ici d'élargir la base qui est invariable, et le centre de gravité n'a plus le droit de se balan-

X

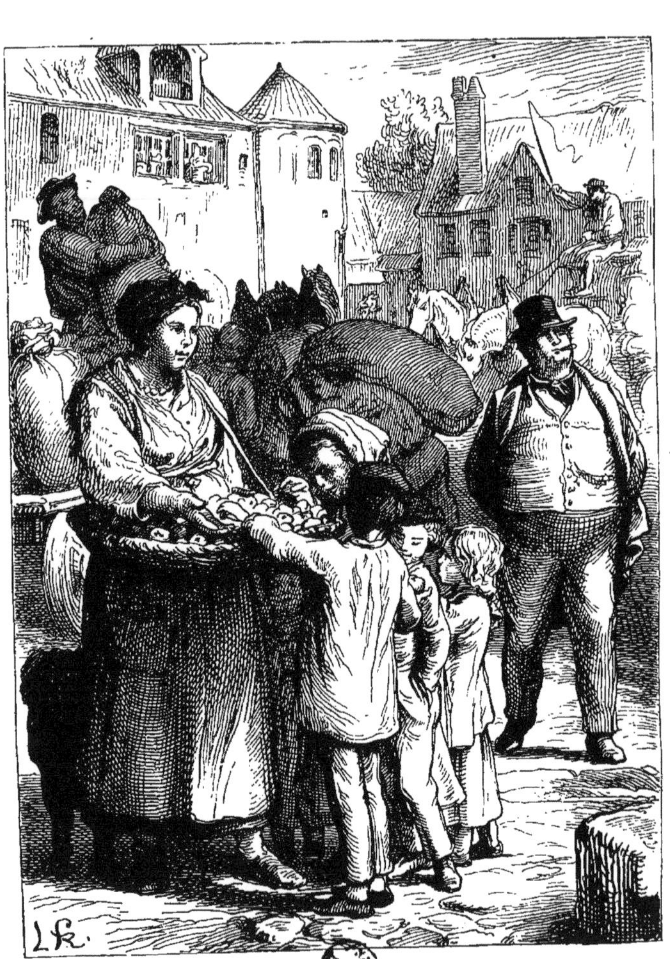

VOUS LES VOYEZ SE CAMBRER SUR LES REINS.

cer. Il faut à chaque instant le changer de place pour le maintenir constamment au-dessus de la corde, et c'est à cela que sert le balancier, ce long bâton que le danseur tient des deux mains et qu'il fait passer à droite ou à gauche, selon que le corps amène dans ses mouvements un excédant de poids du côté opposé. Les habiles se passent de balancier et promènent le centre de gravité d'une place à l'autre en balançant simplement le corps, de façon à équilibrer son poids à droite et à gauche de la ligne fatale. C'est aussi ce que nous faisons quand nous ne nous sentons pas le pied sûr et que nous craignons qu'il ne se dérobe sous le centre en question. Nous étendons les bras, afin de déplacer celui-ci plus facilement au besoin. Quand on n'est pas le maître de sa base, il faut bien courir après elle et aller où elle va, si l'on ne veut pas culbuter. C'est une maxime qu'on ne devrait jamais oublier.

Il y a des cas où le centre de gravité est rejeté malgré nous hors de ses limites habituelles, et nous sommes bien forcés alors de régler notre attitude sur les conditions nouvelles qui nous sont faites.

Que je me mette sur le dos une hotte lourdement chargée, voilà mon centre de gravité qui passe tout à coup de l'autre côté de la colonne. Sa verticale vient tomber derrière mes talons, et le rôle des muscles est interverti. C'est alors le tour des fléchisseurs à se contracter pour courber en avant le corps et son annexe. Le danger de chute est en arrière; les extenseurs ont vacance.

En revanche, qu'arrive-t-il aux vendeuses de pommes qui portent leur marchandise devant elles sur ces plateaux d'osier, retenus par une ceinture, qu'on appelle des éventaires ? Leur centre de gravité serait facilement entraîné sous le plateau si elles ne renversaient pas le corps en arrière, et vous les voyez se cambrer sur les reins et marcher en se dandinant, les pieds écartés, parce qu'il y aurait péril à les avancer franchement.

C'est exactement la position que prend de lui-même un homme affligé d'un trop gros ventre. La malheureuse verticale, rejetée plus en avant, voltige au-dessus du bout de ses pieds quand il se tient droit, et il faut bien qu'il lui serre la bride, de peur qu'elle ne s'emporte trop loin.

Enfin essayez de soulever d'une main un seau plein d'eau, tout votre corps se portera aussitôt du côté opposé, et vous avancerez un pied le plus près possible de la lourde machine, toujours pour la même raison, pour que le poids total de votre corps et du seau trouve son point d'équilibre au-dessus de l'espace compris entre vos pieds.

C'est ainsi que dans cette lutte constante soutenue par nos muscles contre la force d'attraction de la terre, l'instinct vient à leur secours pour les aider à en triompher. Je dis l'instinct, entendons-nous. Quand vous luttiez sans savoir, comme les animaux, c'était l'instinct. Maintenant que vous savez, ce sera l'intelligence, toutes les fois que vous aurez le temps d'y penser. Vous n'en ferez guère plus, c'est vrai ; mais quelle différence!

La lutte devient bien moins rude quand on s'assoit, par la raison qu'on cède à moitié aux volontés de cette impérieuse mère qui appelle sans cesse à elle tout ce qui est sorti de son sein et qu'elle n'a plus à réclamer ce qu'on lui a donné. Les jambes, ces soutiens étroits et vacillants qu'il faut toujours surveiller, les jambes sont désormais hors de cause, et le centre de gravité est parfaitement d'aplomb, situé qu'il se trouve à quelques pouces seulement d'une base suffisamment large pour lui garantir toute sécurité. Il s'en faut pourtant que tout soit dit. La bataille continue dans le haut du corps, qui s'en irait en avant si les muscles de la colonne cessaient de le retenir, et ceux du cou ont toujours à travailler pour arrêter la tête dans sa chute. Que le sommeil vienne engourdir l'action musculaire un moment, et le menton est bientôt sur la poitrine, qui va toujours s'inclinant, jusqu'à ce que cet instinct inexplicable, qui veille sans nous sur notre machine, la sorte de sa torpeur par une de ces secousses si familières en pareil cas.

Il y a deux moyens de venir alors au secours des muscles. Le premier, c'est d'aller chercher en arrière un point d'appui qui reçoive le poids du haut du corps. Les dossiers de nos siéges ont été inventés tout exprès pour donner ce point d'appui. Le second, c'est de s'appuyer en avant au moyen des coudes, comme on étaye avec des poutres une maison qui penche par le haut, et les gens mous, qui aiment mieux s'abandonner que lutter, ne s'en font pas faute à table. Ce moyen-là, je vous en parle pour mémoire, car vous êtes une petite demoiselle bien élevée, et vous savez que votre maman n'aime pas qu'on mette ses coudes sur la table. Ce n'est pas d'ailleurs bien nécessaire. Les muscles sont comme nous ; quand ils ont pris l'habitude de travailler, ils n'y pensent plus.

Où le point d'appui supplémentaire est tout à fait utile, par exemple, c'est quand on se met à genoux. L'extrémité du tibia sur laquelle porte alors le poids du corps ne se prolonge pas en avant comme le pied, et le centre de gravité n'a aucune marge de balancement de ce côté-là. Aussi le corps se rejette-t-il instinctivement en arrière, le fémur commence à rouler dans son articulation qui se ploie, et comme ses extenseurs auraient trop à faire pour l'arrêter longtemps en route dans son fléchissement, surtout chez les enfants, où les os de cette région-là sont encore un peu mous, il descend tout doucement, à moins de grands efforts, jusqu'à ce qu'enfin les pauvres petits se trouvent assis sur leurs talons, une position qui n'est ni jolie, ni commode. Aussi, entre nous, est-ce une grande cruauté de les tenir trop longtemps à genoux, que ce soit pour les punir ou pour leur faire prier le bon Dieu, qui ne tient pas, j'en suis bien sûr, à ce que le corps soit en souffrance pendant que le cœur monte à lui. C'est pour soulager, aux heures de prière, les extenseurs du fémur qu'on a imaginé les prie-Dieu, qui permettent au corps de porter sa base de sustentation en avant, en s'appuyant sur les bras. Le centre de gravité peut alors dépasser impunément la ligne du genou, et le bout du pied n'a plus besoin de se recroqueviller sous une partie du poids du corps.

Vient enfin l'attitude du repos complet. La terre ne demande plus rien à l'homme couché; il s'est laissé aller tout entier à son attraction. A Dieu ne plaise que j'aille parler mal ici de la ligne horizontale, si chère aux paresseux, et que les plus vaillants sont bien aises aussi de rencontrer quand ils sont à bout de forces. Bien ingrat serait celui qui aurait l'air de la mépriser! mais il faut bien en convenir, c'est la moins glorieuse de toutes. Il y a quelque gloire après tout, pour de petits êtres comme nous, à tenir tête à cette grosse masse de la terre, et si excusables que nous soyons quand nous finissons par lui rendre les armes, ce n'en est pas moins au bout du compte une défaite.

De cette position-là, je n'ai rien à vous dire. Qui ne fait rien n'a pas d'histoire. Or nos muscles n'ont plus rien à faire dès qu'ils cessent de disputer à la terre le poids que nous lui abandonnons. Il n'est plus question dès lors de centre de gravité à maintenir au-dessus de sa base. La base est partout, et les innombrables verticales qui partent de tous les points du corps sont toujours sûres de la rencontrer. Nous échappons, en abdiquant, à toute fatigue comme à tout danger. C'est plus sûr et plus commode; mais, je vous le répète, c'est moins glorieux : la surabondance de points d'appui nous enlève tout mouvement.

Les Hindous, qui ne se piquent ni d'énergie ni d'amour-propre, ont un proverbe pour exprimer cette lâche béatitude qui naît de l'absence de lutte et de mouvement : *Mieux vaut être assis que debout, couché qu'assis*, et ils ajoutent : *Mort que couché*. Ils devraient commencer par là. Ceux qui préfèrent la vie à la mort feront bien de retourner le proverbe.

Que cela ne vous empêche pas au moins, chère enfant, d'aller gentiment au lit quand votre maman vous y enverra. La faiblesse humaine a des droits qu'on aurait tort de méconnaître, et il ne faudrait pas vous sentir trop humiliée de l'obligation de vous coucher. Les peuples se couchent bien aussi quelquefois.

LES MOUVEMENTS

LETTRE XI

Avant de vous parler de nos mouvements, il faut vous dire un mot du mouvement en général, et des lois qui le gouvernent. Sans cela vous ne pourriez pas bien comprendre.

Nous occupons le sommet de ce que nous connaissons de l'échelle des êtres, et nous nous disons, avec un certain orgueil, les rois de la création, de la création terrestre, bien entendu. Il ne faut pas nous abuser sur notre royauté. De même que parmi les hommes ceux qui s'appellent rois sont soumis, comme les autres, à toutes les conditions de la vie humaine, et qu'ils ont la colique à leur tour, aussi bien que les simples mortels; de même les rois de la création sont soumis aussi aux lois en vigueur dans la foule qui est au-dessous d'eux. La matière dont se compose notre corps leur obéit avec la même docilité que tout autre, et les lois de ses mouvements sont les mêmes que celles du mouvement des pierres. Il ne faut pas vous en formaliser : ce sont les mêmes qui régissent le mouvement des astres. Rien n'est petit, ni grand, devant elles. Elles sont divines : il n'y a honte pour personne à leur obéir.

Tous les corps, et les nôtres par conséquent, sont

étrangers par eux-mêmes à ce qui regarde le mouvement. Ils ne peuvent ni se le donner, ni se l'ôter. C'est un hôte en quelque sorte qui vient habiter en eux, et qui entre et sort sans que la maison y puisse rien.

Le mouvement est le résultat de l'action des forces sur les corps; — j'ai presque peur de vous expliquer ce que c'est qu'une force. Cela pourrait bien brouiller vos idées sur un mot dont le sens doit être clair pour vous. Nous venons d'ailleurs de l'employer assez de fois sans explication. Cette puissance avec laquelle la terre attire à elle tout ce qui voudrait la quitter, c'est une force. Cette contraction énergique des muscles qui ploie ou redresse nos membres selon les ordres de la volonté, c'est une force. Ce ressort qui se débande en repoussant au loin ce qu'il rencontre devant lui, c'est une force, et une force assurément respectable, car c'est elle qui lance nos balles et nos boulets, et qui fait marcher nos machines à vapeur. Toutes ces forces-là déterminent des mouvements pour les corps sur lesquels elles agissent : cherchez un corps qui se meuve sans une force qui le fasse mouvoir, vous n'en trouverez point.

Je vais vous dire une chose qui va vous paraître bien drôle, mais que vous finirez par comprendre, c'est qu'une fois mis en mouvement par une force, disparût-elle tout à coup — comme il arrive pour un muscle qui s'est contracté, quand il se relâche — un corps irait toujours, si l'effet produit sur lui n'était détruit par d'autres forces agissant en sens inverse. Ainsi, quand vous prenez votre élan pour sauter un fossé, si un pouvoir magique vous transportait tout à coup bien loin de la terre, dans le vide de l'espace, ce pauvre élan de rien du tout suffirait à vous faire voyager indéfiniment, et vous deviendriez un petit astre, emporté dans une course éternelle, comme vos grands confrères.

Cela vous fait rire; mais réfléchissez un peu. Pourquoi retombez-vous à terre, après vous être enlevée en l'air? Parce que cette terre jalouse vous rappelle à elle, vous le savez du reste maintenant. S'il n'y avait pas là de terre pour vous rappeler, à propos de quoi vous arrêteriez-vous? Avec un sou dans sa poche on peut rester riche toute sa vie, si l'on ne trouve jamais l'occasion de le dépenser. Avec un élan tel que les vôtres, on peut aller toujours, si rien ne vient le détruire.

Vous n'aurez peut-être pas fait attention à ma phrase de tout à l'heure : « Bien loin de la terre, *dans le vide de l'espace.* » J'avais mes raisons pour faire entrer ce *vide* dans ma supposition. C'est que les corps en mouvement sont d'une charité dont rien n'approche. Ils ne peuvent pas en rencontrer d'autres sans partager avec eux ce que la force motrice leur a donné de mouvement. C'est comme une provision qu'ils emportent avec eux et dont ils se défont ainsi chemin faisant.

Seulement, cette charité-là n'est pas comme la nôtre, capricieuse et arbitraire. Les corps ne sont pas libres comme les âmes; tout chez eux est réglé par des lois fixes, inflexibles. On appelle cela des lois mathématiques, et il va falloir que je vous fasse de l'arithmétique pour vous expliquer la façon dont s'opère ce partage forcé du mouvement.

Un garçon a vingt sous dans sa poche et rencontre une bande de dix-neuf garçons qui n'ont rien. Il leur donne à chacun un sou, et les voilà tous également riches d'un sou. — Vous concevez que M. de Rothschild serait bientôt ruiné à ce jeu-là. — Eh bien, c'est celui que jouent les corps. Quand un garçon qui a reçu ses étrennes rencontre une bande tout à fait pauvre, c'est-à-dire quand un petit corps lancé par une force rencontre un gros corps immobile, il éparpille sa richesse sur toute la masse. Quand c'est une bande riche qui rencontre un garçon pauvre, c'est-à-dire un gros corps lancé qui heurte un petit au repos, on se cotise dans la masse pour constituer au nouveau venu une part égale à celle de tous les autres, et s'il s'en trouve beaucoup à la file de ces nouveaux venus, on finira bien aussi par être ruiné dans la bande.

Or les molécules de l'air, au milieu duquel nous sommes, sont de bien petits corps, et votre personne, si peu imposante qu'elle soit aux yeux du monde, est un colosse bien formidable en comparaison. Mais comme en traversant l'air vous seriez obligée de faire une distribution continuelle de votre provision de mouvement, si petite que fût la part abandonnée à chacune de ses molécules, il vous en resterait si peu à la fin que ce ne serait plus la peine d'en parler. Vous voyez que ma supposition n'avait pas tort de vous placer dans le vide pour assurer la perpétuité de votre course céleste, et de fait les corps célestes courent assurément dans le vide, sinon ce serait à n'y plus rien comprendre.

Mais ce n'est là qu'une supposition, une chimère impossible à réaliser. Rien ne peut soustraire les corps terrestres à l'action de l'immense sphère qui les porte, et voici ce qui se passe quand une force quelconque les dérobe pour un instant à son attraction.

Il y a bien longtemps de cela, et je me le rappelle comme si c'était d'hier. J'étais au collége, me trémoussant fort aux récréations, et grand joueur de balle, un jeu très-salutaire à la jeunesse, et que je ne craindrais pas de vous recommander, s'il ne vous était pas interdit par des raisons de clavicule, je vous ai dit lesquelles. Un de mes exercices favoris était de lancer ma balle en l'air de toutes mes forces, de manière à la recevoir, sans bouger, dans ma main quand elle retombait. C'était un émerveillement toujours nouveau pour moi de la voir partir avec rapidité, ralentir ensuite graduellement sa course, s'arrêter enfin et demeurer un instant immobile, comme si une main invisible l'eût soutenue au milieu des airs, puis revenir à moi lentement d'abord et comme à regret, accélérer peu à peu sa chute et tomber enfin sur ma main avec une rapidité qui me paraissait foudroyante dans ce temps-là. Un des grands, un philosophe, comme on appelait ces messieurs, les seuls collégiens admis alors aux majestueuses leçons de physique, ce grand me dit un jour que la balle, en arrivant dans ma main, avait juste la même rapidité qu'en partant, et Dieu sait comme ce jour-là je me creusai la tête pour résoudre à ma satisfaction un problème aussi étrange. Il est bien simple.

Vous connaissez les cinq sous du Juif-Errant, l'homme le plus solidement riche qui ait jamais existé, puisque, les ayant toujours dans sa poche, il pouvait les donner sans cesse et les retrouver indéfiniment. Au lieu de cela, supposez une grosse sacoche, gonflée de cinq mille sous, mais de sous non miraculeux, et que celui qui la possède soit obligé d'en donner cinq à chaque pas qu'il fait. S'il fait ainsi mille pas, au millième il n'aura plus rien, la chose est claire. Cette sacoche-là ne vaudrait pas encore la poche modeste, mais inépuisable, de maître Ahasvérus. Maintenant, que le porteur de sacoche, revenant sur le chemin parcouru, reçoive cette fois cinq sous à chacun des pas du retour, les mille pas faits, il se retrouvera naturellement, au point de départ, juste avec ses cinq mille sous. Il n'y faut pas grande réflexion : cela saute aux yeux.

C'est l'histoire de la balle lancée droite en l'air. La somme de mouvement qu'elle emporte, en quittant la main de l'écolier, lui a été donnée une fois pour toutes. Ce qui en sera dépensé ne se renouvellera pas plus que l'héritage du fils de famille qui fait le gentilhomme. Elle provient d'une de ces forces qu'on nomme *spontanées*, parce que leur action ne se fait sentir qu'un instant[1]. La force d'attraction de la terre qui s'exerce sur la balle dans un sens opposé, de haut en bas, est au contraire une force *continue*, c'est le mot adopté. Elle agit constamment et se renouvelle sans cesse, comme les cinq sous du Juif-Errant. Or vous saurez que, quand deux forces en sens opposé luttent ensemble, la plus forte ne peut triompher de l'autre qu'à la condition de laisser sur le champ de bataille une partie d'elle-même, égale à toute sa rivale. A la bonne heure au moins; voilà des combats qui n'offensent pas la justice, et les majorités auraient un peu plus le respect des minorités, si elles ne pouvaient les supprimer qu'à ce prix-là. Mais de quoi, bon Dieu! viens-je vous parler, pauvre enfant! Les majorités et les minorités, cela vous est bien indifférent, à vous. Pourquoi tout le monde ne peut-il pas en dire autant?

Donc, pour en revenir à notre balle, elle ne peut monter qu'en payant une rançon à la terre, c'est-à-dire en sacrifiant une partie de sa somme de mouvement égale à la force d'attraction qu'il faut détruire. Or, comme cette force est continue, et qu'à peine détruite elle se retrouve à son poste, toujours prête à la lutte, la rançon est à payer sans cesse, et la somme de mouvement diminuant à mesure, la balle ralentit aussi sa course à mesure, jusqu'à ce qu'arrive enfin le moment du dernier payement. Alors il y a un temps d'arrêt, un instant rapide où le faible reste du mouvement achève de se détruire pour détruire encore une fois la force obstinée d'attraction. Puis celle-ci, désormais sans rivale, s'empare de la fugitive, et la ramène en

1. Ici la force spontanée, c'est la contraction subite des muscles de l'épaule, qui lancent le bras en haut. Du bras, retenu à sa place par toutes sortes de gardiens, l'impulsion passe dans la balle qui part d'elle-même quand la main, refermée sur elle, s'ouvre pour la laisser passer.

triomphe, lentement d'abord, car elle est modeste au départ. Mais si, pendant toute la durée de l'ascension, la somme de mouvement allait toujours en diminuant, elle va toujours en augmentant au contraire pendant toute la durée de la descente, et ce qui l'augmente alors est précisément ce qui la diminuait auparavant. Augmentation et diminution ont pour mesure commune cette force continue qui se renouvelle sans cesse, et qui s'accumule à ce coup puisqu'il n'y a plus là d'antagoniste pour la détruire à mesure qu'elle se produit. La sacoche se remplit donc au retour juste de tout ce dont elle s'est vidée dans le premier trajet, et la balle arrive au point de départ avec la somme exacte de mouvement qu'elle possédait en le quittant.

Vous devez commencer, j'espère, à vous familiariser un peu avec ces lois du mouvement dont l'annonce vous aura peut-être intimidée. Elles ne sont pas plus terribles qu'autre chose, surtout quand on ne va pas loin et qu'on se contente, comme nous, d'en prendre une idée. Encore un moment d'attention, et nous en serons quittes.

Je vous ai parlé tout à l'heure de la balle qui part toute seule, quand elle abandonne le bras, lancé par les muscles, et retenu en place fort heureusement pour nous. Je suis parti une fois comme cela tout seul d'un char à bancs qui s'arrêta net, pendant que le cheval effrayé galopait comme un fou, et je puis bien vous certifier que la loi du mouvement, qui envoie si lestement les balles en l'air, n'y mit pas plus de façon avec ma royale personne. J'étais allé m'asseoir à terre, par-dessus la tête du cheval, avant d'avoir eu le temps d'y prendre garde.

Cette loi si cavalière est la même qui vous jette à bas brutalement quand on saute d'une voiture entraînée avec rapidité, et vos parents doivent se rappeler une mort qui a fait beaucoup de bruit en France, il y a longtemps déjà

C'est celle d'un prince qui s'appelait le duc d'Orléans, et qui régnerait peut-être à l'heure qu'il est, s'il n'avait pas succombé à un accident de ce genre-là.

Vous ne sentez rien de particulier quand vous êtes dans un train de chemin de fer. Eh bien, vous portez en vous une force capable de vous tuer, si vous lui donniez l'occasion de révéler sa présence. Tout ce qui est dans le train est emporté par un seul et même mouvement, et s'il fait dix lieues à l'heure, vous pouvez vous considérer, vous, comme un projectile qui serait lancé avec une vitesse de dix lieues à l'heure. Comme tout ce qui vous entoure voyage en même temps que vous, avec la même vitesse, rien ne vous avertit de cette énorme quantité de mouvement qui est en vous, et vous pouvez aller et venir sans qu'il vous inquiète le moins du monde.

Si deux trains couraient côte à côte, avec une égale rapidité, vous pourriez sauter de l'un à l'autre sans rien craindre; la vitesse de votre nouvelle demeure étant égale à celle de la première, à la vôtre par conséquent, ce serait comme si vous sautiez d'un bout à l'autre du même wagon.

Mais n'allez pas vous aviser de quitter votre train pour sauter à terre. Ce terrible mouvement de dix lieues à l'heure, qui vous emportait, n'ayant aucune raison de vous lâcher, continuera à vous emporter, et quand vos pieds rencontreront la terre, qui est immobile, vous serez précipitée en avant avec une violence qui pourra vous briser.

Si c'était le train qui vînt à s'arrêter tout à coup devant un obstacle infranchissable, l'impitoyable mouvement ne lâcherait pas davantage, et vous continueriez toute seule le voyage, au risque de vous fracasser le corps contre les parois du wagon. Du reste, les wagons eux-mêmes en font autant en pareil cas. Ceux de la queue continuent leur marche sans s'inquiéter si la tête a fait halte, et c'est ainsi qu'on les voit monter les uns sur les autres en se broyant mutuellement, y compris les voyageurs qui sont dedans.

Je viens de vous parler de la terre qui est immobile; entendons-nous, immobile par rapport au train. Vous ne sentez non plus rien de particulier en ce moment où vous êtes bien tranquillement assise sur votre chaise, aussi en sûreté qu'une petite demoiselle puisse l'être à côté de sa maman. Eh bien, il y a présentement en vous de quoi vous tuer mille fois, si la supposition que je vais faire se réalisait. Ne vous effrayez pas trop vite; il n'y a pas de danger qu'elle se réalise. Cette terre, qu'on dirait si bien immobile, est emportée dans sa course autour du soleil avec une vitesse de 27,000 lieues à l'heure, 27,360 pour ne pas négliger la fraction, qui nous ferait encore une belle vitesse de chemin de fer. Or, cette somme épouvantable de mouvement, vous la partagez naturellement avec elle, ni plus ni moins que si elle était une voiture, et tout ce qui est sur la terre partage ainsi que vous son mouvement. Qu'elle ait le malheur de s'arrêter une seconde, imaginez un peu ce qui arriverait. Et vous, et la maison, et la ville entière, tout s'envolerait comme une paille. Ce serait bien pis que moi, avec mon char à bancs.

Je vous laisse sur cette idée, qui est de nature à vous inspirer le respect des lois qui gouvernent le monde, et je passe à nos modestes mouvements. Vous en savez maintenant assez pour que je puisse vous faire leur histoire.

Quand un caporal instructeur commande : *une, deux,* aux recrues qui apprennent à marcher militairement, sur le premier commandement il les fait rester la jambe étendue en l'air, pour décomposer le pas, comme on dit au régiment. Nous allons aussi le décomposer.

Tenez-vous droite, les deux pieds rapprochés sur la

XI

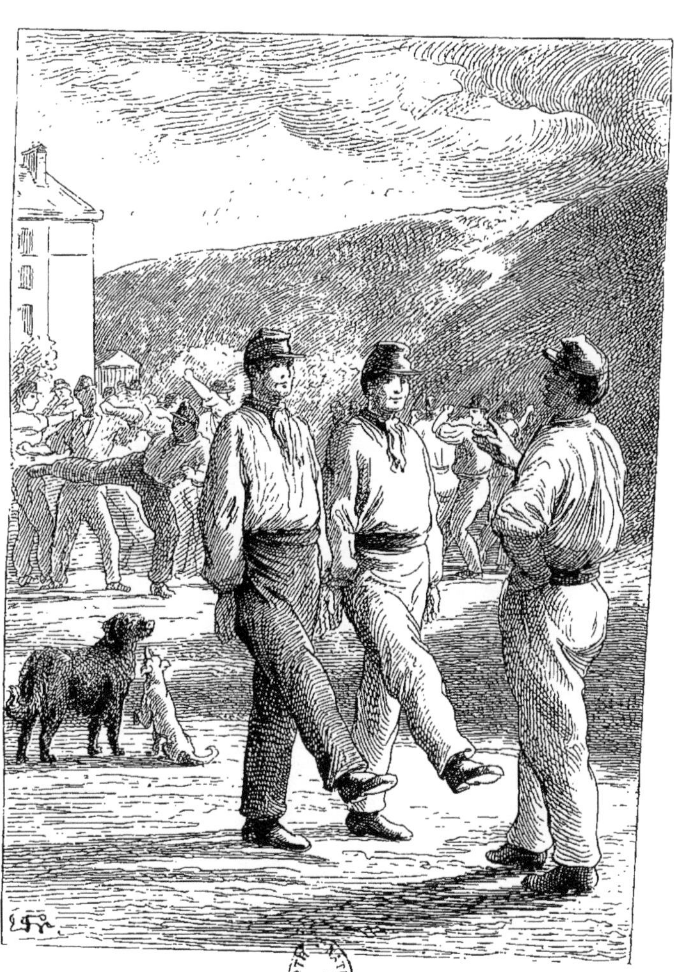

QUAND UN CAPORAL INSTRUCTEUR COMMANDE : UNE, DEUX.

même ligne, dans la position du soldat sans armes : vous allèz partir du pied gauche, c'est entendu.

Un balancement, imperceptible quand on n'est pas prévenu, commence par transporter votre centre de gravité sur la ligne de la jambe droite, qui va tout porter pour un instant. La jambe gauche, relevée de faction, se ploie d'abord, grâce au jeu des fléchisseurs qui l'enlèvent de terre en se raccourcissant; puis les extenseurs la redressent et la portent en avant. C'est la première moitié du mouvement.

Au commandement de : *deux*, le centre de gravité passe tout à coup à gauche par un autre balancement; le corps s'incline vers le pied étendu qui tombe à terre, et vous avez fait un pas. Ce n'est pas plus malin que cela.

En basculant sur le pied gauche, le corps a relevé le talon du pied droit, qui, ne touchant plus la terre que du bout des orteils, se trouve tout prêt à partir. Les fléchisseurs l'enlèvent, les extenseurs le lancent en avant; le centre de gravité retourne à lui : il tombe..., et c'est toujours à recommencer. Vous pouvez faire dix lieues comme cela, si vous avez de bonnes jambes.

Ainsi que je vous l'avais annoncé, vous voyez qu'extenseurs et fléchisseurs se partagent ici fraternellement la besogne, et vous comprenez, n'est-ce pas? comme quoi l'on a moins de mal à marcher qu'à rester en place, une chose toute simple que bien des gens refusent de comprendre. Il n'en reste pas moins vrai que chacun de nos pas est une chute, et c'est seulement de chute en chute que nous venons à bout d'avancer. Voilà qui n'est pas trop flatteur pour nous; mais qu'importe, si nous avançons!

Ce va-et-vient continuel du centre de gravité, qui passe à chaque instant, dans la marche, d'une jambe sur l'autre, imprime au corps un balancement régulier, surtout sensible chez les marins, qui, habitués à marcher sur un plancher mobile, écartent instinctivement les jambes pour élargir leur base de sustentation. Il en résulte, quand ils sont à terre, une sorte de dandinement qui n'a rien de gracieux, sans compter que le chemin fait de la sorte en large est perdu sur la longueur; aussi les marins sont-ils, en général, de mauvais marcheurs. Mais ils reprennent leur supériorité sur mer, et les beaux marcheurs de terre ferme seraient trop heureux, quand ils s'embarquent et que le navire roule sur les vagues, d'avoir comme eux le *pied marin*.

Une autre conséquence de ce mouvement de balancier, c'est que le côté droit du corps étant plus fort d'habitude que le côté gauche, et sa poussée l'emportant un peu à chaque pas sur celle de l'autre, si l'œil ne nous guidait pas, nous marcherions sans le savoir en obliquant à gauche, pour continuer à parler la langue du caporal instructeur, langue qui, du reste, n'a pas besoin de traduction. Bien attrapé, à cause de cela, serait souvent celui qui se figurerait marcher en droite ligne dans l'obscurité.

Ceci me rappelle un vieux souvenir — une longue bande de gazon du parc de Versailles, qui porte le nom de Tapis-Vert et qui est en avant de la pièce d'eau des Suisses. Tous les habitués des grandes eaux de Versailles la connaissent bien. Je ne sais plus d'ici si les Parisiens sont restés fidèles à ce jeu de l'âge d'or; mais il n'était pas rare autrefois, les jours de foule, de voir sur le Tapis-Vert des braves gens partir d'un bout, les yeux bandés, avec l'intention bien arrêtée d'en sortir par l'autre. Ce qui était rare, c'était de les voir réussir. Les innocents s'en allaient où le côté droit les poussait, et se trouvaient tout à coup sur l'allée latérale de gauche. Les habiles, qui savaient par ouï-dire que le danger était à gauche, forçaient la poussée de ce côté-là et arrivaient victorieusement sur l'allée de droite. Tant il est vrai qu'il n'est rien de tel que d'y voir clair pour aller droit son chemin, et que la malice aveugle est un mauvais guide.

Ce que je vous disais, il n'y a qu'un instant, du partage fraternel de la besogne entre les extenseurs et les fléchisseurs s'applique à la marche sur un plan horizontal. L'égalité disparaît quand il s'agit de monter. Alors il ne faut plus seulement promener le corps d'une chute à l'autre; il faut l'enlever à chaque pas, et les pauvres extenseurs en ont toute la charge.

Regardez-vous monter un escalier.

Dès que vous avez mis un pied sur la première marche, le pied demeuré en arrière, au-dessous de son compagnon, fait comme vous quand vous mesurez votre taille avec une amie, et que vous n'êtes pas la plus grande : il se dresse sur sa pointe, haussant comme il peut son côté pour le mettre au niveau de l'autre. Ce sont les extenseurs du pied qui font ce travail-là. Ils sont au mollet, comme vous savez, et leur contraction tire en haut notre ancienne connaissance le calcanéum, autrement dit l'os du talon qui se soulève en poussant devant lui le tibia avec tout ce qu'il supporte. A ce moment, le corps se porte en avant sur la jambe du haut qui achève de le soulever en se redressant, toujours grâce aux extenseurs. C'est au-dessus du genou, cette fois, que se fait le travail, et portez-y la main à ce moment-là, vous sentirez comme les fibres musculaires s'y roidissent pour replacer le tibia et le fémur sur la même ligne.

Ce qui rend l'effort plus nécessaire, c'est qu'il faut alors attirer, coûte que coûte, le centre de gravité sur cette ligne-là; car c'est l'instant où le pied de derrière va quitter terre pour rejoindre son camarade, si vous montez par petites enjambées, ou escalader la marche supérieure si vous faites la grande fille. La même série d'efforts recommence à chaque enjambée, et quand on demeure au sixième étage, on se sent bien un peu fatigué en arrivant. Où la fatigue se fait-elle sentir, s'il vous plaît? Vous n'en sauriez rien par expérience que vous pourriez le deviner à ce que nous avons dit. C'est au mollet et au genou, à celui-ci surtout, parce que c'est là que se fait le plus grand tirage sur le centre de gravité. Aussi le haut du corps a-t-il bien soin de se pencher en avant pour rendre l'opération plus facile, et quand on gravit une montagne, il prend de lui-même cette position sans qu'on ait besoin de l'en prier. Il finit même par se ployer presque en deux quand la montée se prolonge. Essayez de monter un escalier en vous tenant bien roide : votre genou n'attendra pas que vous soyez au premier étage pour se plaindre amèrement. Ou plutôt, croyez-moi sur parole, et n'essayez pas; ce ne serait pas prudent. Au moindre accident qui retarderait en route le centre de gravité après le départ de son support d'en bas, il vous enverrait tomber à la renverse, et votre maman ne me pardonnerait jamais.

Nous voilà montés! Il faut maintenant redescendre. Ici les extenseurs du mollet et du genou ont beau jeu; on ne leur demande plus quasi rien. C'est la gravité qui se charge de tout, et elle n'irait que trop vite en besogne, si on la laissait faire. On peut bien dire à ce coup qu'on avance de chute en chute, et le seul effort exigé est celui qu'il faut faire pour empêcher le centre de gravité d'être emporté plus loin que les pieds. Vous avez pu voir les cochers, quand ils ont à descendre une pente rapide, tirer sur les rênes pour retenir leurs chevaux. Ici le cocher, c'est ce paquet de muscles épais que nous avons aux reins. Il sont placés juste en face du coursier qui ne demanderait pas mieux que de devenir fougueux, et se contractent droit sur lui pour le ramener à eux. Le haut du corps, qui tout à l'heure se penchait en avant pour venir au secours des reins, se penche maintenant en arrière pour les aider, en transportant son poids sur eux, et je vous conseillerais encore moins d'avancer la tête pour descendre que de la reculer pour monter. Je ne sais trop pourquoi je vous en parle, car je suis bien sûr que vous n'y avez jamais pensé.

Ce à quoi vous avez pensé peut-être, c'est à descendre les escaliers en courant. Si vous m'en croyez, ne le faites plus. Vous vous rappelez cette tyrannie du mouvement sur les corps une fois lancés. Quand vous avez ainsi lancé le vôtre, il ne vous appartient plus. Pour peu que vous ayez alors le malheur de perdre l'équilibre, et qu'il vous faille un temps d'arrêt pour le retrouver, le mouvement qui est en vous, et à qui cela ne fait rien que vous vous cassiez bras et jambes, emporte, bon gré, mal gré, la petite machine qui dégringole en bas de l'escalier, allant toujours plus vite, juste ainsi que la balle qui descend; et si elle s'abîme à la fin de sa course, à qui la faute?

Mais laissons cette vilaine idée. Une fille savante, qui connaît les lois du mouvement et leur rigueur impitoyable, n'aurait garde de jouer avec elles, ni de manquer au respect qu'elle doit à son centre de gravité en le faisant aller au galop quand il demande à aller au pas.

Nous disons donc que le travail se fait aux reins dans la descente. Il n'y a dès lors plus lieu de s'étonner, si l'on a mal aux reins quand on a descendu longtemps. Par contre, les mollets et les genoux, qui n'ont eu rien à faire, se trouvent frais et dispos, et celui qui arrive bien fatigué au bas d'une montagne est tout surpris, s'il ne sait pas pourquoi, de se sentir reposé comme par enchantement sur le chemin uni, quoiqu'il n'ait pas cessé de marcher.

Il a relayé, comme faisait feu la malle-poste : ce sont des chevaux frais qui l'emmènent.

Encore un mot sur le pas. Si votre papa vous a fait aller quelquefois à dada sur ses genoux, vous devez savoir qu'il y a le petit pas, le pas et le grand pas. C'est de ce dernier que je veux vous parler. Il se fait en allongeant les jambes le plus qu'on peut, et risquez-en l'essai — il n'est pas dangereux celui-là — vous verrez qu'avant longtemps la fatigue se fera sentir aux genoux et aux mollets, absolument comme si vous montiez. Savez-vous pourquoi? C'est tout simplement parce que vous montez à chaque pas.

Prenez vos ciseaux et faites-leur faire le petit pas, en écartant seulement un peu les pointes, puis le pas, puis le grand pas en les ouvrant le plus possible. A mesure que les deux pointes s'ouvriront davantage, vous apercevrez les ciseaux descendre de plus en plus. C'est ce que vous faites aussi quand vous allongez les jambes. Vous devenez alors toute petite, et comme vous reprenez votre taille à chaque fois que les jambes se retrouvent sur la même ligne, les muscles à qui revient le soin d'enlever le corps ont exactement le même métier à faire que si vous montiez un escalier.

Voilà bien des paroles, chère enfant, pour vous apprendre comment l'on marche, à vous qui trottez si bien sur vos petites jambes. Quand vous serez plus grande, vous entendrez parler d'un illustre faiseur de comédies qui s'appelait Molière et qui était un grand philosophe, bien qu'il ait philosophé en plaisantant, ce qui n'est pas, du reste, la plus mauvaise manière. Pendant que je vous racontais cette histoire, je pensais malgré moi à un certain monsieur Jourdain, un personnage de Molière, à qui l'on apprend comment il dit *a*, et *o*, et *u*, et *da*, et *fa*, ce qui le met dans l'enchantement, mais ne guérit rien, comme dit sa bonne; et je me demandais si je ne jouais pas un peu avec vous le rôle de son maître de philosophie. Il est bien sûr qu'à la première fois que vous vous laisserez tomber, les notions que je viens de vous donner sur les voyages du centre de gravité ne vous serviront pas à grand'chose; mais l'on aurait bien tort, si l'on ne voulait demander que l'utilité immédiate à ce qu'on apprend. La lumière ne nous sert à rien de palpable. Nous ne la mangeons pas; nous ne nous en habillons pas; nous ne pouvons la mettre en magasin pour la vendre, ni l'enfermer dans des boîtes pour en faire cadeau; et pourtant sans elle que deviendrions-nous? S'habituer à voir clair dans ce qu'on fait est ce qu'il y a de plus utile au monde. Je vous l'ai dit, c'est le vrai moyen de marcher droit dans la vie. Vous n'en êtes pas encore là; mais cela viendra, et vous ne serez pas fâchée, pour laisser là le reste, quand vous aurez des petits enfants à faire marcher, de pouvoir vous rendre compte de leurs premiers pas.

Si j'avais une écolière de cinquante ans, je n'aurais pas besoin d'aller plus loin dans l'histoire des mouvements. L'explication du pas lui suffirait, je crois, pour son usage particulier. Mais avec une petite demoiselle qui court et saute de toutes ses jambes, je ne puis guère en rester là. La course et le saut sont pour elle deux sujets intéressants dont il serait dommage de ne pas lui parler.

La course n'est, à proprement parler, qu'une série de sauts qui se succèdent. C'est donc par le saut qu'il faut commencer.

Voulez-vous voir de vos yeux en vertu de quoi l'on saute? C'est bien facile. Je vais vous enseigner un jeu qui m'a plus d'une fois amusé, je n'ose pas vous dire à quel âge.

Prenez une bande de papier un peu fort, et roulez-la entre vos doigts de façon à en faire un petit tube. Ce tube se composera d'une suite de tours en spirale que vous pouvez serrer ou desserrer à volonté. Ne les serrez qu'à demi pour qu'ils puissent rentrer les uns dans les autres; appuyez le tube sur la table en le tenant par en haut, et quand il sera devenu tout petit comme une lunette d'approche qu'on emboîte, ouvrez tout à coup les doigts. Il sautera en l'air, et même assez haut, si vous avez bien pris vos mesures[1].

Qu'est-ce qui le rend si leste?

C'est l'élasticité des spirales qui sont là comme autant de ressorts comprimés. Elles font effort pour revenir à leur position première, et quand vous ouvrez les doigts qui retenaient le tube captif, prenant leur point d'appui sur la table qui les repousse, elles s'élancent et emportent en l'air le petit joujou.

Rappelez-vous maintenant ce que vous faites quand vous voulez sauter, comme on dit, à pieds joints. Vous commencez par vous ployer sur les reins et les genoux le plus que vous pouvez. C'est l'affaire des fléchisseurs, et vous représentez ainsi le petit tube emboîté. Puis tout à coup les extenseurs se mettant en jeu, le corps se redresse brusquement en pressant la terre, et le mouvement qu'il se donne vous lance en l'air, ni plus ni moins que si vous étiez un petit morceau de papier.

Seulement, comme les comparaisons ne peuvent jamais être exactes entre deux choses aussi différentes que votre corps et notre joujou de tout à l'heure, l'élan qui vous emporte est bien plus compliqué que le sien.

Courbez par les deux bouts, en forme d'arc, une de ces petites baleines qui se glissent partout dans la toilette des dames, et lâchez-la subitement : elle partira devant

1. En faisant bien sécher le tube, soit sur le poêle, soit au soleil, on obtiendra des sauts beaucoup plus grands.

elle, entraînée par les deux bouts qui se précipitent pour revenir à leur position naturelle.

Nous avons en nous un arc qui se redresse quand nous sautons : c'est la colonne vertébrale. Observez bien comment vous vous y prenez en pareil cas. Non-seulement vous ployez les jambes, mais encore vous courbez le tronc, et tout se redresse en même temps au moment de l'élan. L'arc vertébral fait alors un soubresaut dont le contre-coup porte sur les reins, juste en face du centre de gravité qu'il projette en avant.

Ce n'est pas tout.

Que faites-vous quand vous voulez sauter un peu loin? Vous balancez d'abord les bras à plusieurs reprises, et vous les lancez en avant de toutes vos forces, à l'instant même où vous allez partir.

Qu'avez-vous fait là?

Vous avez appelé à votre secours cette terrible loi du mouvement qui fracasse les trains de chemin de fer arrêtés à l'improviste. Vous avez développé dans le haut du corps, en balançant les bras, un commencement de mouvement, si je puis m'exprimer ainsi. Il devient sérieux quand vous jetez les bras en avant, et tout le corps travaille ainsi du haut en bas à s'emporter : dans le bas, par le redressement des jambes; au milieu, par celui de la colonne vertébrale; dans le haut, par le jet des bras, qui tirent alors sur les épaules, comme une paire de chevaux tirent sur un carrosse.

Que de choses pourtant, ma chère enfant, dans un pauvre petit saut de deux ou trois pieds! C'est qu'il s'agit d'un fait bien autrement grave que celui de la marche. Là, vous luttez, c'est vrai, contre cet amour tyrannique de la terre, qui voudrait vous avoir malgré vous tout entière; mais vous luttez en vous appuyant sur elle, et les pieds lui répondent du reste, dont ils portent tout le poids. Ici, vous faites acte d'indépendance absolue. Vous abandonnez tout point d'appui pour vous mouvoir, et ce n'est pas trop du concours unanime de toutes les parties d'un corps aussi lourd que le vôtre, quand il veut secouer entièrement le joug. Essayez de sauter en jetant les bras en arrière, vous verrez bien si le bas peut aller loin sans être aidé par le haut. Je ne vous propose pas d'essayer de sauter en jetant le haut du corps en avant sans vous inquiéter du bas. Il est assez clair qu'on n'arriverait ainsi qu'à se casser le nez, et jamais personne n'y a songé.

Nous n'avons pas fini avec le saut.

Avez-vous assisté quelquefois aux exercices des danseurs de cordes? Je vous pose la question parce c'est un art qui se perd, malgré les extravagances de ses derniers représentants, et le mal n'est pas grand, à mon sens du moins. Toujours est-il que ces artistes-là jouissent d'un singulier privilége. Ils bondissent en l'air bien plus haut que les autres, le corps droit comme un I, sans rien devoir en apparence pas plus à l'arc vertébral qu'aux extenseurs. Assurément pourtant ils ne sont pas sorciers; et d'ailleurs il n'y en a plus.

C'est qu'il y a là un autre jeu que celui du corps. La corde sur laquelle retombe le danseur fléchit sous son poids, et elle aussi se redresse à son tour. La secousse qu'elle imprime, en se redressant, aux pieds qui la touchent renvoie l'artiste en l'air, comme elle renverrait une poutre qui serait tombée sur elle à sa place. Dès lors, il n'a plus qu'à se laisser faire, et ses sauts se succèdent sans autre fatigue pour lui que celle de maintenir scrupuleusement la verticale de son centre de gravité juste au-dessus de la corde. C'est déjà bien assez, du reste, sans parler de la perspective déplaisante que le pauvre homme a devant lui s'il manque son coup. Je ne fais pas mon compliment à ceux qui s'amusent de ces choses-là.

Pendant que nous en sommes aux tours de force, je vais vous donner le mot de ces bonds prodigieux qu'on fait dans les cirques, au grand ébahissement des simples, et qui vous enlèvent leur homme par-dessus des pelotons de soldats au port d'arme, la baïonnette au bout du fusil. On appelle cela les exercices du tremplin, et qu'est-ce que c'est que le tremplin? Une planche flexible, relevée par un bout, sur laquelle le sauteur vient tomber d'en haut, pour la faire fléchir davantage, quand il est question de bien émerveiller son public. Sa planche fait comme la corde de l'autre, et c'est à elle que devrait revenir tout l'honneur du prodige, s'il n'était nécessaire au projectile humain d'avoir aussi la manière de s'en servir. Il faut être juste avec tout le monde.

Vous aussi, mademoiselle, sans être plus sorcière que les héros du cirque, vous faites bien moins de cérémonies pour sauter, et vous sautez bien plus loin, par-dessus le marché, quand vous commencez par courir avant de prendre votre élan. La raison en est toute simple. La gravité et le mouvement sont, je vous l'ai dit assez, deux puissances rivales qui se disputent les corps, et là où la seconde s'établit, l'autre disparaît ou, pour mieux dire, est annulée, car c'est une hôtesse tenace qui ne se laisse pas mettre à la porte. En courant, vous mettez en vous du mouvement, et ce mouvement vous emporterait bien toute seule si tout à coup les pieds s'arrêtaient. Vous en avez su quelque chose le jour où, dans une course folle avec vos amies à travers les plates-bandes du potager, vos pieds ont rencontré la corde d'alignement du jardinier, et où votre tête, continuant la course sans vous en demander la permission, est allée ravager un carré de salade sarclé à neuf, heureusement pour vous. Celui donc qui s'élance au milieu d'une course possède déjà une vitesse acquise, comme on appelle cela, laquelle fait presque tous les frais du saut, et il n'a plus, en quelque sorte, qu'à frapper du pied pour s'envoler. Et voilà ce qu'on gagne à se remuer! On se donne une force en faisant du chemin.

Au surplus, la course n'est elle-même, ainsi que je vous l'ai déjà dit, qu'une suite de sauts. Elle diffère essentiellement de la marche en ce que, dans le pas de course, le pied resté en arrière quitte le sol avant que celui de devant n'y ait assuré son point d'appui, le corps se trouvant alors, comme dans le saut, soutenu en l'air par la seule puissance du mouvement. Cette précipitation d'allure ne s'obtient naturellement qu'au prix d'efforts considérables. Je vous ai raconté autrefois, en vous parlant du *Travail des organes*[1], combien le cœur et les poumons sont affairés dans ces moments-là et comment ils finissent par succomber à la tâche quand la course se prolonge trop. C'est pour cela que les gens qui savent courir ont bien soin, quand ils veulent fournir une longue traite, de rejeter les épaules en arrière et de roidir le haut du corps, afin de s'élargir la poitrine en écartant les côtes et d'assurer l'action de ses muscles en fixant la base sur laquelle ils prennent leur point d'appui.

Il y a bien une autre raison à ce recul des épaules, une raison qui se fait sentir instinctivement aux coureurs les plus novices. Nous avons vu, au chapitre *des Attitudes*, quelle surveillance de chaque instant il faut exercer sur le centre de gravité, cet imprudent toujours enclin à dépasser en avant les limites au delà desquelles arrive la chute. La tentation est bien autrement grande pour lui quand le corps, emporté par une course rapide dans la direction où est le danger, ne fait plus, pour ainsi dire, qu'effleurer la terre du bout des pieds. Je vous prie de remarquer, si vous n'y avez pas fait encore attention,

1. *Histoire d'une Bouchée de pain*, p. 195.

qu'en courant nous ne posons pas, comme en marchant, le pied à plat sur la terre, — ce serait bien trop long. Il tombe sur les orteils pour rebondir aussitôt. Les gens qui se sentent mal appuyés redoublent de précautions dans la vie : ainsi fait le corps dans la course. Il se rejette de lui-même en arrière, et pendant que je suis en train d'appeler votre attention sur ces choses-là, observez-vous quand vous courez. Plus vous allez vite, plus votre tête se renverse avec les épaules pour faire contre-poids au bas du tronc dont les chances d'entraînement augmentent avec la rapidité de la course.

C'est encore pour une raison de contre-poids que nos bras vont et viennent alors en sens inverse du mouvement des jambes, le bras d'un côté se portant en arrière au même instant que la jambe, sa compagne, se porte en avant. L'équilibre se maintient ainsi plus facilement, et le point qui gouverne tout est ramené à chaque fois sur la base qu'il ne peut abandonner sans faire crouler l'édifice.

Comme vous le voyez, il y a bien des précautions à prendre pour courir. La nature les prend pour nous quand nous les ignorons, et notre corps se dispose, à notre insu, comme le veulent les lois qui le régissent. Cela ne veut pas dire au moins que nous soyons dispensés de les connaître, ces lois. Une âme qui se respecte devrait avoir honte d'en savoir moins long que sa machine.

J'aurais encore bien des choses à vous dire, ma chère enfant, sur le jeu de cette machine à marcher, — je ne reviens pas sans plaisir à notre vieux mot, — dont l'étude nous a pris tant de temps et coûté tant de peine, je parle à tout le moins pour moi. Dieu veuille que vous n'ayez pas à en dire autant! Tout bien considéré, je trouve qu'en voilà assez. Si je voulais vous faire trop savante, on finirait par se moquer de moi. Ce n'est pas que ce soit là précisément quelque chose de bien terrible, — il ne faut pas toujours avoir peur des gens qui se moquent, — mais je finirais peut-être bien aussi par vous ennuyer, et de cela j'aurai toujours peur.

Vous connaissez maintenant du haut en bas la charpente et les murs de la maison que vous habitez, pour emprunter l'heureuse expression d'un auteur anglais, une maison bien plus merveilleuse que tous les palais des rois, puisqu'elle marche et que ses murs sont vivants. Il nous reste à en étudier le plus curieux, mais aussi malheureusement le plus difficile à saisir, la force qui la fait marcher, le souffle invisible qui fait palpiter ses murs. Nous approchons du grand mystère de la vie. A coup sûr, je ne vous l'expliquerai pas, mais vous saurez au moins en quoi il consiste; — et que peut-on savoir de plus d'un mystère?

Avant de quitter ce monde des os et des muscles, dont les aspérités ne me paraissent plus qu'un jeu quand je songe à celui dans lequel nous allons entrer, je voudrais pourtant vous en faire emporter une bonne pensée.

Vous avez vu avec quelle sollicitude votre corps veille constamment sur son équilibre, comme il s'ingénie, comme il s'efforce, tout ce qu'il dépense, si j'ose m'exprimer ainsi, de science et de volonté pour se maintenir droit sur sa base de sustentation. Ne permettez pas à votre âme d'en faire moins pour rester debout. Elle aussi est appelée à se dresser vers le ciel, et, comme le corps, elle a ses luttes à soutenir avec l'attraction terrestre. L'orgueil et les appétits matériels, le poids de la tête et du ventre, tendent sans cesse à la faire fléchir vers les choses d'en bas;

elle aurait bientôt perdu de vue les hautes régions de l'honneur et du dévouement, son ciel à elle, si elle cessait d'être d'aplomb sur sa base de sustentation. Or, cette base ne permet guère qu'on se balance au-dessus d'elle : c'est la conscience qu'il est défendu d'élargir, sous peine de la mettre hors de service. A cause de cela, il faut faire bien attention, appeler à votre aide tout ce que vous avez de science et de volonté pour vous tenir droite sur la ligne inflexible de la conscience. A cause de cela aussi soyez indulgente pour les fautes des autres. Quand un pauvre homme s'est laissé tomber sur le pavé, c'est à qui lui tendra la main, et s'il s'est fait du mal chacun s'empresse pour le relever. N'oubliez pas, mon enfant, quand vous serez grande, qu'il faut tendre aussi la main aux âmes tombées, et qu'il n'est rien de plus digne de compassion, car le mal qu'elles se font est le plus grand qui se puisse imaginer.

En attendant, arrangez-vous pour tomber le moins possible, et si quelqu'un tombe autour de vous, frère, sœur ou compagne, aidez-le comme une bonne petite fille à se relever, au lieu de prendre des airs de vertu dédaigneuse. Autrement, gare à vous! si ferme qu'on se croie en équilibre, le centre de gravité est toujours exposé aux aventures, là où le cœur n'est pas bien placé.

L'ÉLECTRICITÉ

LETTRE XII

L'électricité! En lisant ce mot, vous allez vous figurer, chère enfant, que je perds de vue le sujet qui devrait nous occuper, car c'est aux nerfs et au cerveau que nous allons avoir affaire maintenant. Je ne le perds pas de vue : je veux vous préparer à comprendre ce que l'on peut en comprendre.

Je me rappelle ici une idée qui m'avait séduit quand j'ai entrepris, il y a bien des années déjà, d'enseigner les sciences naturelles aux grandes filles dont j'allais être le professeur. Je m'étais dit que l'homme étant placé au sommet de la création, toutes les lois connues se retrouvent nécessairement en lui, et qu'en cherchant à l'expliquer, on expliquerait le reste, dont il est en quelque sorte le résumé. Partant de cette idée, dont nous avons touché un mot en commençant l'histoire des mouvements, je voulais enfermer mon cours entier de sciences naturelles dans l'explication du corps humain, me réservant de faire des excursions à droite et à gauche quand cela deviendrait nécessaire pour faire comprendre ce que l'on rencontrerait chemin faisant. J'ai dû renoncer à ce beau projet parce que, je l'avouerai sans trop rougir, j'en ai trouvé l'exécution trop difficile pour moi, et, disons tout, pour mes élèves aussi.

Pourtant, vous avez pu voir déjà, depuis que nos causeries sur la vie de l'homme ont commencé, qu'il m'a bien fallu vous parler d'autre chose que du corps humain, sous peine de laisser obscurs pour vous les points les plus intéressants de son histoire.

Auriez-vous compris quelque chose au mécanisme des poumons, si je ne vous avais pas renseignée sur la pression atmosphérique; au résultat de la respiration, sans ma petite leçon sur l'oxygène et son mariage avec les corps? La chaleur animale ne nous a-t-elle pas forcés de faire connaissance avec l'hydrogène et le carbone; la composition du sang, de mettre le bout du pied sur le terrain de la chimie? Nous l'aurions bien mis tout entier si nous avions été de force à pousser plus loin. — Tout à l'heure encore, à propos du mouvement, nous avons fait bel et bien de la *dynamique*[1], n'en déplaise à votre maman, qui aurait eu bien sûr peur de ce mot là pour vous, si je l'avais lâché. Quand viendra le tour de l'œil, il faudra bien, bon gré, mal gré, vous parler de la lumière et faire de l'*optique*[2], comme disent les physiciens. Quand viendra le tour de l'oreille, nous aurons à étudier les lois du son, et nous ferons de l'*acoustique*[3]. Nous n'en ferons qu'un peu, parce qu'il ne vous en faut pas davantage : nous en ferions beaucoup, si nous pouvions avoir la prétention d'aller au fond du sujet.

Vous le voyez bien, l'étude du corps humain touche à tout, et qui la ferait complétement saurait tout ce que l'on sait en fait de lois physiques. Ce que je dis là vous paraî-

1. *Dunamis*, en grec, veut dire force. La dynamique est l'étude des forces, au point de vue des mouvements qu'elles déterminent.

2. Du mot grec *opsis*, qui signifie vue.

3. Du mot grec *acouô*, qui signifie j'entends.

tra peut-être un peu hardi; c'est bien pâle à côté de cette phrase de Pascal : « Celui qui aurait le dernier mot d'un grain de sable aurait le dernier mot de l'univers. » Et pourtant Pascal avait raison! d'où je conclus que je puis me tenir l'esprit en repos sur mon semblant de hardiesse.

Mais cela ne vous intéresse plus. Parlons de l'électricité.

Vous connaissez bien l'ambre jaune, dont les hommes se font des bouts de pipe, et les femmes de l'Orient des colliers qu'on estimerait, je crois, beaucoup chez nous, s'ils étaient plus chers. Quand vous rencontrerez un morceau de cette substance, si douce à l'œil et à la main, je la recommande à votre attention : c'est à elle que commence l'histoire du télégraphe électrique. Elle se recommande, du reste, suffisamment par elle-même à l'attention des esprits curieux : c'est une des antiquités du globe. Elle provient de la résine des vieux sapins qui croissaient, bien avant l'apparition de l'homme, dans les forêts du nord de l'Europe; et, de temps immémorial, on la pêche, — c'est une véritable pêche, — le long des rivages de la Baltique, dont les flots l'arrachent au sol en fouillant les sables sous lesquels elle est enfouie. Les anciens Grecs, qui étaient d'intrépides commerçants, allaient l'acheter aux tribus sauvages des bords de l'Elbe et de la Vistule, en remontant du Pont-Euxin vers le nord par les grands fleuves de la Scythie[1]. C'est bien dommage, par parenthèse, qu'on n'ait pas su conserver une seule relation de ces expéditions-là, car il y en a eu assurément : les Grecs aimaient trop à raconter pour avoir perdu d'aussi bonnes occasions. Bref, ils connaissaient très-bien l'ambre jaune et lui avaient donné le nom d'*électron*.

1. Le Pont-Euxin des Grecs s'appelle la mer Noire, et leur Scythie s'étendait sur tous les steppes de la Russie méridionale d'aujourd'hui.

Théophraste, qui vivait 300 ans avant Jésus-Christ, nous apprend que de son temps déjà on avait constaté une singulière propriété à l'ambre, celle d'attirer à lui les corps légers, quand on le frotte. En approchant l'ambre frotté d'un bout de fil, d'un fétu de paille, on les voyait s'envoler vers lui. Voyez un peu à quoi tiennent les découvertes de l'homme, et comme souvent les grandes lois de la nature sont pour ainsi dire sous sa main, sans qu'il pense à l'avancer pour les saisir. Celui qui serait venu dire alors aux adorateurs de Jupiter Tonnant que le mystère de la foudre était caché là, sous ce fétu collé à un petit morceau d'ambre, celui-là, très-certainement, aurait passé pour un fou, et l'on aurait bien pu l'inviter à boire la ciguë en compagnie de Socrate, le contempteur des dieux. On se garda bien, malheureusement, d'en demander si long à un joujou d'enfant, et la science humaine en resta là pendant 2,000 ans.

Enfin, vers le commencement du XVIIe siècle, il se trouva un homme qui s'avisa d'examiner de plus près ce jeu bizarre de l'ambre et du fétu, abandonné si longtemps comme un caprice insignifiant de la nature. C'était un médecin anglais, Guillaume Gilbert, qu'un savant du dernier siècle, dont j'ai le livre entre les mains, nomme respectueusement «le père de l'électricité moderne», et que nous avons tout l'air d'oublier, aujourd'hui que sa fille a fait une si belle fortune. La mémoire des hommes a parfois de ces ingratitudes. Quant à moi, je ne crains pas de ranger parmi les grands jours de l'histoire humaine, si entièrement inaperçu qu'il ait passé, celui où le médecin anglais se mit à frotter son premier morceau d'ambre jaune. Il finit par découvrir que d'autres corps partageaient la vertu de l'*électron* des Grecs, et ce fut lui qui eut la gloire impérissable de donner l'éveil. Bientôt on s'aperçut qu'on était en présence d'un élément jusqu'alors inconnu, qui était répandu partout, auquel on donna le nom d'*électricité*, en souvenir du corps qui l'avait révélé le premier. Moins de cent ans après Gilbert, une science nouvelle se trouvait fondée, dont je vais vous donner l'exposé sommaire.

Suspendez à un fil de soie un petit morceau de papier et approchez-en un bâton de cire à cacheter que vous aurez bien frotté. Le papier s'envolera vers le bâton de cire, y restera collé un moment, puis s'envolera de nouveau, et fuira dès lors obstinément si vous le poursuivez avec le bâton. On dirait deux amis qui ont commencé par s'embrasser et qui se sont brouillés au beau milieu de l'embrassade. L'expérience est facile à faire ; elle vous amusera si vous l'essayez.

Refaites-la en prenant une fiole de verre mince et allongée pour frotter plus à l'aise. Le jeu recommencera, et vous aurez la répétition des mêmes scènes.

Si, prenant ensuite d'une main la fiole de verre, et de l'autre le bâton de cire à cacheter, vous les placez tous les deux de chaque côté du morceau de papier, vous assisterez à une autre scène. Le petit volage ira de l'un à l'autre, se sauvant de la cire après l'avoir embrassée pour courir au verre, se sauvant du verre pour retourner à la cire, et faisant à chaque fois son petit temps d'arrêt sur le nouvel ami qu'il va bientôt trahir.

Vous ne voyez là jusqu'à présent qu'un petit jeu bien gentil. Les premiers successeurs de Gilbert ont dû penser comme vous. Faisons comme eux et allons toujours.

Il fallait trouver une explication à ces mouvements extraordinaires. Voici celle qu'on imagina d'abord.

Supposez deux amies bien habituées l'une à l'autre. Elles vivront côte à côte tranquillement, heureuses d'être ensemble, sans faire aucune démonstration. Séparez-les, elles n'auront plus qu'une pensée, celle de se retrouver;

et, si on les remet en présence, elles se précipiteront avec mille transports dans les bras l'une de l'autre. Eh bien, dans tous les corps existe une double électricité, un couple d'amies qui ne disent rien quand elles sont ensemble et dont la présence, par conséquent, nous échappe.

Quand on frotte l'ambre jaune, la cire à cacheter et toutes les résines, l'une de ces deux électricités s'en va, et l'autre reste seule. On donna le nom d'électricité *résineuse* à celle qui reste fidèle à la résine. Quand on frotte le verre, c'est l'électricité résineuse qui prend la fuite, et sa compagne reste fidèle au verre. Celle-là reçut le nom d'électricité *vitrée*, et l'on appela *corps électrisés* ceux où l'une ou l'autre de ces deux électricités se trouve ainsi isolée.

L'amie restée seule, sur le verre ou la résine, aspire ardemment après sa compagne perdue. Or, cette compagne est partout, unie dans tous les corps à l'autre; mais les liens qui les retiennent ne peuvent se rompre sans de grands efforts. Quand le corps n'est pas trop lourd, et qu'il est assez près du verre ou de la résine électrisés, il est emporté par la force d'attraction que la veuve inconsolable exerce constamment dans ses alentours pour rappeler à elle l'amie qui manque au couple; il s'envole et la lui rapporte.

Voilà ce qu'avaient vu les Grecs, et vous comprenez maintenant comment les fétus de paille s'envolent vers l'ambre jaune, comment aussi le petit papier de tout à l'heure est allé se coller sur votre fiole et votre bâton de cire à cacheter.

Mais ce n'est pas tout. Une fois collé sur la cire à cacheter, qui n'avait plus que l'électricité résineuse, le papier lui a donné tout ce qu'il avait d'électricité vitrée, et, petit comme il était, il en avait trop peu pour suffire à ses besoins. Qu'est-il arrivé? C'est qu'il s'est trouvé électrisé résineusement à son tour, ayant perdu son électricité vitrée.

Avez-vous connu de ces gens qui vous attirent tant qu'ils peuvent à eux pour avoir de vous quelque chose, et qui vous mettent à la porte quand ils l'ont eue? Ainsi fait le bâton de cire à son petit bienfaiteur quand il lui a soutiré sa précieuse électricité vitrée, sans avoir lui-même grandement changé d'état. Il le repousse loin de lui, et la chose lui est d'autant plus facile que le papier non plus n'a pas envie de rester avec lui. *Tous les corps électrisés de la même façon se repoussent mutuellement*, et nous sommes un peu comme eux. Quand deux hommes ne peuvent rien l'un pour l'autre, ils n'aiment pas à vivre ensemble.

Si le papier se trouve placé entre la cire et le verre, électrisés tous les deux, que fera-t-il? Dépouillé par la cire de son électricité vitrée, il ira se ravitailler sur le verre qui en a sa provision complète. Mais en échange de son cadeau, celui-ci s'emparera impitoyablement de toute l'électricité résineuse du papier, et le pauvre petit diable n'aura fait que changer de misère : il se trouvera électrisé vitreusement. Nouveau départ et nouveau ravitaillement sur la cire, suivi du même résultat, jusqu'à ce que de voyage en voyage, à force d'apporter en échange de l'électricité vitrée à la cire, de la résineuse au verre, le papier ait rétabli l'équilibre sur les deux, et se soit équilibré lui-même. Alors tout le monde est content, et les choses rentrent dans l'état habituel. Il n'y a plus rien à voir : le jeu est fini, à moins qu'on ne frotte encore pour le faire recommencer.

Vous concevez bien qu'on pourrait aller plus vite en supprimant l'intermédiaire du papier, et se contentant de suspendre la fiole de verre à côté du bâton de cire à cacheter. Ils iraient l'un à l'autre et feraient l'échange eux-mêmes, en vertu d'une seconde loi qui fait pendant à la première : *tous les corps électrisés d'une façon contraire s'attirent mutuellement*. Cette loi-là, nous la connaissons aussi. Combien de fois ne voit-on pas les gens de caractères différents sympathiser de préférence ensemble, chacun des deux amis se plaisant à trouver dans l'autre ce qu'il ne trouve pas en lui-même !

Si cela dépendait de moi, chère enfant, je ne vous donnerais pas d'autre théorie de l'électricité. C'est bien la plus gentille, celle qui est la plus facile à saisir et qui sourit davantage à l'imagination. Mais il y en a une autre malheureusement, et, ce qui est encore plus malheureux, c'est à celle-là que se rattachent les noms dont on se sert aujourd'hui. Je suis bien forcé de vous l'expliquer aussi.

Préparez-vous donc à dire adieu aux deux amies, la résineuse et la vitrée. Elles ont passé de mode; mais gardez-leur néanmoins un souvenir. C'est avec elles que les hommes ont commencé à comprendre quelque chose à cette grande merveille de l'électricité, et avec elles aussi, on a plus beau jeu à la faire comprendre aux enfants.

Le vilain homme qui a mis hors de service les petites amies de la résine et du verre était un Américain nommé Benjamin Franklin. L'idée qu'il a fait prévaloir est du reste assez simple, et comme elle ne change rien au fond à l'explication des faits et gestes de notre morceau de papier, il me suffira de vous l'exposer en quelques mots.

Il n'y a pas deux électricités dans les corps; il n'y en a qu'une seule, mais sa quantité varie.

L'estomac de l'homme qui s'est nourri juste à son appétit, est calme et silencieux. L'estomac vide et l'estomac trop plein sont en souffrance tous les deux et le font sentir. De même pour les corps, celui qui a sa ration convenable d'électricité ne donne aucun signe de vie. Celui qui en a trop et celui qui n'en a pas assez se trouvent également en détresse, autrement dit électrisés, le premier *en plus*, le second *en moins*, et de là deux noms différents, donnés à une seule et même électricité : électricité *positive*, électricité *négative*. Les deux mots sont faciles à comprendre. L'estomac trop plein est malade *positivement* à cause de ce qui est là ; l'estomac vide est malade *négativement*, à cause de ce qui n'est pas là. C'est l'affirmation et la négation dont on vous parle dans la grammaire.

Quand on frotte le verre, il lui arrive un surcroît d'électricité : il passe à l'état positif. Quand on frotte la résine, l'électricité qu'elle avait s'en va : elle passe à l'état négatif. Le premier aspire dès lors à se délivrer de son trop-plein, l'autre à réparer ses pertes. Si vous les mettez en présence, ils s'entendront à merveille, et courront l'un à l'autre, celle-ci pour recevoir, celui-là pour donner. Si c'est le papier qui est en jeu, il s'envolera alternativement vers le riche pour le débarrasser de son excès d'électricité, vers le pauvre pour lui faire l'aumône de ce qu'il en possède, et devenu lui-même tour à tour riche ou pauvre, il sera repoussé par celui qu'il aura soulagé dès qu'il ne pourra plus lui servir à rien. Comme vous le voyez, qu'il y ait deux électricités ou qu'il n'y en ait qu'une, qu'on les appelle vitrée ou positive, résineuse ou négative, l'effet produit sera toujours le même : les corps électrisés de manière différente s'attireront mutuellement dans les deux cas ; les corps électrisés de la même manière se repousseront aussi mutuellement. La poésie perd bien quelque chose à ce vide, à ce trop-plein qui n'ont rien de bien gracieux ; mais, la science y gagnant, il n'y avait pas à balancer. On ne connaît plus aujourd'hui que les mots proposés par l'Américain.

Je l'ai traité tout à l'heure de vilain homme, ce Benjamin Franklin, je lui en voulais de nous avoir enlevé les petites amies qui auraient si bien fait notre compte. Il ne s'en serait pas fâché de son vivant, — il avait bien trop d'esprit pour cela; — mais, entre nous, nous lui avons manqué de respect : c'était un grand homme. Je regrette bien de ne pouvoir vous raconter ici sa vie que je vous conseille de lire un jour; toutefois, j'ai à vous dire qu'on lui doit la première révélation du rôle immense que l'électricité joue dans le monde.

Vous ne comprendriez rien à sa découverte si je ne vous emmenais pas plus avant dans l'étude que nous avons commencée.

Et d'abord, puisque l'électricité existe dans tous les corps, pourquoi le verre, la résine et quelques autres sont-ils les seuls à s'électriser par le frottement dont l'effet devrait être le même partout? Vous êtes-vous demandé cela?

Au moyen âge, il n'y avait pas de moyens de circulation sûrs, ni faciles, d'un pays à l'autre. Ce qui se produisait dans un pays, le blé par exemple, ne pouvait guère se consommer que sur place, et des populations entières mouraient de faim quelquefois, quand, à cent lieues plus loin, les greniers regorgeaient de grains. Aujourd'hui, grâce aux chemins de fer et à la sécurité universelle, quand la récolte vient à manquer sur un point, le blé y afflue sur-le-champ de toutes les contrées où il est abondant, et ces famines meurtrières qui enlevaient les pauvres gens par milliers sont devenues littéralement impossibles.

Il y a des corps qui en sont où nous en étions au moyen âge, et à la surface desquels l'électricité ne peut pas circuler. S'ils en ont trop sur un point, tant pis pour lui, ce trop y reste. Tant pis encore pour les points qui n'en ont pas assez; il ne leur en vient pas d'ailleurs. Ces corps-là sont appelés *mauvais conducteurs;* ils ne savent pas faire les transports, et c'est le cas de la résine et du verre.

Il y en a d'autres, et ce sont surtout les métaux, où les transports d'électricité se font avec une rapidité foudroyante, — on parle de 30 à 40,000 lieues par seconde. Ceux-là sont les *bons conducteurs,* et vous concevez bien que vous aurez beau les frotter, à mesure qu'ils s'électrisent sur un point, que ce soit en plus ou en moins, l'équilibre se rétablit sur-le-champ, grâce à cette prodigieuse circulation, en regard de laquelle celle de nos chemins de fer est bien peu de chose. De plus, il est bon que vous sachiez que votre corps est lui-même un assez bon conducteur, et par votre main, qui tient le métal, la communication se trouvant établie entre lui et la terre, le *grand réservoir commun* d'électricité, selon l'expression consacrée, il devient aussi difficile de l'appauvrir ou de l'enrichir, qu'il serait difficile de vider, en pompant, ou de faire déborder, en y versant de l'eau, un puits en communication avec la mer.

Si, entre la terre et le métal frotté, on plaçait du verre ou de la résine, ce serait autre chose. Le métal se trouverait isolé du grand réservoir commun par ces mauvais conducteurs qui ne laissent pas circuler l'électricité à leur surface, — on appelle cela leur *pouvoir isolant,* — et dès lors il pourrait s'électriser. Faites courir les roues d'un convoi sur des rails de verre un peu élevés, elles s'électriseront par le frottement, et, grâce à elles, le convoi s'électrisera à son tour avec tout ce qui est dedans. Savez-vous ce qui arrivera à l'instant même où la communication sera rétablie avec le sol, ne fût-ce que par un voyageur qui mettrait le pied à terre en se tenant à la barre de son wagon? Tout sera foudroyé, et voici comment :

Quand votre petit morceau de papier est allé se coller

sur le bâton de cire à cacheter et sur le verre, il n'a pu, en raison de sa taille, céder à l'un, prendre à l'autre qu'une toute petite quantité d'électricité. L'eût-on mis par un fil métallique en communication avec l'inépuisable réservoir du globe, son cadeau ni sa prise d'électricité n'auraient pas été beaucoup plus grands parce que, faute de circulation à la surface de ces corps, il n'aurait pu rétablir l'équilibre que sur le point même qu'il touchait. A cause de cela, vous n'avez ni vu ni entendu ce qui s'est passé, car le rétablissement d'équilibre électrique est toujours accompagné d'une flamme et d'un craquement, proportionné, il est vrai, à la quantité d'électricité mise en mouvement; et ils ont eu lieu très-certainement. Peut-être quelque animal microscopique perdu dans une inégalité du papier, comme nous dans une gorge de montagne, aura-t-il été foudroyé par l'effet produit; mais il était bien trop faible pour arriver jusqu'à vous.

Qu'on électrise fortement une large surface métallique isolée du sol, — cela se fait sur la machine électrique que je n'ai pas le temps de vous expliquer, — et qu'on approche d'elle un corps bon conducteur, l'équilibre se rétablira d'un coup sur toute la surface, en raison de ses effrayantes facilités de communication. Un torrent d'électricité, si je puis m'exprimer ainsi, se précipitera d'un corps à l'autre, et son passage sera signalé par une belle étincelle et un bruit sec, comme celui d'un bois qui craque. Si le corps bon conducteur était le vôtre, vous ressentiriez un choc qui n'est pas des plus agréables, je vous assure, et que je ne puis comparer à rien : il faut l'avoir ressenti soi-même pour savoir ce que c'est.

Grandissez la surface. L'étincelle, le bruit et le choc grandiront avec elle, et si elle atteignait certaines proportions, cela deviendrait un éclat de foudre, un coup de tonnerre, un choc mortel pour qui oserait en essayer.

Une machine électrique de la taille d'un convoi de chemin de fer tuerait son homme aussi net que le tonnerre en personne, et elle en tuerait bien des centaines, s'ils avaient le malheur d'être logés dans ses flancs au moment de la *décharge*, c'est le nom qu'on donne au rétablissement subit de l'équilibre sur les corps électrisés.

Voici que nous arrivons à la découverte de notre Américain; mais auparavant nous avons encore un détail à voir.

Je reprends ma supposition du convoi s'électrisant lui-même sur des rails de verre, avec cette perspective de mort certaine pour ses voyageurs au premier contact avec l'extérieur. Cela n'arrivera jamais; mais il n'en coûte rien d'imaginer. C'est ainsi qu'on a fait les contes de fées que les hommes graves extermineront quand il n'y aura plus d'enfants.

Comment faire pour sauver ces malheureux? Si on les touche, ils sont perdus.

Je n'en serais pas embarrassé du tout. Le convoi s'arrêtant de lui-même dans sa course, je le ferais entourer d'un bataillon de soldats qui s'en iraient croiser la baïonnette à un pied de la voiture, et après cinq minutes de cette faction-là, ils pourraient de confiance tendre la main aux voyageurs pour les aider à descendre : il n'y aurait plus de danger.

Vous n'y comprenez rien, n'est-ce pas? et de fait, c'est bien aussi merveilleux qu'un conte de fées. Toute la merveille tient à une loi singulière de l'électricité dont l'explication nous mènerait trop loin, mais que je puis vous exposer en deux mots.

L'électricité est en quelque sorte enchaînée à la surface des corps, quand ils sont plats ou arrondis. Elle s'en échappe avec la plus grande facilité, quand ils se terminent en pointe. C'est ce qu'on appelle le *pouvoir des pointes*.

Le convoi que j'ai supposé, ayant frotté contre le verre qui s'électrise positivement, le serait, lui, négativement, car il est bon que vous sachiez que deux corps frottés ensemble s'électrisent toujours en sens inverse, l'un donnant, l'autre recevant; d'où il résulte, pour vous le dire en passant, que le même corps peut prendre indifféremment l'un ou l'autre des deux états électriques, selon la nature de son compagnon de frottement. Le convoi aurait donc perdu son électricité, et le danger du contact extérieur consisterait dans le choc de l'immense torrent d'électricité qui se précipiterait d'un coup pour rétablir l'équilibre sur une aussi vaste surface. Chacune des baïonnettes dirigées sur lui ferait juste l'effet d'autant de tubes lançant dans un grand bassin vide un jet d'eau d'une rapidité incalculable. Le bassin serait bientôt rempli. Ainsi du convoi, et, revenus avec lui à leur état habituel, les voyageurs pourraient rentrer sans danger en communication avec le grand réservoir commun.

Maintenant je puis vous raconter l'histoire de Benjamin Franklin.

Ce n'était pas précisément un savant; c'était un imprimeur, gagnant sa vie de son travail, mais aimant à s'instruire, et il a fait pour l'instruction de ses contemporains des livres qui serviront toujours parce qu'on y apprend à devenir un homme. Un livre, arrivé d'Europe, qui lui tomba sous la main, lui ayant appris tout ce que je viens de vous enseigner[1], l'idée lui vint que puisque la décharge électrique se donnait des airs de foudre terrestre à un certain degré de force, la foudre du ciel, avec son bruit et son éclat, pourrait bien n'être après tout qu'une décharge électrique en grand.

Et il se trouva qu'il avait raison.

1. Il faut en excepter le *pouvoir des pointes* dont il fit lui-même la découverte.

Il avait annoncé depuis trois ans qu'en dressant à une hauteur suffisante des tiges métalliques, isolées du sol et terminées en pointe, on devait les voir s'électriser aux approches d'un nuage orageux, et il attendait, pour en faire l'expérience, la construction d'un clocher alors en projet à Philadelphie. Lassé d'attendre, il finit par se fabriquer avec un mouchoir et deux bâtons un cerf-volant armé d'une pointe métallique, qu'il alla lancer dans les champs par un jour d'orage. Un gros nuage noir étant venu à passer au-dessus du cerf-volant, Franklin fit partir des étincelles électriques en approchant le doigt d'une clef[1] qu'il avait attachée au bout de la ficelle, preuve irrécusable de la présence de l'électricité dans le nuage.

Ceci se passait en juin 1752, et voyez comme on a tort de se faire l'esclave des bonnes occasions. Pour avoir attendu si longtemps après son clocher, l'illustre Américain n'eut pas la primeur de sa découverte. Un mois auparavant, le 10 mai, à deux heures et demie de l'après-midi, la première étincelle électrique venue du ciel, si je puis m'exprimer ainsi, s'était fait voir à un menuisier de Marly, le Marly de Louis XIV, qui sera cité davantage un jour pour cela, c'est moi qui vous le dis, que pour les séjours du grand roi, dont le genre humain n'aura que faire.

Je veux vous dire l'histoire de cette étincelle, qui vaut bien une histoire de bataille.

Buffon, le célèbre naturaliste, avait entrepris de faire connaître à la France les idées de l'imprimeur de Philadelphie, qui commençait à faire ouvrir de grands yeux aux savants d'Europe, un peu mortifiés de se voir distancés par un profane. « Comme il était livré à des oc-

1. La clef était retenue par une corde de soie qui interceptait la communication avec le sol. La soie est un de ces corps mauvais conducteurs qu'on appelle *corps isolants*.

XII

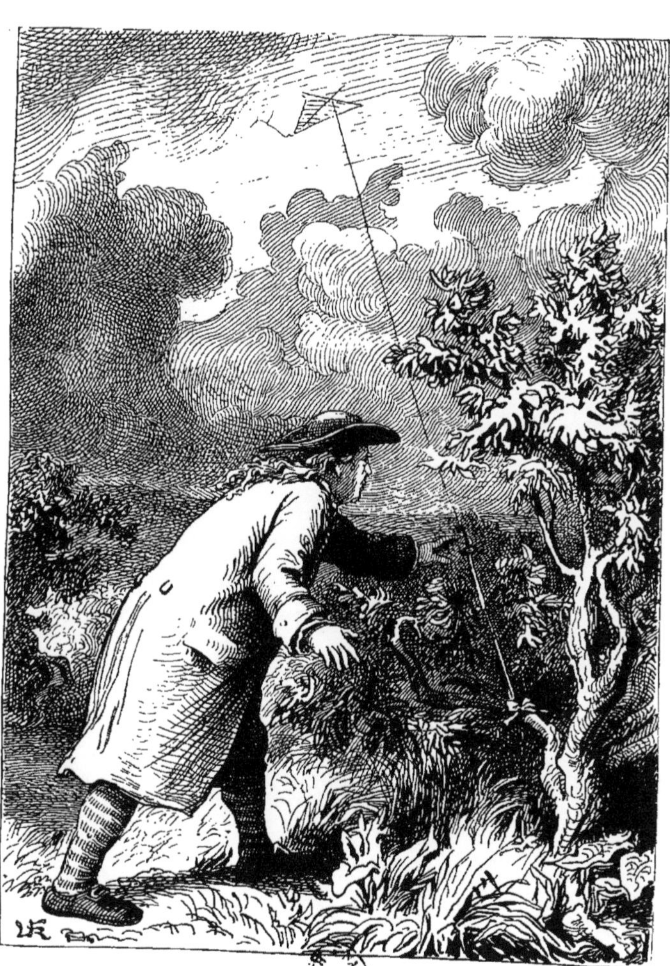

FRANKLIN FIT PARTIR DES ÉTINCELLES ÉLECTRIQUES.

cupations plus importantes, dit un contemporain[1], il en abandonna le soin à un de ses amis nommé Dalibard. » Ce Dalibard était un homme intelligent, qui se prit si bien de goût pour la nouvelle doctrine, qu'impatient de savoir si l'inventeur avait deviné juste, il ne voulut pas attendre ses expériences.

« Il ne tonne pas à Philadelphie », disaient déjà les curieux de Paris qu'intriguaient les lenteurs de Franklin. Je vous cite le mot pour vous montrer quel pays perdu c'était pour nous que l'Amérique à cette époque-là.

Dalibard fit donc dresser une tige de fer pointue de 100 pieds de haut, bien isolée du sol, dans une propriété qu'il avait à Marly. Puis, comme il n'arrivait pas d'orage, il s'en retourna à Paris, laissant la tige de fer à la garde d'un menuisier, qui avait la consigne de ne pas la perdre de vue dans les bonnes occasions. L'orage vint enfin; la tige de fer donna des étincelles; et ce fut ainsi que Franklin, Buffon et Dalibard s'arrangèrent tous les trois pour faire de ce menuisier le premier homme qui ait vu de ses yeux le feu du ciel venant, par ordre, se donner en spectacle à la curiosité humaine.

Ces longues tiges de fer pointues qu'on voit s'élancer de la toiture des grands bâtiments sont de l'invention de Benjamin Franklin. Elles jouent le rôle de nos baïonnettes de tout à l'heure, et déchargent silencieusement de leur électricité les nuages orageux qui pourraient foudroyer l'édifice en passant trop près de lui. C'est la barre de fer de Marly, mais avec un changement de la plus haute importance. Au lieu d'être soigneusement isolées du sol,

1. Cette phrase est tirée de la première des *Lettres sur l'électricité* (1752) de l'abbé Nollet, un des bons physiciens du dernier siècle, qui plaisante agréablement le nouveau venu au sujet de sa prétention de conjurer le tonnerre « en dressant des pointes sur le sommet des édifices ».

les tiges de paratonnerres sont mises en communication avec lui, et l'on s'ingénie même de mille façons pour rendre la communication aussi complète que possible. Autrement, bien loin d'être un préservatif, le paratonnerre deviendrait un danger très-sérieux, car l'électricité du nuage, s'y accumulant sans trouver d'issue, se déchargerait tout à coup sur l'édifice, et l'on aurait appelé sur soi le passant dangereux qui aurait bien pu, sans cela, s'en aller plus loin.

Quand vous verrez le long des bâtiments surmontés de paratonnerres des cordes en fil de fer, partant de leur tige pour descendre jusqu'en terre, vous saurez maintenant à quoi elles servent. Et n'allez pas vous en approcher par un temps d'orage. La foudre est là peut-être, qui passe invisible et muette, et c'est un chat qu'il ne fait pas bon d'éveiller quand il dort.

Qu'en dites-vous? N'avons-nous pas fait du chemin depuis l'ambre jaune de Gilbert? et du fétu de paille qui s'envolait, ne sommes-nous pas arrivés à quelque chose de sérieux? Eh bien, il nous reste à faire un chemin plus merveilleux encore. D'une patte de grenouille nous allons arriver à une série de révélations qui dépassent tout ce que nous avons vu.

C'était en 1786, trente-quatre ans après l'étincelle du menuisier de Marly. Un médecin de Bologne, professeur d'anatomie, préparait, comme on dit dans ce monde-là, des grenouilles pour quelque recherche scientifique, c'est-à-dire qu'après les avoir tuées, il les écorchait afin de mieux voir comment elles étaient faites. A mesure qu'il les avait préparées, il suspendait ses grenouilles à un balcon par des crochets en cuivre qu'il leur passait dans les reins, à l'endroit où se trouve un gros nerf, qu'on appelle le nerf lombaire, et que nous avons aussi, à la même place, car nous ne sommes pas autrement faits que la grenouille, dans le plan général du système nerveux. Un petit vent qui vint à souffler commença à faire danser les préparations du savant, et à chaque fois qu'une grenouille venait toucher de ses pattes pendantes les barreaux de fer du balcon, elle se repliait tout à coup avec une sorte de convulsion, comme si le pauvre petit cadavre se fût mis à sauter.

A quoi tient pourtant la gloire humaine? Si le professeur d'anatomie avait eu le dos tourné au balcon dans ce moment-là, il aurait assurément sombré depuis longtemps dans le même oubli que tant d'autres professeurs de son temps, dont beaucoup le valaient peut-être. Il vit sauter les grenouilles, voulut savoir pourquoi, et son nom est devenu immortel. Il s'appelait Galvani. Quand vous entendrez parler de galvanoplastie, de fer galvanisé, de brosse et de ceintures galvaniques, vous saurez maintenant que le préparateur de grenouilles est le parrain de tous ces mots-là.

Galvani comprit du premier coup la nature de la convulsion qui semblait ressusciter ces pattes mortes. Il se dit que la secousse ne pouvait être que l'effet d'une décharge électrique.

Mais d'où provenait l'électricité qui se déchargeait ainsi?

En sa qualité de médecin, Galvani alla droit au nerf et aux muscles que le circuit métallique avait mis en communication. Il déclara qu'il existait une électricité animale, dont les nerfs étaient les conducteurs, qui se produisait d'elle-même dans les corps vivants et s'y conservait quelque temps[1] après la mort. Il avait raison; mais il n'avait vu que la moitié de la découverte.

Il y avait place pour deux immortalités sous le hasard

1. Au bout d'un certain temps, la grenouille morte demeure insensible au double contact du fer et du cuivre.

de ce bienheureux coup de vent; Volta, qui professait alors la physique à Pavie, eut le talent de ramasser la seconde.

En sa qualité de physicien, celui-ci laissa de côté nerfs et muscles pour s'occuper des métaux, et déclara à son tour que la cause de la décharge s'était produite au contact des deux métaux dont l'un avait attiré à lui l'électricité de l'autre, de sorte que le premier s'était trouvé électrisé positivement, le second négativement. Une polémique célèbre s'engagea entre les deux professeurs qui triomphèrent tous deux, — fait unique, je crois, dans l'histoire de la science; — et pendant que Galvani établissait victorieusement l'authenticité de son morceau de découverte, en obtenant des secousses sur les grenouilles dont il mettait les nerfs d'une part, et les muscles de l'autre, en contact direct, sans l'intervention d'aucun métal, Volta établit non moins victorieusement l'authenticité du sien, en imaginant la fameuse pile qui porte son nom.

Procédant au rebours de Galvani, Volta avait remplacé les pattes de grenouilles encore à demi vivantes, par quelque chose de tout à fait inanimé, par un morceau de drap humide, et d'essais en essais, il était arrivé à reconnaître que les deux métaux les plus propres à s'électriser en sens inverse au contact, c'étaient le cuivre et le zinc. Puis il avait trouvé que l'effet produit devenait plus considérable si l'on mettait bout à bout une série de pièces métalliques, cuivre et zinc, accouplées deux par deux, toujours dans le même ordre. Ce fut là-dessus qu'il fit sa *pile*, avec un certain nombre de couples, cuivre et zinc, *empilés* les uns sur les autres, de façon à former une sorte de colonne qui se terminait en haut par une pièce de cuivre, en bas par une pièce de zinc. Il ne pouvait plus être question là d'électricité animale : pourtant les deux pièces placées aux extrémités de la pile se trouvaient électrisées, celle de cuivre négativement, celle de zinc positivement; et si l'on mettait en présence deux fils métalliques partant de chacune d'elles, on obtenait une décharge électrique; que dis-je? une suite continue de décharges. L'équilibre se détruisant sans cesse de lui-même, au fur et à mesure qu'il était rétabli, à peine transportée à l'extrémité négative, l'électricité retournait instantanément à la positive, dont l'excédant, toujours renouvelé, s'écoulait toujours. Figurez-vous une fontaine qu'on ferait couler dans un tonneau sans fond, et dont l'eau retournerait ensuite au réservoir. Il est bien clair que le tonneau ne pourrait jamais se remplir, ni le réservoir se vider. C'était le cas des deux pièces de cuivre et de zinc placées aux deux extrémités de la pile, et si jamais nom scientifique fut heureusement trouvé, c'est bien celui de *courant électrique*, donné par Volta à ce flot intarissable d'électricité qui s'élançait d'une pièce à l'autre.

Ceci était bien autre chose que l'étincelle de la machine électrique, même grandie aux proportions de la foudre.

Je me rappelle en ce moment un jeu de collége que nous appelions le Cerf. Il commençait avec toute une bande de cerfs que poursuivait un seul chien. J'aimais assez, si j'ai bonne mémoire, à être ce chien. Toutes les chances semblaient d'abord contre lui; mais aussitôt qu'il s'était emparé d'un cerf, celui-ci devenait chien sur-le-champ, et l'aidait à faire une autre prise qui entrait en chasse à son tour, et la meute allant ainsi grossissant, le dernier cerf était bientôt pris. C'est un peu l'image de la guerre commencée par l'homme, dès le premier jour, avec la nature. Jeté seul, au début, et comme perdu au milieu de mille forces ennemies, la partie semblait bien inégale pour lui; mais la première sur laquelle il a mis la main est aussitôt devenue son auxiliaire, et c'est en forçant de la sorte chaque prisonnière nouvelle à combattre à ses côtés qu'il a fini par arracher à la nature tant de plumes de son aile, si je puis m'exprimer ainsi.

Or, dans une guerre de ce genre-là, l'importance de la capture doit se mesurer naturellement à la grandeur des services que peut rendre la captive, et la forme nouvelle sous laquelle l'électricité s'était laissé prendre cette fois, donnait à l'homme bien plus beau jeu. Il est malaisé de faire travailler sérieusement un éclair : mais un courant! Voyez plutôt comme nous faisons travailler les cours d'eau !

A peine trouvée, la pile montra bien vite ce qu'elle savait faire. Je vous ai dit un jour que dans 9 livres d'eau il y avait 8 livres d'oxygène, et 1 livre d'hydrogène. C'est la pile qui, pour son coup d'essai, nous a appris cela. Jusque-là, personne ne s'était avisé d'aller chercher dans l'eau autre chose que de l'eau. L'eau, vous le savez, était un des quatre éléments [1] reconnus par les anciens, le feu, l'air, la terre et l'eau, dont la substance était considérée comme la base universelle de tous les corps. Un Anglais, qui étudiait pour la première fois les effets du nouvel appareil imaginé par Volta, fut frappé d'une odeur d'hydrogène que rien n'expliquait [2], et, à force d'observer, il finit par se convaincre que l'eau des rondelles humides se décomposait sur le passage du courant électrique en deux gaz dont l'un, l'oxygène, se rendait à l'extrémité positive de la pile, et l'autre, l'hydrogène, se dégageait à

1. *Élément* est synonyme de *corps simple*, mot adopté maintenant pour désigner les corps qu'on n'a pu jusqu'à présent décomposer en plusieurs autres. On compte aujourd'hui plus de soixante corps simples; mais c'est une liste exposée à de continuels changements, selon que l'on parviendra à découvrir de nouveaux corps indécomposables, ou à décomposer les anciens. Quelques-uns prétendent qu'il ne doit y avoir que deux corps simples. Peut-être n'y en a-t-il qu'un?

2. L'hydrogène a une odeur particulière, suffisamment prononcée pour qu'un nez de savant ne s'y trompe pas.

l'extrémité négative. S'arranger pour recueillir bien exactement les deux gaz ainsi produits, les mesurer et les peser, ce ne fut plus qu'un jeu pour les savants, et ils eurent bientôt une belle preuve de la vérité qu'ils tenaient. En dirigeant une étincelle électrique à travers les deux gaz enfermés ensemble dans le même vase, on déterminait une explosion, accompagnée de lumière. C'étaient les deux époux divorcés qui se mariaient de nouveau, et, à leur place, on ne retrouvait plus que quelques gouttes d'eau. Ce que l'électricité avait défait, elle le refaisait.

C'est en 1800 qu'a été ainsi découverte la vraie nature de l'eau, et celui qui l'a découverte s'appelait Nicholson. Je voudrais vous habituer à retenir les dates de ces conquêtes-là, et les noms des conquérants. Que sont ces odieuses petites batailles entre les hommes à côté des grandes, des fécondes batailles de l'homme contre la nature, et dites-moi, s'il vous plaît, auxquelles devrait revenir de droit la place d'honneur dans la mémoire des demoiselles ?

L'époque était mauvaise pour ce fameux quatuor d'éléments, si longtemps pères incontestés de tous les corps. Il y avait quelques années seulement que notre illustre compatriote Lavoisier avait du même coup dédoublé l'air en deux gaz, l'oxygène et l'azote, et rayé le feu de la liste des corps en prouvant, la balance à la main, qu'il n'était rien de plus que l'illumination de leurs mariages. Voici qu'un Anglais venait de prendre au gîte les éléments de l'eau, son père et sa mère si vous aimez mieux. Sept ans plus tard, un autre Anglais, Davy, — encore un nom à retenir, — allait porter le dernier coup au seul survivant des quatre, déjà bien malade, en trouvant des métaux dans la terre, toujours grâce à la pile.

On donnait alors le nom de *terres*, au pluriel, à la potasse, à la soude, à l'alumine, à la silice, à la magnésie, à la chaux, à toutes ces substances qui, mélangées ensemble, forment la presque totalité des pierres, et partant de la terre de nos champs, car elle n'est pas autre chose, si vous l'ignorez, qu'un résidu de pierres démolies. La découverte de Nicholson ayant donné l'éveil, après l'eau était venu le tour de bien d'autres corps, qui tous avaient laissé dénouer par les courants électriques les liens de leurs mariages intérieurs, et, chose singulière, c'était toujours l'oxygène, ou la partie du corps la plus riche en oxygène, qui faisait son apparition à l'extrémité positive : l'autre conjoint s'en allait invariablement à l'extrémité négative. En 1807, Davy, qui disposait d'une pile très-forte, soumit la potasse, la soude et leurs compagnes à l'action d'un courant d'une grande énergie, et ce qu'il espérait arriva. Les terres furent détruites; l'oxygène parut à son poste, et à l'autre se firent voir successivement le potassium, le sodium, le magnésium, l'aluminium, etc., qui vinrent se ranger à la suite des vieux métaux, le fer, le cuivre, l'or, l'argent et les autres, sous le nom de *métaux terreux*.

Tous ces métaux en *um* ont un air bien savant pour nous. Il en est un pourtant, l'aluminium, que vous devez connaître personnellement, car il a eu le bon esprit de se mettre au service des demoiselles, à l'état de bijoux, depuis qu'un de nos grands chimistes, Henri Sainte-Claire Deville, a trouvé le moyen d'obtenir en gros lingots ce que la pile donnait en parcelles sans usage possible. Il en est un autre qui paraît appelé à un avenir brillant : c'est le magnésium, qu'on commence à utiliser pour éclairage de luxe, et dont un fil menu jette en brûlant une lumière qui éclipse celle de toutes les bougies. Si le potassium était moins cher, sa merveilleuse propriété de tournoyer sur l'eau, en lançant un véritable feu d'artifice, lui aurait valu depuis longtemps un beau succès de curiosité. Il n'y a là encore, j'en conviens, rien de bien important ; mais ce n'est qu'un commencement : les métaux de Davy n'ont pas dit leur dernier mot. Déjà l'aluminium fait bravement son apprentissage de métal industriel, et n'y eût-il que celui-là, ce serait encore assez pour placer le savant anglais au rang de ceux qui ont agrandi le domaine humain. Le savant français y est bien aussi pour quelque chose, sans compter le grand italien, l'inventeur de la pile. Il y a cet avantage à ouvrir un nouveau sillon dans la science qu'on a droit à une part de reconnaissance pour tout ce qui pousse dedans.

Nous n'avons pas le temps malheureusement de passer en revue toutes les conquêtes dues à la pile. Pourtant je ne saurais quitter Davy sans vous parler de la *lumière électrique*, ce soleil à volonté que la pile allume pour l'homme quand il lui convient de l'avoir.

C'est de Davy que vient l'appareil dont on se sert aujourd'hui pour obtenir ces prodigieux effets de lumière qui permettent à de grands chantiers d'ouvriers de travailler la nuit comme en plein jour. Le courant électrique les produit en traversant de petits morceaux de charbon placés, l'un près de l'autre, à l'extrémité des deux fils d'une forte pile, et si l'on avait dit à Gilbert, pendant qu'il frottait ses morceaux d'ambre jaune, qu'à deux siècles de distance, un de ses compatriotes trouverait là un nouveau soleil à l'usage de l'espèce humaine, convenez qu'on l'aurait bien étonné.

On ne l'aurait pas moins étonné en lui disant qu'un jour viendrait où, grâce à lui, les cuillers d'argent seraient plus communes que de son temps les cuillers d'étain. Vous comprenez qu'il s'agit ici de la galvanoplastie, dont je veux vous entretenir un peu plus au long, parce qu'elle rentre davantage dans le sujet qui m'occupe en ce moment, sans que vous puissiez encore vous en douter.

Dans ce fameux *Jardin des Racines grecques* dont il a été question au chapitre des Ruminants, on lit ce vers qui aura dû faire faire une grimace à Boileau, si on le lui a montré :

Plassô, forme, enduit, fait semblant.

Tel qu'il est, je le trouve assez bon pour nous, car il vous apprend que *Galvanoplastie* signifie enduit de Galvani. C'est *Voltaplastie* qu'il aurait fallu dire pour être juste : mais n'importe.

Vous avez vu tout à l'heure que, quand il y a démolition d'un corps par le courant de la pile, l'oxygène s'en va du côté électrisé positivement, ou y emporte avec lui ses amis intimes qui demeurent accrochés à lui dans la bagarre. Le reste court au côté négatif.

Ceci convenu, rappelez-vous ces beaux cristaux bleus dont vous avez sans doute admiré plus d'une fois les pyramides en passant devant les boutiques de pharmaciens. Le peuple, qui est resté fidèle au vieux nom du moyen âge, appelle cela du vitriol bleu : le nom savant est : *sulfate de cuivre.* C'est plein de cuivre, ces cristaux bleus; mais allez donc le tirer de là avec vos doigts! Il y est pris dans les liens d'un mariage bien autrement compliqué que celui par lequel l'hydrogène et l'oxygène deviennent de l'eau, et vous ne serez peut-être pas fâchée d'avoir l'état des parties contractantes, pour parler en style de notaire.

D'une première union du cuivre avec l'oxygène résulte d'abord un corps nouveau, l'*oxyde de cuivre,* qui a la forme d'une poudre noire quand il est tout seul. Cet oxyde fait ménage à son tour avec l'*acide sulfurique,* lequel n'est lui-même qu'un autre ménage, composé de soufre et de beaucoup d'oxygène, et c'est de tout ce mélange que provient le cristal bleu. Voilà bien des ménages, n'est-ce pas? mais j'aime à croire que vous saurez bien vous y reconnaître. Vous avez démêlé l'autre jour des fils conjugaux plus embrouillés que cela, quand vous faisiez le dénombrement de la parenté avec votre cousine.

Le courant de la pile les aura, lui, bientôt démêlés, et dénoués en partie, qui plus est, si vous lui faites traverser une cuve d'eau dans laquelle on aura mis à fondre de ces cristaux pleins de cuivre. C'est un voyage auquel on peut le contraindre en mettant la cuve en communication d'une part avec le fil positif, et de l'autre avec le fil négatif. Il s'élance alors d'un fil à l'autre à travers l'eau bleuie qui est un corps bon conducteur, et sème partout sur son passage la discorde dans les ménages. L'oxygène, marié au cuivre, l'abandonne brusquement et court au fil positif, de concert avec l'acide sulfurique, à qui le cuivre sans oxygène fait le même effet qu'une fille sans dot à un avare. Le cuivre abandonné, mis en liberté, comme disent les chimistes, prend le chemin du fil négatif, et, arrivé là, il s'y comporte d'une façon on ne peut plus aimable pour nous, maintenant que nous savons le mettre à profit.

S'il y rencontre un objet métallique, ou seulement recouvert d'une couche métallique, si mince qu'elle soit, il fait amitié aussitôt avec le camarade qui se présente à lui, et se dépose sur toute la surface de l'objet en parcelles impalpables qui entrent dans les plus petits recoins, de sorte qu'au bout d'un certain temps toute cette surface se trouve recouverte d'une couche uniforme de cuivre, appliquée sur elle mille fois mieux que n'aurait pu le faire le marteau du meilleur chaudronnier du monde.

Les corps résultant de mariages en partie double, dans le genre de celui de vitriol bleu ou sulfate de cuivre, s'appellent des *sels*, pour vous l'apprendre. Si vous faites fondre dans la cuve d'eau des sels d'or ou d'argent, ou de tel autre métal que vous voudrez, l'opération se fera exactement de la même manière; mais au lieu d'une couche de cuivre, ce sera une couche d'or, d'argent, etc., qui viendra s'appliquer sur l'objet attaché au fil négatif. De là toute cette orfévrerie nouvelle à bon marché qui a porté les joies de l'argenterie jusque dans les plus modestes maisons.

Quand vous mangerez votre soupe, si l'on n'a pas conservé chez vous le luxe, assez inutile désormais, des couverts en argent plein, vous pourrez maintenant vous dire que vous savez l'histoire de votre cuiller. Elle a passé par le bain électrique du sel d'argent, d'où elle est sortie argentée. Son enduit, l'enduit de Galvani, est même d'un argent incomparablement plus pur que celui des cuillers royales, quand les rois descendent à manger dans l'argent : seulement il est bien mince, je vous en avertis. Ne vous avisez pas de faire avec elle comme une cuisinière trop zélée que j'ai connue, qui récurait à tour de bras les couverts galvanoplastiques avec de la cendre. Ce qui est noble seulement à la surface se trouve bientôt désanobli quand on le frotte trop rudement. A cause de cela, soyez douce avec vos cuillers, et faites-vous un petit cœur qui soit d'argent jusqu'au fond, pour n'avoir rien à craindre des frottements de la vie.

L'inconvénient, ou, si l'on veut, l'avantage de l'étude, chère enfant, c'est qu'elle vous entraîne toujours plus loin qu'on ne croyait aller. Pour vous préparer à comprendre l'action des nerfs et le rôle qu'ils jouent dans notre corps, il a fallu vous raconter une foule de choses toutes plus curieuses les unes que les autres, et maintenant, bon gré mal gré, je me vois forcé de vous expliquer le télégraphe électrique. Le bon Dieu l'avait inventé le jour où le premier animal s'est mis à remuer.

C'est une force bien mystérieuse que cette électricité dont nous nous occupons depuis si longtemps. Je ne saurais mieux la comparer qu'à un acteur qui trouve le moyen de jouer à lui seul toute une pièce faite exprès, en changeant de costume et de figure pour représenter tous les personnages l'un après l'autre. On la retrouve partout, toujours la même au fond, mais se manifestant sous des aspects différents, selon les conditions qui lui sont faites. Nous l'avons vue d'abord s'accumulant au repos sur la machine électrique, et disparaissant instantanément au moindre contact. Nous venons de la voir emportée dans la pile par une course sans fin, et je regrette bien de n'avoir pas eu le temps de vous donner là son histoire au complet. Vous auriez été émerveillée des mille façons dont elle se produit[1]. Voici que nous arrivons à une nouvelle forme de l'électricité, si différente des autres que pendant longtemps on y a été trompé, et qu'on s'est cru en présence d'une force à part; mais aujourd'hui le doute n'est plus permis. Je veux parler de ce qu'on appelle le *magnétisme*.

Magnétisme vient du mot grec *magnès*, qui signifie aimant. Vous savez que l'aimant attire le fer, et ce serait bien dommage si vous ne le saviez pas, car il y a deux mille quatre cents ans et plus qu'on en a fait la découverte. Talès, l'un des pères de la philosophie grecque,

1. Les piles dont on se sert aujourd'hui n'ont plus la moindre ressemblance avec la pile de Volta, et l'on a complétement renoncé pour les construire et les expliquer à son idée première de la vertu des métaux en contact. Il a été reconnu que toutes les actions chimiques, tous les changements d'état des corps et même une simple différence de température d'un bout d'une pile métallique à l'autre produisaient des courants électriques. Le nom de pile n'en a pas moins été conservé indistinctement à tous les appareils, si divers, imaginés depuis Volta pour obtenir et faire travailler ces courants, et c'était justice. Sa pile a été le point de départ de toutes les découvertes faites après lui.

disait que l'aimant était doué d'une âme capable d'attirer le fer, et j'aimerais assez son application, si l'on pouvait s'entendre sur le sens du mot âme. Toujours est-il que la pierre d'aimant naturel, telle que la connaissaient les Grecs, et les aimants artificiels que nous avons appris à fabriquer, attirent le fer, comme l'ambre frotté attire les fétus de paille. C'est là une première ressemblance entre la force qui réside en eux et celle observée dans le vieil *électron;* mais nous ne sommes qu'au commencement.

Demandez à votre maman qu'elle vous prête une des aiguilles dont elle se sert habituellement : il y a toutes sortes de chances pour qu'en piquant dans le linge, sous les doigts de votre maman, elle se soit à la longue aimantée. Vous pourrez aussi présenter à l'aiguille une des pointes d'une paire de ciseaux en activité de service. Cela ne devra pas vous étonner si vous voyez l'aiguille s'attacher à la pointe des ciseaux. Dans ce cas, frottez-la de confiance contre les deux pointes des ciseaux entr'ouverts : il y a de l'aimantation par là, et d'aiguille à ciseaux l'aimantation se communique par le frottement, comme les bonnes et les mauvaises habitudes entre demoiselles qui vivent ensemble. Enfin, si rien de tout cela ne réussit, car ces petits outils féminins ont aussi leurs caprices, et il n'est pas donné à toutes les dames de les voir s'aimanter sous leurs doigts, vous aurez toujours la ressource de demander à votre papa qu'il vous achète un aimant, — les marchands de joujoux en ont qui ne coûtent pas plus de vingt-cinq sous, et c'est, ma foi, un joujou aussi amusant qu'un autre. — On les vend d'habitude sous la forme de fer à cheval allongé, dont les deux bouts se rapprochent. Appuyez votre aiguille sur les deux bouts à la fois, en la tenant par le milieu, et donnez-lui un petit mouvement de va-et-vient, il ne vous faudra pas une minute pour l'aimanter suffisamment.

Bref, d'une façon ou de l'autre, vous tenez une aiguille aimantée. Avant de faire la travailler, assurez-vous de la direction où se trouve le nord dans l'endroit où vous êtes. C'est assez simple. Quand, à midi, vous vous placez juste en face du soleil, vous avez le sud devant vous, et le nord est derrière.

Une fois fixée sur ce point important, découpez bien délicatement sur un petit bouchon une mince rondelle de liége que vous poserez au milieu d'une assiette pleine d'eau. Cela fera un petit bateau parfaitement en état de porter votre aiguille. Placez-la dessus dans telle direction que vous voudrez. Vous pouvez être sûre qu'un de ses bouts finira par se diriger vers le nord, l'autre vers le sud, par conséquent, et vous aurez beau les retourner, ils reviendront toujours à leur poste d'un mutuel accord, le bout du nord ayant horreur du sud, et celui du sud se sauvant du nord de toutes ses forces.

Ceci est la boussole, mademoiselle, et je vous conseille d'être respectueuse devant cette aiguille qui tourne sur son assiettée d'eau. Ce sont ses pareilles qui permettent à l'homme de retrouver sa route en pleine mer quand il n'aperçoit plus rien autour de lui qu'un horizon sans limites de flots partout semblables, et sans l'instinct infaillible de ces petites aiguilles, il est probable que nous en serions encore à ignorer l'existence de l'Amérique. En tous cas, les plus hardis marins trembleraient à l'idée de s'aventurer sur l'Atlantique pour y aller; la moitié de notre globe serait à peu près perdue pour nous.

Mais ce n'est pas de cela qu'il s'agit. Revenons à notre aimant de vingt-cinq sous, car je suppose que vous en avez un. C'est en somme ce qui vaut mieux.

Regardez-le bien. A l'un de ses bouts vous verrez un N. Ce bout là finirait toujours par faire face au nord, si vous teniez l'aimant suspendu avec un fil, et faites bien attention : c'est le bout de l'aiguille qui frottera contre lui que vous verrez se diriger vers le sud. Présentez-le à l'autre extrémité de l'aiguille, celle qui se dirige comme lui vers le nord, et que l'on appelle *pole Nord*[1], elle s'enfuira. Présentez-le au *pôle Sud* de l'aiguille, il se précipitera vers lui.

Ne reconnaissez-vous pas là ces lois fondamentales de l'électricité que je vous signalais dernièrement?

Deux corps frottés l'un contre l'autre s'électrisent en sens inverse;

Les corps électrisés de la même façon se repoussent;

Les corps électrisés différemment s'attirent.

Il est clair que nous nous trouvons en présence de faits de même nature, et nous sommes bien en droit de supposer que la force qui les produit est la même. Mais ce n'est pas tout.

Les navigateurs avaient observé depuis longtemps, à leur grand désespoir, que dans les temps d'orage, alors que la boussole leur était le plus nécessaire, il lui arrivait parfois de marquer la route à suivre tout de travers, et d'aller et venir au hasard, comme si elle eût perdu la tête.

Que mon expression ne vous fasse pas rire; elle ne diffère pas beaucoup de celle des marins qui parlent en ces cas-là de leur chère boussole comme d'une petite personne vivante, et disent qu'elle s'est *affolée*, en d'autres termes qu'elle est devenue folle.

L'orage une fois convaincu par Benjamin Franklin de n'être plus rien qu'un phénomène électrique, cette observation, si souvent faite, établissait un rapport évident

1. Ces noms de pôles Nord et Sud ont été donnés aux deux bouts de l'aiguille aimantée pour les assimiler aux deux pôles de la terre que l'on doit considérer comme un grand aimant.

entre le magnétisme et l'électricité, et les physiciens de la fin du dernier siècle avaient achevé de le mettre en évidence en reproduisant sur la boussole tous les effets de l'orage, et même plus[1], au moyen de la machine électrique.

Sitôt la pile découverte, les savants auraient dû, à ce qu'il semble, s'empresser d'essayer sur la boussole l'effet de ses courants, effet bien plus facile à étudier, vu sa constance et sa régularité, que la rapide et capricieuse décharge de la machine électrique. Ce ne fut pourtant qu'en 1819 qu'un professeur danois, Œrsted, se vit en mesure d'annoncer au monde que la boussole s'affolait dans le voisinage d'un fil traversé par le courant de la pile. Après les expériences décrites par Cavallo, si vous avez eu le courage de lire la note que je viens de leur consacrer, la découverte n'avait, entre nous, rien de bien extraordinaire. Elle n'en fit pas moins une grande sensation, parce qu'Œrsted, en vrai savant, avait du même

1. (Note pour les grandes personnes.)

On lit ceci dans la traduction française du *Traité complet d'électricité*, de l'Anglais Tibère Cavallo, publié en 1785 :

« Un degré violent de force électrique peut non-seulement détruire la vertu d'une aiguille aimantée ou changer ses pôles, mais communiquer encore à celle qui ne l'est pas l'attraction magnétique.

« Si l'on place une fine aiguille à coudre dans la direction de la décharge d'un plateau de verre garni, et de huit ou dix pieds carrés ou même moins, il arrive souvent qu'elle s'aimante, et qu'en nageant sur l'eau elle se tourne vers le Nord.

« Il est à remarquer aussi que si, lors de la décharge, la direction de l'aiguille se trouve Est ou Ouest, la pointe frappée marquera le Nord. Si au contraire elle est Nord et Sud, l'extrémité qui regardait le Nord continuera de l'indiquer après le choc, de quelque côté qu'il vienne ; et, dans ce dernier cas, l'aiguille sera bien plus fortement aimantée que dans le précédent.

« Enfin, si l'on place l'aiguille perpendiculaire à l'horizon et qu'on fasse passer le choc par l'une ou l'autre de ses pointes, celle d'en bas marquera toujours le Nord. »

coup fait l'observation et trouvé le moyen de l'utiliser sérieusement. Grâce à lui, notre illustre Arago put, l'année suivante, constater le fait sur lequel repose toute notre télégraphie électrique, à savoir, qu'un morceau de fer doux [1] s'aimantait instantanément dès que le courant voltaïque — je ne vous explique pas ce mot-là — traversait un fil enroulé autour de lui, et qu'il cessait d'être aimanté à l'instant même où le courant cessait de traverser le fil.

Ceci trouvé, rien n'était plus facile que d'établir des télégraphes électriques. Je vous ai dit avec quelle rapidité foudroyante l'électricité se précipitait d'un bout à l'autre des corps bons conducteurs. Faites courir un fil métallique à cent lieues de vous, à mille si bon vous semble, et qu'au terme de sa course il aille s'enrouler autour d'un morceau de fer doux. A l'instant même où, de la place où vous êtes, vous enverrez un courant électrique dans votre fil en faisant communiquer avec une pile le bout que vous avez sous la main, le morceau de fer doux deviendra tout à coup un aimant là-bas, et le fera bien voir à ceux qui voudront y regarder en attirant à lui les aiguilles qui

1. En faisant subir au fer une préparation, on le rend beaucoup plus dur et très-cassant. Il prend alors le nom d'*acier*, et le fer ordinaire prend le nom de *fer doux* quand on le met en regard de l'acier. Les fils de fer qui se laissent ployer si facilement sont en fer doux ; les aiguilles, qui piquent si bien et se cassent net quand on veut les courber, sont en acier. L'acier et le fer doux n'ont pas les mêmes propriétés magnétiques. On ne peut aimanter le premier que lentement, avec certaines précautions, et il demeure ensuite aimanté pour toujours ; aussi tous les aimants que nous fabriquons sont-ils en acier. Le second reçoit immédiatement la vertu magnétique au simple contact d'un aimant, et n'en garde plus trace dès que le contact est supprimé.

C'est l'histoire de ces enfants qui apprennent leurs leçons très-vite et les oublient de même. Il y a aussi des mémoires d'acier, avec lesquelles il faut s'y reprendre à plus d'une fois ; elles n'en sont pas plus mauvaises pour cela.

lui seront présentées. A l'instant même où, d'un léger coup de main, vous supprimerez le courant en interrompant la communication entre le fil et la pile, l'aimant factice perdra tout à coup sa vertu d'emprunt et n'attirera plus rien. Voilà le principe du télégraphe électrique, lequel est bien simple, comme vous voyez. Le reste n'est plus qu'une affaire de mécanisme, et je remets à d'autres le soin de vous expliquer tous ceux que l'on a imaginés jusqu'à présent.

Maintenant, chère enfant, nous pouvons passer à l'explication de ce qu'on appelle le *système nerveux*. Je vous l'ai fait bien attendre ; mais c'est que nous allons y retrouver l'électricité. Cette force universelle, qui semble présider à tout, préside aussi, c'est plus que probable, aux actes mystérieux de la vie dans notre corps, et il fallait bien vous la faire connaître avant de vous parler des nerfs qu'on peut considérer comme ses agents. Seulement ce n'est plus, il s'en faut, l'électricité de la machine électrique, ni celle de la pile, ni celle de l'aimant non plus : c'est l'électricité vivante, si je puis la nommer ainsi, qui ne ressemble à aucune autre dans ses manifestations, mais qui n'en est pas moins la même force, donnant d'autres résultats, parce qu'elle s'exerce dans d'autres conditions.

La petite étude que nous avons faite aujourd'hui peut déjà vous donner une idée de ces transformations possibles d'une seule et même force. Vous n'avez plus, je suppose, aucun doute sur la parenté intime qui existe entre le magnétisme et l'électricité; encore ne suis-je pas allé jusqu'au bout, car j'aurais pu vous montrer comment avec des aimants on produit des courants électriques, de la même façon qu'avec des courants électriques on fait des aimants. Un aimant est donc une véritable pile en permanence, et les savants l'ont si bien compris qu'ils ont donné le nom de *pôles* aux deux extrémités de la pile, la positive et la négative. Pourtant quelle différence! Cette pile-là, vous pouvez la manier en tous sens, toucher ses deux pôles à la fois, les mettre en contact avec une foule de corps qui feraient merveille s'il s'agissait d'une pile ordinaire; rien ne bouge, rien ne décèle la présence de la vertu merveilleuse qui dort, emprisonnée là-dedans. Le fer seul a le privilége de réveiller la belle endormie. Seul, il la met en jeu; seul aussi il peut la loger. A quoi cela tient-il? Nous n'en savons rien.

A quoi tiennent les propriétés toutes particulières de l'électricité animale, puisqu'il faut l'appeler par son nom? Nous n'en savons rien non plus. Je tenais à vous le dire d'avance pour que vous n'arriviez pas avec des espoirs exagérés à l'étude qui va commencer.

XIII

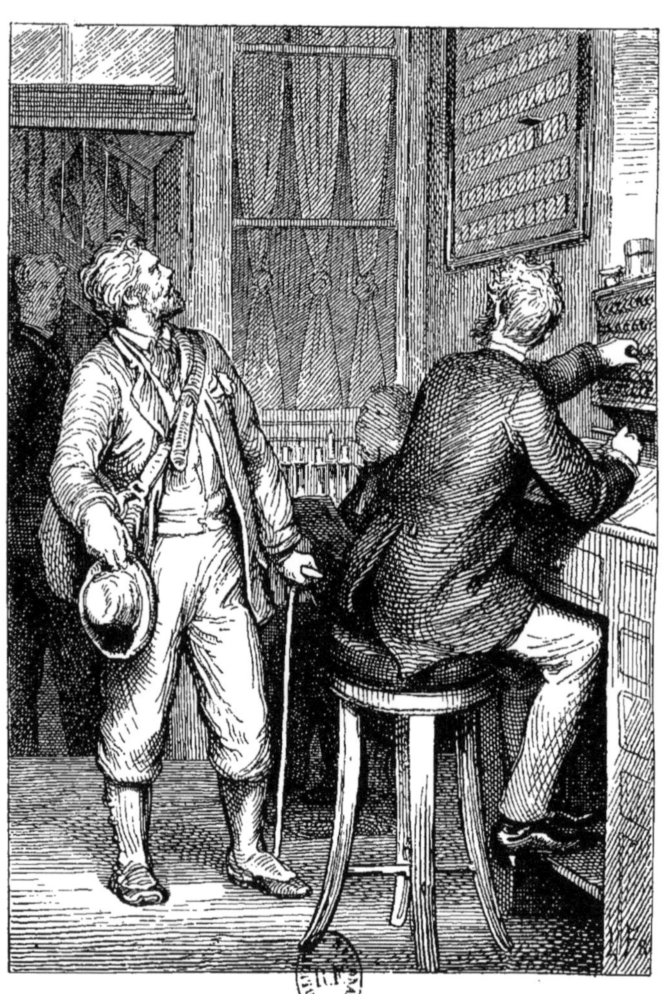

LE DIRECTEUR AVANÇAIT ALORS LA MAIN VERS UNE RANGÉE DE BOUTONS.

LES NERFS ET LA MOELLE ÉPINIÈRE

LETTRE XIII

Je me rappelle en ce moment un certain hôtel des bords allemands du Rhin, monté sur un grand pied, où l'on fit un jour une petite grimace en me voyant arriver le sac au dos, le bâton de voyageur à la main. Dans le cabinet du directeur de l'établissement se trouvait un large cadre, garni à l'intérieur d'une quantité de petites plaques qui se redressaient par instants avec un bruit sec, tantôt l'une et tantôt l'autre, soulevées par un fil caché, et laissaient voir un numéro, le numéro d'une chambre, comme vous pouvez le penser. Le directeur avançait alors la main vers une rangée de boutons numérotés qui s'alignaient au mur devant lui. Il en tirait un, et le garçon de la chambre courait à son service, quel que fût le point de la maison où l'on avait besoin de lui.

Il y avait là une représentation, bien grossière il est vrai, de ce qui se passe dans notre cerveau. De tous les points du corps partent des fils mystérieux qui viennent apporter là toutes les réclamations. Le directeur tire un bouton, et les garçons de service se mettent en mouvement.

N'allez pas prendre au moins la comparaison trop au sérieux. Ces fils d'avertissement, on voit bien d'où ils partent; mais personne n'a pu encore découvrir l'endroit précis où ils arrivent. Ces boutons qui transmettent les ordres, on ne sait pas non plus au juste l'endroit où ils se trouvent. Ce directeur enfin, nul ne l'a vu. Il existe assurément, puisqu'il y a une direction; mais ce qu'il est, et de quelle façon il travaille dans son cabinet, c'est un problème encore à résoudre.

Le cabinet de la direction et son double jeu de fils, c'est là, chère enfant, ce qui s'appelle notre *système nerveux*. Nous avons examiné maintenant, à peu de chose près, toute notre machine. Nous ne pouvions mieux terminer que par l'étude de ce qui en est l'âme : je parle ici la langue des mécaniciens qui n'y entendent pas autrement malice, et voient une âme partout où il y a une force. Il est vrai qu'ils n'ont pas affaire à des forces intelligentes; mais nous n'en sommes pas encore à nous occuper de l'intelligence.

Je ne sais plus si je ne vous ai pas dit déjà ce que c'est qu'un système; mais à tout hasard je crois qu'il ne sera pas inutile de vous le dire ici.

Un système, en philosophie, c'est un ensemble d'idées en harmonie entre elles qui servent toutes à la fois à établir une doctrine. En physiologie, c'est un ensemble d'organes de structure semblable qui accomplissent la même fonction, ou, si vous l'aimez mieux, qui sont chargés de la même besogne. Ainsi l'ensemble des os qui portent notre machine, c'est le *système osseux;* l'ensemble des muscles qui lui donnent l'impulsion, c'est le *système musculaire;* et ainsi du reste.

Or, il est chargé de bien des besognes à la fois, ce système nerveux dont me voici forcé de vous entretenir, bien à mon corps défendant, je vous en fais l'aveu, car plus j'y réfléchis, plus je relis mes maîtres, et plus j'hésite sur ce que je dois vous en dire.

XV

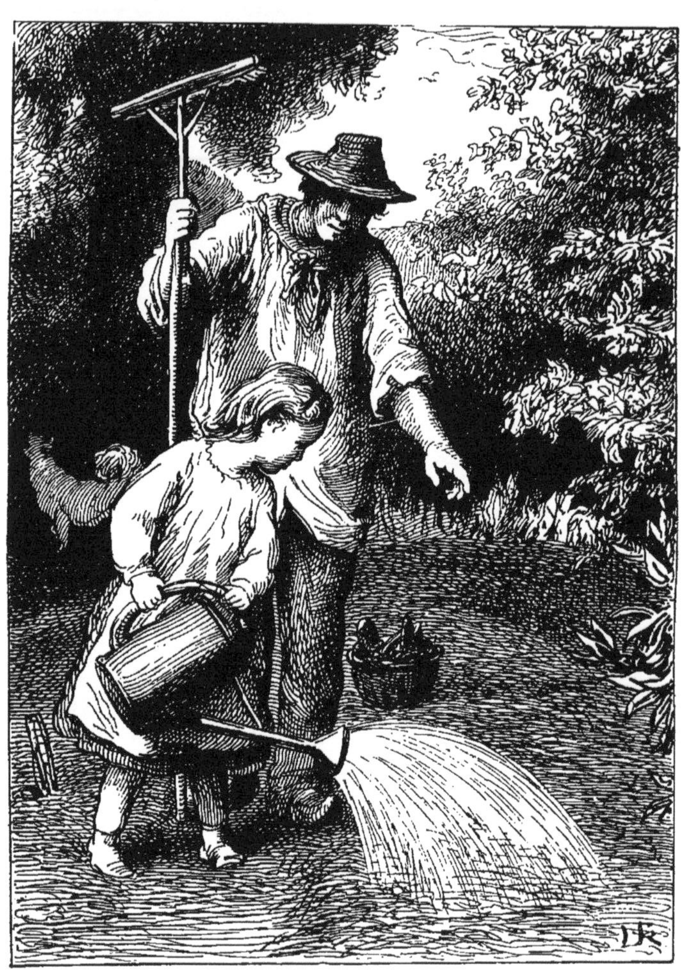

MILLE PETITS TROUS CHANGENT EN PLUIE FINE SA CATARACTE.

C'est d'abord un appareil électrique, comme nous le verrons tout à l'heure, et à ce titre il préside aux contractions des muscles qui ne sont pas autre chose, pour moi du moins, qu'un phénomène électrique d'une nature particulière.

C'est ensuite un révélateur qui nous apprend ce qui se passe, soit en nous, soit hors de nous, et qui nous l'apprend d'une façon bien simple, par le plaisir ou la douleur qui accompagnent chacune de ses révélations.

C'est enfin, — comment dirai-je? — la condition indispensable sans laquelle nous ne pouvons ni penser ni vouloir, c'est pour nous l'organe de la pensée et de la volonté.

De tout cela nous n'avons présentement qu'une chose à voir, la plus facile sans contredit, le rôle que joue le système nerveux dans nos mouvements. Ce sera la fin de cette *histoire de la machine à marcher* qui nous retient depuis si longtemps. Ensuite on commencera une autre que j'appellerais bien, si je n'étais qu'un naturaliste, *histoire de la machine à sentir et à penser;* mais c'est là un trop vilain mot, qui vous répugnerait comme à moi, et qui ne serait pas juste par-dessus le marché, car sous la machine que l'on voit, il y a autre chose que l'on ne voit pas. Nous l'appellerons : *Histoire des sens et de la pensée.*

Jetons d'abord un coup d'œil rapide sur l'ensemble de ce merveilleux appareil qui joue un si grand rôle en nous. Nous en verrons plus tard les détails au fur et à mesure que nous en aurons besoin.

Figurez-vous une multitude de fils dont les brins, défaits par en bas, s'éparpillent en tous sens, et qui se tressent ensemble pour former de petits cordons d'abord, puis des cordelettes aboutissant de partout à une sorte de corde centrale où tous les fils viennent s'entasser. C'est l'idée la plus nette que je puisse vous donner des nerfs et de la moelle épinière où ils viennent tous aboutir.

Ils sont bien fins, ces brins éparpillés qui forment, en se réunissant, les fils nerveux! L'œil le plus perçant ne pourrait y rien distinguer. Pourtant, grâce au microscope, nous savons assez bien comment ils sont faits.

Vous êtes-vous amusée quelquefois à regarder s'allonger un fil de confiture, suspendu au bord d'une tartine? Supposez-le s'amincissant jusqu'à devenir invisible à l'œil nu, et enfermez-le dans une gaîne fibreuse, transparente comme une vessie mouillée, vous aurez à peu de chose près l'aspect microscopique de la fibre nerveuse élémentaire. Gratiolet, dans son beau livre sur le système nerveux, compare l'intérieur de la fibre à un fil de cristal, ce qui ressemble assez à notre fil de confiture, car il ne peut être question ici que de cristal fondu.

C'est ce petit filet imperceptible de gelée diaphane qui est l'élément important de la fibre nerveuse, l'agent de la vie, si je puis m'exprimer ainsi, et chaque fibre fait le service du point du corps d'où elle part, qu'elle met en rapport avec le centre, tantôt pour y porter les messages, tantôt pour en rapporter les ordres.

Ces fibres courent toutes les unes à côté des autres le long des cordons nerveux où elles sont emprisonnées dans une gaîne commune, et y demeurent aussi distinctes de leurs voisines que les fils d'un écheveau bien serré de ceux contre lesquels ils sont pressés. Elles arrivent ainsi à la moelle épinière, où elles se continuent jusqu'à la base du cerveau; mais là il devient impossible de les suivre plus loin, et elles se perdent dans le dédale inextricable des fibres qui se croisent en tous sens dans cette région mystérieuse.

Trente et une paires de nerfs débouchent à droite et à gauche dans la moelle épinière par de petits trous pratiqués de chaque côté, du haut en bas de la colonne vertébrale, aux endroits où les vertèbres se rejoignent. Ce sont comme autant de petites portes par où les agents de la vie, épars dans tout le corps, arrivent en bataillons serrés au rendez-vous universel; mais au moment d'entrer, ils se partagent dans chaque nerf en deux bandes dont chacune prend une direction différente. L'une se glisse dans la moelle par le bord qui touche à la base de la colonne vertébrale, l'autre par celui qui est voisin des apophyses dorsales, si vous n'avez pas oublié ces anciennes connaissances. J'appelle en passant votre attention sur ce partage qui se fait dans les nerfs aux abords de la moelle. Vous verrez plus tard qu'il y a là-dessous quelque chose de très-curieux.

Ces deux bords de la moelle, celui du dedans et celui du dehors, sont séparés l'un de l'autre par un sillon profond qui court sur les deux côtés. Un autre sillon, plus profond encore, la partage au milieu dans toute sa longueur en deux parties tout à fait semblables, de sorte que nous avons deux moelles en réalité, l'une à droite et l'autre à gauche. Si vous vous rappelez encore mes longues explications d'autrefois sur la ligne médiane, cela ne devra pas vous étonner. Vous savez que notre corps se compose de deux moitiés absolument pareilles, du moins en ce qui concerne la machine à marcher : il fallait bien que chaque moitié eût sa moelle à elle.

Chacune des deux moelles se compose à son tour de deux substances, — tout va par deux là-dedans, — l'une qui est grise et qui en forme le noyau, l'autre qui est blanche et qui sert d'enveloppe à la première. Leur consistance est à peu près la même, et rappelle celle de la bouillie. Imaginez-vous deux crèmes, de couleur différente, enfermées l'une dans l'autre.

Tout cela ne vous intéresse peut-être pas beaucoup, chère enfant, prenez patience; nous faisons maintenant de la géographie; le tour de l'histoire va venir; mais il était nécessaire auparavant de vous promener sur le théâtre de l'action, afin de pouvoir mieux vous la raconter. Les historiens ne s'y prennent pas autrement quand ils arrivent aux grandes batailles; et le système nerveux est notre grand champ de bataille, à nous. C'est là qu'a lieu la rencontre de l'âme et du corps, pour vous exprimer avec les mots consacrés une idée qui nous échappe quand nous voulons la saisir. Or, la rencontre se fait précisément à ce qu'il paraît dans ces deux substances, la grise et la blanche, que nous allons retrouver tout à l'heure s'étalant à l'aise dans le cerveau. Je puis bien vous en dire cela d'avance; elles commenceront à vous intéresser.

Enfin, pour terminer cette description que j'abrége autant que je puis, une triple membrane entoure cet assemblage si précieux et si délicat, de qui dépend notre vie, et qui se désorganiserait au moindre choc s'il était moins bien emballé. Le mot est un peu trivial, mais je ne saurais pas en trouver un plus juste.

Elles ont des noms un peu singuliers, ces membranes! n'importe, je vous les donnerai comme ils sont.

Celle qui touche immédiatement la moelle est la *pie-mère,* un nom dont il ne faut pas me demander l'explication, car je ne l'ai trouvée nulle part. Celle-là n'est, à vrai dire, que le prolongement de la gaîne fibreuse qui sert d'enveloppe commune aux fibres nerveuses, et qui se continuent sur la moelle quand elles viennent s'y plonger. Elle serre étroitement son contenu, si bien qu'on le voit faire bosse au dehors à la plus petite rupture de l'enveloppe, et elle lui donne ainsi une certaine consistance qui maintient tout en place dans les secousses.

La *dure-mère*, un nom de même fabrique que le premier, forme au-dessus de l'enveloppe immédiate de la moelle un second tube fibreux, beaucoup plus volumineux qu'elle, et dans lequel elle ballotterait d'une façon inquiétante pour nous, sans une admirable disposition de la nature qui a fait de ce vide dangereux un surcroît de sécurité.

A cet effet, l'intérieur de la dure-mère est tapissé par une de ces membranes *séreuses*[1] dont je vous ai déjà dit un mot à l'occasion de la synovie des articulations, lesquelles distillent sans cesse un liquide puisé dans le *sérum* du sang. Ce liquide remplit l'espace qui reste libre entre les deux enveloppes, et quand vous aurez quelque chose de fragile à faire voyager, je ne suppose pas que vous puissiez imaginer un emballage plus simple et plus sûr, surtout si vous prenez la précaution qui a été prise ici, car de chaque côté, et dans toute la longueur du canal où baigne ainsi la moelle, va d'un bord à l'autre un ligament très-résistant qui assujettit la baigneuse, et la retient juste au milieu du liquide protecteur.

Pour plus de sûreté, la dure-mère ne s'applique pas exactement sur les parois du canal osseux de la colonne vertébrale, qui lui transmettraient trop directement les ébranlements de tous les chocs auxquels nous sommes exposés. Elle est ronde, et le canal est triangulaire. L'intervalle que met entre eux cette différence de forme est occupé par une sorte de bourre, composée de lamelles fines et molles qui adhèrent d'un côté à l'os, de l'autre à la membrane, et qui valent encore mieux pour amortir

1. Cette membrane, qui est d'une finesse extrême, porte le nom d'*arachnoïde*; en grec : toile d'araignée.

les chocs, vous pouvez le croire, que tout le foin de nos paniers.

Il ne fallait rien moins que tout cela, mademoiselle, pour vous permettre de sauter à la corde, et de faire ces doubles que vous faites si bien. La pauvre petite bouillie que vous portez tout le long du dos n'y résisterait pas longtemps, si on l'avait mise à la bonne franquette dans le canal vertébral, comme une crème au chocolat dans son petit pot.

Encore un mot sur la moelle, et vous en serez quitte.

Elle ne descend pas jusqu'au fond du canal vertébral, pas du moins telle que je viens de vous la décrire. A partir de la deuxième vertèbre lombaire, au-dessous de l'endroit où elle reçoit les nerfs qui viennent des jambes, elle s'éparpille en filaments allongés dont l'aspect a valu à cette partie de l'appareil nerveux le nom peu respectueux de *queue de cheval*. Dans le haut des reins, là où arrivent des nerfs des jambes, elle présente un renflement sensible; puis elle diminue pour se renfler de nouveau au bas du cou, à l'arrivée des nerfs que lui envoient les bras. Enfin elle se fait plus petite aux abords du trou occipital par lequel elle entre dans le crâne; mais une fois qu'elle a franchi le passage, son renflement devient tel qu'on a de la peine à la reconnaître. Elle perd alors son nom, et s'appelle : le CERVEAU.

Ainsi font bien souvent les parvenus, qui changent de nom dès qu'ils sont de gros personnages. Cette fois, à vrai dire, il s'agit d'un si gros personnage, si supérieur dans sa nouvelle fortune à ce qu'il était auparavant, qu'en bonne conscience on ne pouvait guère faire autrement.

Nous allons l'examiner avec l'attention qu'il mérite.

LE CERVEAU

LETTRE XIV

Nous voici dans le cabinet de la direction! Je vous préviens qu'il y fait un peu sombre; mais nous y verrons assez clair cette fois-ci : nous n'avons qu'à dresser l'état des lieux. Je ne réponds de rien quand nous voudrons essayer de fouiller dans les tiroirs.

Vous vous figurez peut-être que le meilleur moyen pour voir ce que nous avons sous le crâne serait de soulever délicatement le couvercle, et de regarder ce qu'il y a dessous. Vous y seriez bien attrapée. Ce qu'il y a là n'est que la couverture du reste, et vous ne verriez qu'une calotte grisâtre fendue par le milieu et sillonnée en tous sens de grands plis en zigzags, dont l'aspect rappelle à s'y méprendre celui d'un paquet d'intestins repliés sur eux mêmes. Ce n'est pas par là qu'il faut regarder.

Quand on veut bien voir l'intérieur d'une maison on ne se met pas sur le toit, on entre par la porte. C'est ce que nous allons faire.

Glissons-nous, avec la moelle épinière, par le trou occipital : nous serons à la bonne place pour commencer notre inspection.

Nous sommes là juste au-dessus de « cet amas irrégulier de bosses, de pointes, de mamelons osseux » qui forme la base du crâne, et devant la description duquel j'ai dû reculer autrefois en arrivant à cette partie scabreuse du squelette. Comme le cerveau se moule sur le crâne, ou le crâne sur le cerveau, pour être plus exact, ceci vous apprend déjà que nous allons rencontrer toutes sortes d'accidents de terrain.

D'abord la moelle, à peine entrée, commence à s'élargir. Elle va toujours grossissant, de façon à former une espèce de pyramide arrondie, et c'est en effet le nom qui a été donné à chacune des deux moitiés de cette partie de la moelle, car c'est toujours la moelle, bien qu'elle ait pénétré dans le crâne. Elle y conserve encore si bien sa forme générale qu'il n'était pas possible de la méconnaître ; aussi porte-elle en cet endroit le nom de *moelle allongée*.

Elle reçoit là l'une sur l'autre, dans un espace de quelques centimètres, sept paires de nerfs qui arrivent de la langue, de la bouche, de l'oreille et de la face. Le service est bien autrement actif dans cette région-là que sur le parcours de la colonne vertébrale; il est tout simple d'y rencontrer les fils d'avertissement en plus grande quantité.

Je vous ai dit la dernière fois que les fibres nerveuses, venues de tous les points du corps, continuaient à courir le long de la moelle vers le cerveau. Arrivées dans le haut de notre pyramide, elles y exécutent une curieuse évolution. Celles qui viennent du côté droit du corps passent à gauche, celles du côté gauche passent à droite. Vous verrez plus tard quelle est la conséquence de cet entrecroisement des fibres que le scalpel indiscret des anatomistes à découvert dans l'épaisseur de la pyramide, où il se fait sournoisement.

XIV

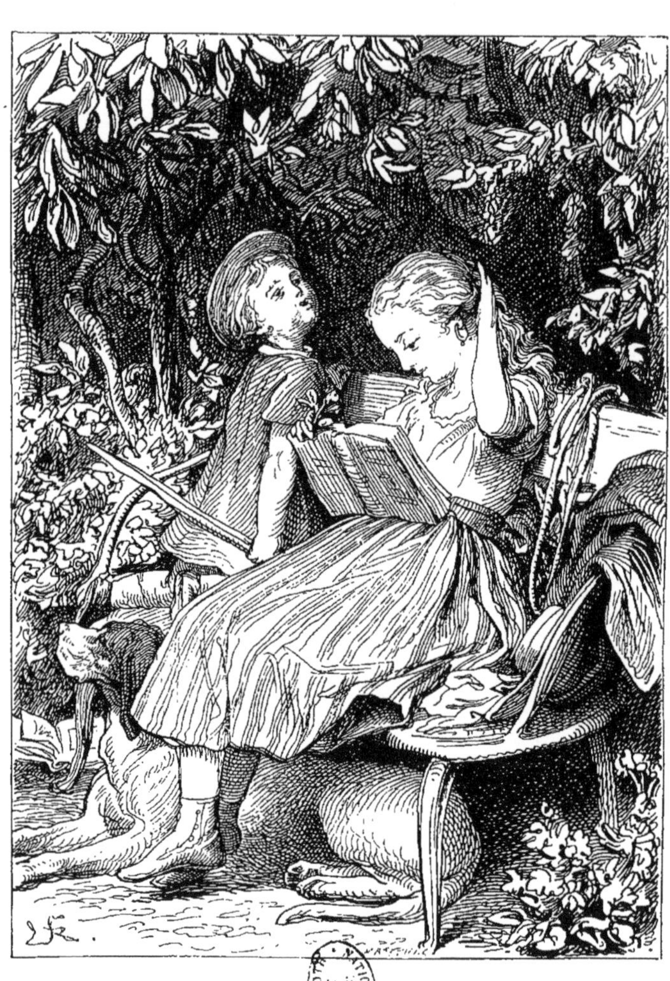

C'EST LA QU'EST LE CERVELET.

Ce tour de passe-passe accompli, la grande transformation commence.

La partie supérieure de la moelle se jette tout à coup à droite et à gauche, en se dilatant prodigieusement, et devient le *cervelet*.

Mettez la main sur l'avance que le bas du crâne fait au-dessus du cou. C'est là qu'est le cervelet, ou le petit cerveau, car ce nom-là est un de ces diminutifs dont il est parlé dans la grammaire. C'est de fait une espèce de petit cerveau, tout à fait distinct du grand sous lequel il disparaît quand on regarde la masse cérébrale par en haut, et qui a sa structure toute particulière, comme aussi probablement sa fonction spéciale.

Sa surface est plissée comme celle du vrai cerveau; mais les plis sont ici disposés tout différemment. On les a comparés aux feuillets d'un livre. J'avoue que j'ai beau regarder, je ne vois rien là qui ressemble aux feuillets d'un livre. Plissez menu un châle gris foncé, et ramassez les plis de façon à en faire un tampon arrondi avec un creux au milieu : vous aurez quelque chose qui vous donnera bien mieux une idée de la physionomie du cervelet que les feuillets d'un livre, si chiffonné qu'il soit.

Je vous ai conseillé de prendre un châle gris, parce que le cervelet est composé de cette substance grise qui fait le noyau de la moelle épinière; mais elle est comme lardée à l'intérieur de filets de substance blanche, disposés de telle sorte que, quand on coupe l'organe par le milieu, ils y dessinent très-régulièrement l'image d'une feuille d'arbre avec toutes ses nervures. C'est ce dessin que les anatomistes ont nommé, dans un jour de poésie, *l'arbre de vie*.

Faut-il vous le dire, mademoiselle? votre cervelet est tout petit, bien plus petit comparativement que le mien qui doit faire à peu près le huitième de la masse totale logée dans mon crâne. — Je dis : à peu près, parce qu'il n'y a rien là de fixe, et vous concevez bien qu'on ne peut guère avoir les mesures exactes, de son vivant. — C'est un organe qui reste longtemps en retard, comme les os. Il attend pour commencer son développement réglementaire que la barbe pousse aux jeunes garçons, et la raison aux petites demoiselles.

Le cervelet se partage en deux moitiés semblables. Je ne perdrais pas mon temps à vous dire cela, puisque c'est une règle invariable du haut en bas de la ligne médiane, si je n'avais là quelque chose de particulier à vous signaler. Ces deux moitiés se rejoignent en dessous par un gros faisceau de substance blanche qui va s'appuyer sur la base du crâne, en recouvrant ce qui reste de la moelle allongée sur laquelle il passe, comme l'arche d'un petit pont sur un ruisseau.

La moelle disparaît en cet endroit, prise qu'elle est, ainsi que dans un anneau, entre le cervelet qui la surplombe, et son faisceau de jonction. A cause de cela, on a nommé ce faisceau qui fait saillie hors du cervelet : la *protubérance annulaire*, mais il y a un autre nom que vous retiendrez mieux : le *pont de Varole*.

Il y a des heures favorisées dans la science, comme ailleurs. Heureux qui se trouve là pour en profiter. Ce Varole, qui nous a mis à tous l'estampille de son nom sous le crâne, s'est immortalisé à bon marché avec ce faisceau du cervelet : il n'était pas difficile à trouver. Je vous parlais la dernière fois de géographie. Varole était du XVIe siècle, l'époque des grandes découvertes géographiques, aussi bien dans le corps humain que sur le globe. Il est venu juste au moment où l'anatomie naissante commençait ses découvertes, et il a eu la chance d'être un des premiers à dresser la carte du cerveau où il a écrit son nom, comme cela se fait toujours en pareil cas. C'est du reste une carte qui vaut bien l'autre, et quand les progrès de l'instruction générale auront mis tout le monde en état de s'orienter dans le labyrinthe du cerveau, je ne sais pas si je donnerais, comme place à tenir dans la mémoire des hommes, le pont de Varole pour le détroit de son contemporain Magellan. Nos savants d'aujourd'hui n'ont plus de ces bonnes fortunes à espérer. La géographie du cerveau est close, ou peu s'en faut, et les découvertes n'y sont guère plus faciles maintenant que dans la Méditerranée. Il est vrai que du temps de Varole les explorations anatomiques étaient quelquefois aussi dangereuses que les expéditions de ces hardis navigateurs qui faisaient alors le tour du monde sur des coques de noix, comparées à nos vaisseaux d'aujourd'hui. C'étaient des nouveautés sentant quelque peu le fagot, et l'illustre Vesale, qui mit le scalpel aux mains de Varole, fut obligé, dit-on, de se cacher comme un malfaiteur pour donner ses premières leçons. Les conservateurs de l'ignorance dans ce temps-là criaient à la profanation, et peut-être bien serai-je taxé moi-même par quelques-uns de profanation pour avoir essayé... Mais c'est assez bavarder sur ce point : revenons à la moelle.

Elle reparaît, au delà du pont de Varole, sous la forme de deux gros cordons, qui se confondent bientôt en une masse mamelonnée, dont les accidents ont donné beau jeu à l'imagination des premiers explorateurs. Ils ont vu là toutes sortes de ressemblances dont il est inutile que je vous entretienne, d'autant plus qu'on n'a pu découvrir jusqu'à présent le rôle véritable que jouent dans la machine humaine ces enfoncements et ces monticules, dont les noms baroques ne vous apprendraient rien.

Le tout se termine par quatre petites éminences qui portent le nom de *lobes optiques;* c'est vous dire assez leur emploi. Elles président à la vue, et c'est là que viennent se rattacher à l'organe central les branches principales du nerf de l'œil, je veux dire de celui par l'intermédiaire duquel nous voyons, car l'œil a d'autres nerfs encore auxquels il doit son exquise sensibilité et ses mouvements multipliés.

La région des globes optiques est en quelque sorte le couronnement de la moelle qui s'arrête là. Pourtant nous n'avons pas encore fini avec elle.

Vous souvenez-vous de ce que je vous disais autrefois de l'os du nez, cette vertèbre avortée que je vous présentais « comme un dernier effort de la nature arrivée au terme de la construction de la colonne vertébrale? » Eh bien, l'idée que je voulais vous en donner trouve ici une sorte de confirmation. Il y a aussi un dernier effort de construction dans la moelle arrivée à son terme. De son extrémité partent deux espèces de cornes qui en sont comme le prolongement; et devinez où ils vont! Ce sont précisément les *lobes olfactifs*[1], chargés du département des odeurs, qui débouchent dans le fond du nez.

Avant d'aboutir à l'avortement de la vertèbre nasale, la colonne s'est élancée en voûte dans le renflement du crâne. De même pour la moelle. Avant de produire les lobes olfactifs, elle a donné naissance à l'hôte merveilleux pour lequel a été construite la voûte du crâne.

Je ne vous ai pas dit le nom de ces deux gros cordons qui sortent de dessous le pont de Varole. Ils s'appellent les *pédoncules du cerveau*. Je vous suppose assez instruite déjà pour savoir ce que c'est qu'un pédoncule, en botanique. C'est ce que le vulgaire appelle la queue des cerises et des pommes, c'est ce qui porte le fruit. Or, jamais pédoncule ne porta de fruit comparable à celui qui pousse ici sur la moelle. Pendant que sa partie inférieure

1. Du mot latin *olfacere*, flairer.

continue de cheminer, bien distincte, le long de la base du crâne, elle s'étale par en haut, et, projetant ses fibres dans toutes les directions, elle va se perdre dans le vaste épanouissement du *cerveau* proprement dit.

LE CERVEAU

(SUITE)

LETTRE XV

C'est grand dommage qu'il faille nous en tenir cette fois-ci à la description du cerveau : ce n'est pas là qu'est le plus curieux. Pourtant, cela peut encore vous intéresser d'apprendre comment est fabriqué l'organe sans contredit le plus noble, s'il n'est pas le plus essentiel, de tout votre corps, celui en qui réside, ne vous en déplaise, votre petite personne; car s'il cessait de fonctionner, il ne resterait de vous qu'une pure machine, n'ayant conscience de rien, pas même de son existence. Le corps est votre maison; mais là est votre chambrette, votre petit coin personnel. Vous ne vous plaindrez pas du coup d'œil que nous allons y jeter en passant.

Le cerveau étant placé sur la ligne médiane, il va de soi que comme le cervelet, la moelle et le reste, il se partage en deux moitiés égales. Seulement la ligne de partage est chez lui plus fortement accusée que partout ailleurs. Les *hémisphères cérébraux* — c'est le nom qu'on donne à ces deux moitiés — sont séparés l'un de l'autre par un sillon profond qui descend presque à mi-chemin de la base du crâne. Ce n'est que dans le bas qu'ils se réunissent sur une lame de substance blanche qu'on a nommée le *corps calleux*, un mot dont je serais bien embarrassé de vous donner l'explication. Je sais bien ce qu'on entend par une main calleuse, et vous aussi probablement; mais quant à ce corps calleux qui n'est autre chose qu'une tranche de cervelle, mince et délicate, je suis forcé de vous avouer que je ne comprends rien à son nom.

Je vous ai parlé des trois vertèbres qu'on peut retrouver dans le crâne. Cette division a son pendant dans le cerveau qui se partage transversalement en trois *lobes*, comme on les appelle, le lobe antérieur sous le frontal, le lobe postérieur sous l'occipital, et le lobe moyen qui correspond au pariétal.

A vous parler franc, il faut y regarder de bien près pour reconnaître dans les sillons multipliés qui se creusent à la surface du cerveau les limites respectives de ces trois lobes, surtout celle des deux derniers qui est un peu, entre nous, une limite de convention. Je soupçonne fort les anatomistes de s'être donné ici sur leur carte les licences que se permettent quelquefois les diplomates sur la leur : avec la meilleure volonté du monde, j'ai bien de la peine à voir dans la ligne qu'ils ont déterminée ce qu'on appelle une frontière naturelle.

Quant à la ligne de démarcation du lobe frontal, c'est autre chose. La nature l'a suffisamment indiquée par un sillon beaucoup plus prononcé que les autres, et qui porte le nom de *scissure de Sylvius*. Il faut aussi retenir ce nom-là. Sylvius était, comme Varole, de ces heureux, de ces vaillants du XVIe siècle, qui ont fondé l'anatomie moderne, et il a sur lui cette supériorité d'avoir été non plus le disciple, mais le maître de Vésale.

Ainsi que je vous l'ai dit déjà, toute la superficie du cerveau offre l'aspect d'une masse grisâtre. Cette masse est blanche à l'intérieur. Nous retrouvons ici les deux substances que je vous ai signalées dans la moelle, la grise et la blanche; mais elles ont changé de position. La substance blanche qui recouvrait l'autre dans la moelle, est recouverte par elle dans le cerveau. Une mince couche de substance grise s'étend sur toute la surface des trois lobes, comme une sorte d'écorce, et de là lui vient son nom un peu baroque de *substance corticale.* Or je dois vous dire, mademoiselle, qu'on fait généralement à cette substance corticale l'honneur de la considérer comme le siége de l'intelligence, et que la chose est possible au fond, dans une certaine mesure. Jugez donc après cela les gens sur leur nom!

La substance blanche, qui remplit l'intérieur des deux hémisphères, n'y forme pas une seule masse compacte. Vous connaissez ces grands vides qu'on trouve quelquefois à l'intérieur des petits pains du déjeuner, et qui sont si déplaisants aux bons appétits. Nous avons juste un vide de ce genre-là au milieu de chaque hémisphère, et l'on peut dire que la nature a fait là une belle économie de cervelle. C'est pour notre bien assurément, car elle a ménagé aux alentours du corps calleux une fente de communication entre la surface extérieure de l'hémisphère et son vide intérieur, sur les parois duquel se continue la bienheureuse substance corticale. L'écorce intelligente — vous comprenez comment je l'entends — trouve ainsi à se développer sur une plus vaste étendue, d'où vous pouvez voir que ce mot de tête creuse, dont on a fait un mauvais compliment, est un mot mal choisi. Tous, tant que nous sommes, nous avons, sans distinction aucune, des creux dans la tête, et si notre cervelle était d'un seul bloc, il est à supposer que nous n'y gagnerions rien.

Ces creux des deux hémisphères ont reçu le nom de *ventricules,* comme ceux du cœur. Ce sont les ventricules *latéraux*, ainsi nommés parce qu'il y en a un de chaque côté. Sous le corps calleux, juste à la base du cerveau, il y en a un autre qui s'appelle le ventricule *moyen;* et enfin le cervelet a aussi le sien qui communique avec ce dernier par une sorte de couloir, lequel traverse le pont de Varole en rampant au-dessus du prolongement. Ici les noms des deux savants dont je vous ai entretenue sont en présence. Ce couloir de communication, c'est l'*aqueduc de Sylvius.*

Nous en trouverions d'autres encore, si je vous menais partout — les explorateurs n'ont pas manqué par ici; — mais je me fais déjà scrupule de vous avoir emmenée si loin dans ce labyrinthe, où vous n'aviez que faire, me dira-t-on, car on n'a pas su découvrir encore le rôle assigné à tout cela. Ne me grondez pas pourtant. Figurons-nous visiter quelque vieux temple d'une religion perdue. Nous serions curieux de nous enfoncer dans ses cryptes et ses galeries, bien que leur ancienne destination nous échappe. Nous pouvons bien en faire autant pour ce petit temple vivant, où Dieu descend à chaque bonne pensée qui s'y produit, et parcourir d'un œil curieux ses détails, bien que leur sens soit pour nous bien souvent lettre close.

J'ai fini, du reste. Il ne me reste plus qu'à vous montrer une toute petite chapelle, qui a failli passer pour le sanctuaire, et que je tiens à vous faire connaître, parce qu'elle a une notoriété historique : c'est la *glande pinéale.*

Tout à côté du corps calleux, et sur la même ligne, un peu au-dessus de l'entrée de l'aqueduc de Sylvius, est une espèce de petit mamelon grisâtre qui se détache nettement du milieu environnant, et qui a l'air d'avoir été jeté là comme une énigme à deviner. Les médecins grecs, Galien en tête, séduits par sa physionomie originale, avaient imaginé tout bonnement d'y loger l'âme. C'était de là, selon eux, qu'elle dirigeait le corps, comme un cocher mène de son siége un attelage, et deux petites bandes blanches qui en partent dans la direction des lobes optiques leur avaient paru une preuve décisive à l'appui : ils en avaient fait les *rênes* de la glande pinéale. Je ne vous aurais pas parlé de cette conception fantastique, qui serait oubliée aujourd'hui, comme tant d'autres de même fabrique, si un grand philosophe moderne ne s'était avisé de la ramasser dans les vieux livres, pour la mettre en évidence en la signant de son nom. Il s'appelait Descartes, et quand vous serez grande, je vous conseille de lire son *Discours sur la Méthode*, dans lequel nos pères ont appris à raisonner. Grâce à lui, la glande pinéale a eu ses jours de gloire, qui sont passés malheureusement; et de fait, l'âme aurait là, je crois, un mauvais logement. Il s'y forme souvent de ces petites pierres que les médecins appellent *calculs* [1]. Bichat l'a trouvée une fois changée tout entière en un calcul qui, à force de grossir, avait fini par dépasser les dimensions qu'on lui connaît. Vous conviendrez que l'âme du propriétaire de cette glande pinéale y aurait été vraiment trop mal à son aise.

Les trois enveloppes de la moelle épinière se retrouvent à leur poste autour du cerveau, la pie-mère appliquée immédiatement sur l'organe, la dure-mère faisant face aux parois osseuses, et la toile d'araignée de l'arachnoïde entre les deux. Seulement, vous concevez sans peine que, dans sa nouvelle demeure, la moelle ainsi transformée ne pouvait conserver telles quelles les anciennes enveloppes du canal vertébral. Une bourgeoise devenue grande dame demande à être habillée et protégée autrement.

1. Du mot latin *calculus*, caillou. C'est de là que dérive aussi l'acception habituelle du mot calcul. Les enfants, à Rome, apprenaient à compter avec des cailloux.

A chaque battement du cœur, un flot de sang considérable est lancé presque en droite ligne vers le cerveau. C'est la partie de notre corps qui reçoit le plus de sang à la fois ; c'est aussi la plus délicate, la plus impressionnable d'une part, la plus sujette de l'autre à se désorganiser. De grosses artères, qui viendraient l'inonder brutalement d'un jet de sang rapide, lui feraient courir mille dangers. La nature y a pourvu.

Vous avez un petit jardin, et vous savez aussi bien que moi quels ravages fait l'arrosoir dans un semis, quand on n'a pas la précaution de lui mettre la pomme dont les mille petits trous changent en pluie fine sa cataracte. C'est une précaution semblable qui a été prise ici. Avant de pénétrer dans le cerveau, les artères qui le desservent se subdivisent en une infinité de petits canaux, lesquels rampent en s'entrelaçant à sa surface, et y font pleuvoir le sang goutte à goutte. Une multitude de petits canaux veineux, disposés de la même façon, pompent de leur côté, également goutte à goutte, le sang qui a servi, par des milliers de filets veineux aussi fins que des cheveux, et c'est ainsi que se fait la circulation du sang dans le cerveau, avec des ménagements infinis dont le résultat est de régler dans une proportion constante son départ aussi bien que son arrivée. Si le cerveau est le grand instrument de la vie, le sang en est le virtuose, un virtuose dont les caprices seraient pleins de périls. Trop fougueux, il briserait les cordes ; trop indolent, il laisserait s'interrompre la musique.

Or, si vous cherchez à la surface du cerveau la pie-mère, cette tunique résistante qui étreignait la moelle au milieu de son canal, elle semble avoir disparu. Vous n'apercevez à sa place que le lacis, dont je viens de vous parler, d'artérioles et de veinules, à peine reliées entre elles par une trame imperceptible qui ne saurait mériter le nom de membrane. C'est pourtant bien elle, et, pour vous en assurer, allez à l'entrée du trou occipital. Vous la verrez se glisser dans le crâne avec son précieux dépôt, et se continuer, un moment reconnaissable, sur la moelle allongée. Mais bientôt elle s'amincit et s'annihile en quelque sorte, envahie de tous les côtés par les canaux sanguins devant lesquels elle s'efface, comme une bonne mère abandonne son enfant en danger aux mains qui s'avancent pour le sauver.

Dès lors son rôle de protectrice immédiate passe à la dure-mère qui devient dans le crâne d'une épaisseur et d'une solidité extraordinaires. Ici, il n'y a plus de vide entre celle-ci et le reste. La place est bien plus grande, il est vrai; mais elle est occupée tout entière par la masse cérébrale qui vient frôler la dure-mère, collée elle-même aux parois du crâne, si bien qu'elle leur sert de périoste. Elle ne les quitte que pour s'enfoncer dans le sillon creusé entre les deux hémisphères que sa puissante intervention empêche de se heurter dans les balancements de la tête, et pour aller soutenir le lobe occipital au-dessus du cervelet qu'il surplombe. Vous retiendrez facilement les noms de ces deux prolongements de la dure-mère; ils parlent à l'imagination. Le premier s'appelle *la faux,* parce que, s'allongeant dans le sens de la courbure du cerveau, il rappelle assez bien une lame de faux. Le second a été nommé *la tente du cervelet*, parce qu'il est tendu au-dessus de lui comme une toile de tente. Il y en a bien un troisième qui rend aux deux moitiés du cervelet le même service que la faux aux hémisphères du cerveau, et qu'on appelle à cause de cela *la faux du cervelet;* mais il a peu d'importance en comparaison des deux autres.

La dure-mère est une enveloppe si solide, si bien ajustée sur l'organe qu'elle a mission de protéger, qu'on peut briser le crâne à coups de marteau sans rien endommager de ce qui est dessous. Je dois vous prévenir qu'il n'est ici question que de crâne livré par la mort aux anatomistes, et de marteau manié par une main savante, mais c'est bien assez déjà pour vous faire comprendre combien la cervelle est emmaillottée de près dans cette dure-mère, et combien peu de place il reste au liquide sécrété par l'arachnoïde pour s'épancher impunément.

C'est pour cela que les inflammations de cette méchante petite toile d'araignée, qui n'a l'air de rien du tout, sont si promptement mortelles. Prise comme elle est entre la dure-mère et la pie-mère, à peine commence-t-elle à suinter plus abondamment qu'à l'ordinaire qu'une compression s'exerce sur le cerveau, dont le jeu est aussitôt entravé. Tout se trouble subitement dans la machine, et peu d'heures suffisent quelquefois pour que la vie s'en aille comme d'elle-même, sans que ceux qui sont là puissent y croire. Je ne sais pas comment j'ai le courage de vous parler de ces choses-là, chère enfant. Elles réveillent en moi des souvenirs qui me font frémir. N'en dites rien à votre mère.

L'ÉLECTRICITÉ ANIMALE

LETTRE XVI

Revenons un moment, mademoiselle, à cette histoire d'une bouchée de pain que j'ai eu tant de plaisir à vous raconter, alors que vous n'étiez encore qu'une enfant, et que l'étude était un jeu pour nous. Nous voici devenus un peu plus sérieux, et c'est moins amusant, je le sais bien. Mais vous apprenez davantage, ce qui a bien plus d'importance; et c'est ainsi que les choses iront toujours à mesure que vous grandirez. Vous aurez toujours moins à jouer; mais vous n'y perdrez rien, croyez-moi, si vous êtes sage. Les réalités de la vie sont encore bien supérieures, quand on sait comprendre ce qu'elles valent, aux badinages du commencement.

Vous souvenez-vous de ce magique intendant dont je vous parlais dans ce temps-là [1], qui s'en va distribuant les matériaux aux ouvriers du haut en bas de la maison que nous habitons, et dont les poches inépuisables, toujours remplies par l'estomac, contiennent tout ce qu'il faut à chacun de nos organes ? Je vous ai dit aussi comment, à mesure que se font les constructions dont les matériaux

1. *Histoire d'une bouchée de pain*, p. 29.

sont fournis par le sang, elles se démolissent d'elles-mêmes [1], les vieilles briques laissant la place aux neuves, et retournant au torrent qui les avait apportées. Je vous ai expliqué enfin le secret de cette chaleur intérieure [2] qui s'entretient toujours égale au dedans de nous par la combustion incessante de notre propre substance, et vous ai raconté les prouesses de l'oxygène, de l'hydrogène, du carbone et de l'azote, « ce merveilleux quadrille de l'aliment de nutrition [3] », comme je l'appelais alors, lequel se transforme à volonté, tantôt albumine, tantôt fibrine, tantôt caséine, selon que les danseurs se groupent différemment pour exécuter des figures différentes.

Tenez-vous tranquille un moment, et ramenez votre attention en vous-même pour vous écouter vivre. Ne sentez-vous pas comme une sorte de petillement universel qui devient plus fort à mesure que votre pensée s'y fixe davantage? Ce petillement dure toute la vie; mais il passe inaperçu, tant nous en avons l'habitude; et de fait, cela ne servirait à rien de s'en occuper : nous n'avons pas d'action sur lui. C'est lui, au contraire, qui exerce une action sur nous, si je puis m'exprimer ainsi, une action suprême car il n'est rien moins que notre vie physique, la base essentielle de toutes les autres, pour parler de ce que nous pouvons connaître. Là-dedans se retrouvent confondus pêle-mêle tous ces phénomènes de construction, de démolition, de combustion, de transformation des éléments de notre substance les uns dans les autres, et tout cela, pour l'appeler de son vrai nom, n'est pas autre chose qu'une suite continue *d'actions chimiques*.

J'ai déjà prononcé en passant ce mot d'action chi-

1. *Histoire d'une bouchée de pain*, p. 84.
2. *Id.*, p. 175.
3. *Id.*, p. 211 et suiv.

mique, dans une note à propos de la pile, et j'aurais dû, pour bien faire, vous l'expliquer ce jour-là; mais j'étais pressé et je savais que son tour allait venir. C'est au surplus celui-là qu'il aurait fallu employer quand je vous ai parlé du mariage des corps; ainsi la chose vous était déjà connue, si le mot ne l'était pas.

Il y a une force secrète, inhérente à tous les atomes des diverses substances que nous rencontrons, — les savants l'ont nommée *affinité*, un mot latin qui signifie alliance, parenté, — en vertu de laquelle ils contractent entre eux des unions, tantôt durables, tantôt passagères, selon leur caractère particulier, selon aussi que l'occasion d'être volages leur est donnée, c'est-à-dire selon qu'ils se trouvent plus ou moins sollicités à rompre les anciennes alliances pour en former de nouvelles. Ce va-et-vient des atomes qui se prennent, se quittent, s'unissent ailleurs pour divorcer encore, c'est là ce qu'on appelle l'*action chimique*, parce qu'on a donné le nom de *chimie* à la science qui s'occupe de ces unions et de ces divorces, pour les provoquer à notre profit, quand nous avons besoin de fabriquer un corps dont nous tenons les éléments isolés, ou d'en saisir un qui se trouve pris dans une combinaison dont nous n'avons que faire.

Je vous ai parlé de cela tout au long, en vous racontant les services que nous rend la pile, et vous devez déjà vous faire une idée du rôle important que joue l'électricité dans tous ces ménages. Vous avez vu quel agent tout-puissant nous trouvons en elle pour les faire et les défaire; mais ce n'est là encore qu'un côté des rapports qui existent entre l'action chimique et l'électricité. Si les combinaisons des atomes se font et se défont sur le passage des courants électriques, les atomes à leur tour produisent des courants électriques toutes les fois qu'ils changent leurs combinaisons. C'est ainsi que nous parvenons à établir nos piles les plus puissantes, en enfermant dans des appareils convenablement disposés des substances qui agissent énergiquement les unes sur les autres.

Quand ces substances-là se trouvent en contact, leurs atomes s'invitent mutuellement à la danse, et s'enfuient de part et d'autre de leur demeure présente, pour former entre eux des alliances nouvelles, autrement dit un corps nouveau. C'est là qu'est la source de l'électricité de la pile. Ses courants conservent leur énergie tant que la danse se soutient. Ils s'affaiblissent dès qu'elle commence à languir. Ils disparaissent aussitôt que les corps primitifs, détruits et mis à néant par la fuite de leurs atomes, cessent de fournir à la combinaison nouvelle l'aliment qui lui est nécessaire pour se continuer. Supposez une pile qui saurait renouveler elle-même ses provisions de substances actives à mesure qu'elles se détruisent, et se débarrasser en même temps de leur produit inerte, il va de soi qu'elle fonctionnerait indéfiniment, je veux dire aussi longtemps que durerait son travail de renouvellement et d'évacuation. Si vous êtes curieuse de voir quelque part une pile de ce genre-là, regardez-vous, mademoiselle, votre corps en est une.

Vous n'avez pas besoin d'ouvrir de grands yeux. Cela n'a rien d'étonnant que des courants électriques se produisent dans la jolie petite pile que vous êtes, puisqu'elle est sans cesse, sur tous ses points à la fois, le théâtre d'une myriade d'actions chimiques dont une seule suffirait pour produire un courant, bien faible il est vrai. Ce qui serait étonnant, ce serait que les lois qui président au déménagement des atomes dans l'univers entier se trouvassent suspendues tout exprès dans votre corps, quand toutes les autres, celles du mouvement, par exemple, s'y font respecter absolument de la même façon que dans les pierres. Donc votre corps est une pile, parce qu'il est un laboratoire de chimie, parce qu'il est un poêle[1], ainsi que je vous l'ai appris autrefois, parce qu'il y a en lui précisément ce que nous mettons dans nos piles quand nous voulons les faire fonctionner.

Ne vous scandalisez pas trop néanmoins, si j'ai l'air de vous mettre sur la même ligne qu'un appareil de cabinet de physique. Le constructeur de la pile humaine est un ouvrier bien autrement fort que Volta, que Bunsen, que Daniell, que tous nos faiseurs illustres de piles, et il ne saurait y avoir d'affront pour rien de ce qui sort de ses mains. Je vous dirai la prochaine fois où est la supériorité écrasante de son œuvre sur les nôtres. C'est assez pour aujourd'hui : les séances fatigantes doivent être courtes.

Si je n'ai pu résister au périlleux désir de vous expliquer des choses trop difficiles peut-être pour vous, c'est qu'elles jettent un jour merveilleux sur tout ce que je vous ai enseigné autrefois sans pouvoir aller jusqu'au bout, puisque vous ne connaissiez pas l'électricité. Elles vous révèlent la véritable raison de ce renouvellement perpétuel de notre substance, qui n'est vivante que par le seul fait de sa destruction continue. Vous pouvez comprendre maintenant comment l'oxygène apporté par le sang met en jeu les organes qu'il vient brûler, en les inondant d'électricité; et je n'ai plus besoin de vous apprendre que ce n'est pas seulement la chaleur dont nous sommes redevables à cette combustion intérieure, mais aussi la vie. Vous allez voir bientôt, quand je vous donnerai l'explication du mouvement, quel lien intime

1. Le feu que nous faisons avec nos combustibles n'étant pas autre chose qu'une action chimique d'une énergie extraordinaire, celui qui bourre son poêle l'hiver met en mouvement, sans s'en douter, des torrents incalculables d'électricité. Si les savants s'avisaient un jour de s'en mêler, ils nous le feraient bien voir.

XVI

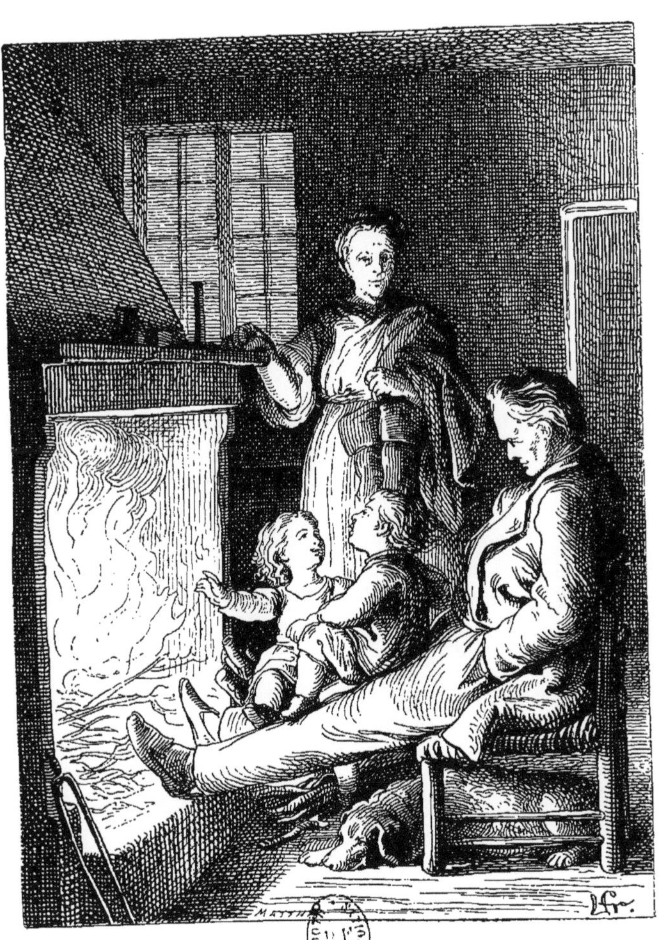

LE FEU QUE NOUS FAISONS AVEC NOS COMBUSTIBLES.

unit l'une à l'autre nos deux vies de nutrition et de relation, l'aliment se convertissant en force aussi bien qu'en chair; et comme quoi si les membres sont les serviteurs de l'estomac, l'estomac est aussi le serviteur des membres, non-seulement parce qu'il les nourrit, mais encore parce qu'il les aide à marcher.

Avouez que tout cela valait bien la peine d'un peu de fatigue, et si votre pauvre petite tête commence à demander grâce, remerciez-moi au lieu de me gronder.

LES MOUVEMENTS VOLONTAIRES

LETTRE XVII

Je me suis arrêté à temps la dernière fois. Qu'il y ait en nous production de courants électriques, on peut l'affirmer hardiment, par la raison toute simple que le contraire est impossible, à moins d'un renversement des lois universelles, et je me sentais en droit de vous parler avec assurance. J'aurais été bientôt forcé de baisser de ton, si j'avais abordé la question qui va nous occuper, à savoir comment se comportent en nous ces courants électriques, ce qu'ils font au juste, et de quelle façon ils sont dirigés.

Cela n'est pas tout à fait de votre âge, chère enfant, d'entendre parler de mystères, et je ne sais pas trop comment je vais m'y prendre pour vous présenter une énigme qui fait tourner la tête aux plus forts, quand ils veulent s'acharner à la deviner. J'aurai la bravoure du soldat, qui marche en avant sur le champ de bataille, bien souvent parce qu'il ne peut pas reculer.

Vous êtes-vous jamais demandé ce que c'est que la volonté? Non, bien sûr, c'est une de ces choses que les enfants ne se demandent pas à eux-mêmes, parce qu'ils ont l'esprit en repos sur leur compte. « La volonté, c'est quand on veut », me répondriez-vous peut-être, à moi,

241

XVIII

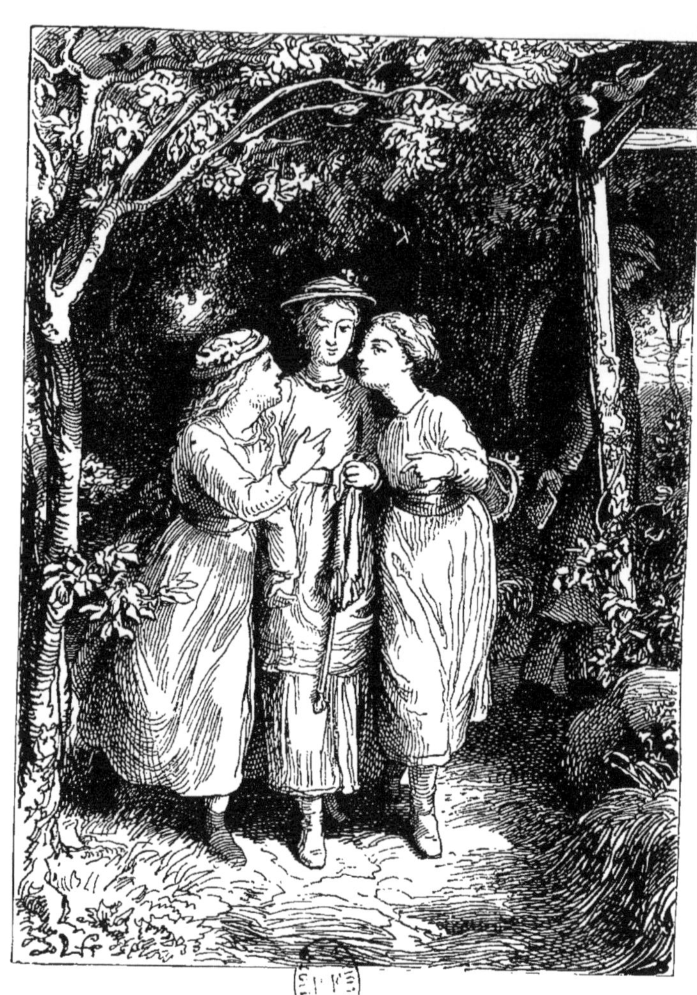

DANS UNE DE CES CONVERSATIONS SI INTÉRESSANTES.

d'après une méthode de réponse que je connais de reste depuis la grande quantité d'années que je fais la classe à des demoiselles; et, français à part, cette réponse-là en vaudrait bien d'autres qui ont plus de prétention. Toujours est-il qu'il y a en nous quelque chose dont nous avons parfaitement conscience, moyennant quoi nous commandons à nos membres d'exécuter les mouvements qui nous conviennent. Vouloir ne suffit pas, cependant, pour qu'un mouvement s'exécute : ce serait bien trop commode, si cela suffisait. Avec la meilleure volonté du monde, quand on est au bout de sa force, il faut bien s'arrêter. Au bout de sa force? Qu'est-ce que cela veut dire? Il y a donc une force qui reçoit les ordres de la volonté et qui les exécute, tant qu'elle peut aller. Cette force, si ce n'est pas l'électricité produite en nous par le déménagement perpétuel des atomes, je ne vois pas où la trouver, et j'aurai bientôt une belle preuve à vous donner en sa faveur, en vous montrant l'électricité du dehors exercer incontestablement sur nos muscles l'action que je suppose exercée par celle du dedans.

Or, voici où est le mystère !

Que votre maman vous donne un ordre, et qu'en fille obéissante vous fassiez ce qu'elle a dit, personne ne s'avisera de s'en étonner. De votre maman à vous les rapports sont bien faciles à établir. Vous ne faites, pour ainsi dire, elle et vous, qu'une seule âme, et c'est presque comme si elle commandait à une partie d'elle-même.

Quand votre papa appelle son chien, — pardon de la comparaison, mais vous allez voir qu'elle m'est nécessaire, — quand donc votre papa appelle son chien, et que l'intelligent animal accourt à lui, laissant tout pour obéir à son maître, cette obéissance n'est encore un sujet d'étonnement pour personne. Si grande que soit la distance du chien à nous, nous sentons très-bien qu'elle n'est pas infranchissable, et c'est un vieux serviteur dont nous avons l'habitude. Pourtant la chute est déjà lourde. Si vous commandiez à maître Turc de se débarbouiller le matin, et de se savonner les pattes, sans y mettre la main vous-même, je crois bien que vous auriez de la peine à vous entendre. Vous n'êtes pas assez du même monde pour pousser bien loin la conversation.

Essayez à votre tour de faire venir à vous en les appelant, sans leur montrer du pain, les petits poissons rouges qui sont dans le bocal de la salle à manger. Je dis : essayez, car à toute force la réussite pourrait encore se concevoir. Le poisson est bien trop loin de nous, pour que la conversation puisse seulement s'entamer; mais enfin il a des yeux qui nous regardent, des appétits que nous pouvons satisfaire; une espèce d'entente est jusqu'à un certain point possible entre lui et nous, et l'idée d'un ordre à lui donner n'a précisément rien de révoltant.

Mais que diriez-vous d'un monsieur qui entreprendrait d'imposer sa volonté à une huître, et de lui faire ouvrir et fermer sa coquille, sur un simple commandement? Ce monsieur-là courrait grand risque d'aller terminer ses exercices à Charenton. L'huître et nous, cela ne peut plus du tout s'entendre : il faudrait avoir perdu la raison pour ne pas le voir.

Ne vous impatientez pas; nous arrivons. S'il faut renoncer à se faire obéir de l'huître, à plus forte raison de sa coquille, n'est-ce pas? Tout ce qui est inanimé n'échappe que trop évidemment à nos commandements. Vous viendra-t-il jamais à l'idée qu'il vous soit possible de soumettre à votre volonté la pluie qui tombe, l'air qui passe, la chaleur qui sort d'un poêle, l'électricité qui court le long des fils de la pile? Eh bien, c'est juste ce dernier miracle que vous faites à chaque fois que vous levez le bras. Vous voulez, et les courants électriques obéissent.

Sur quel pont se fait le passage de votre volonté à eux? Allez le demander à l'architecte qui l'a bâti.

Vous allez me demander peut-être ce que deviennent, quand nous sommes au repos, ces courants si dociles qui mettent les membres en mouvement au premier signal de la volonté. Dorment-ils, quand nous dormons? Sont-ils casernés quelque part, attendant le moment de servir, comme les soldats en temps de paix?

Ne croyez rien de tout cela. La nature ne fait pas, comme nous, des emmagasinages de forces sans emploi : elle sait trop bien les produire à l'instant même où elle en a besoin.

Vous savez déjà, — cela s'apprend bien vite, — que quand les peuples ne sont pas d'accord entre eux, ils se battent pour savoir qui a raison, et qu'on a des armées pour cela, plus nombreuses naturellement aux époques de bataille, que dans les moments de tranquillité. C'est là ce qu'on appelle le pied de guerre et le pied de paix. Chez les peuples qui savent s'arranger, il n'y a de force publique pendant la paix que juste ce qu'il en faut pour la police intérieure. Chacun vaque pendant ce temps-là à son travail, sans plus s'inquiéter du gouvernement que s'il n'existait pas. La richesse nationale n'est pas gaspillée et va grandissant, ressource précieuse pour les jours de lutte. Que la guerre arrive, le gouvernement lance un appel aux armes, et les armées sortent de terre, comme par enchantement.

C'est exactement de cette façon-là que les choses ont été arrangées chez nous, par la nature.

En temps de repos, la pile dont nous avons parlé fonctionne toute seule, insoucieuse de la volonté, et ne produit que juste ce qu'il faut de force pour entretenir le travail qui se fait dans les organes, travail qui s'arrêterait net, si des courants électriques ne traversaient pas les ateliers. Alors s'accumulent les provisions de substances destinées à se détruire pour faire de la force, quand il en faudra davantage.

Le mouvement chez nous, c'est la guerre, guerre de nos bras avec tout ce que nous tirons, ce que nous poussons, ce que nous soulevons, ce que nous frappons; guerre de nos jambes avec les obstacles qui peuvent s'opposer à notre marche; guerre de tout le corps avec cette ennemie toujours présente qui s'appelle la pesanteur, et qui nous étend à terre, dès que nous cessons de lutter avec elle. Vous ne pensiez pas sans doute à cela, chère enfant; mais vous devez bien vous dire, quand vous portez votre cuiller où vous savez, que vous êtes en guerre avec elle. Vous la forcez à monter, et elle voudrait descendre.

C'est à ces moments-là que le gouvernement se réveille. Dès que ses conseils ont décidé l'ouverture des hostilités, la volonté lance ses dépêches, et en un clin d'œil les muscles se mettent sur le pied de guerre. Le sang y afflue à l'improviste; les atomes précipitent leur danse; des courants supplémentaires surgissent tout à coup, et sous leur action la fibre musculaire, tout à l'heure immobile et détendue, se crispe et se ramasse sur elle-même, entraînant, dans son mouvement, les pièces de la charpente auxquelles elle est attachée.

Il me reste à vous dire comment les courants électriques déterminent la contraction musculaire, comment, du moins, nous pouvons nous représenter leur action. Je vous réserve cela pour la prochaine fois.

Avant de nous quitter, je ne veux pas laisser échapper une aussi bonne occasion de vous expliquer le sommeil qui est notre grand pied de paix.

Le mouvement a ses charmes pour nous, et la guerre aussi pour les peuples, à ce qu'il paraît. Cependant, quand elle se prolonge au delà de certaines limites, et qu'un peuple a fait une dépense trop forte et d'énergie et d'hommes, — ce sont ses atomes, à lui, — le gouvernement a beau lancer ses dépêches, le peuple épuisé se couche à terre et demande à dormir.

C'est votre histoire de chaque jour, quand vous avez bien lâché la bride à vos courants électriques, et que vos provisions de substances à détruire se trouvent épuisées. Votre peuple engourdi fait la sourde oreille aux appels aux armes de la volonté. Si vaillante guerrière que vous soyez, il faut bien alors battre en retraite devant la pesanteur, et vous trouvez bientôt votre Waterloo qui vous attendait sur l'oreiller. On ne maudirait pas tant la guerre, si toutes étaient comme celle-là!

LES MOUVEMENTS VOLONTAIRES

(SUITE)

LETTRE XVIII

Un de mes amis me parlait un jour d'un moteur qu'il venait d'imaginer. Je vous dirai, si vous ne savez pas ce que c'est qu'un moteur, qu'on donne ce nom-là à toute machine destinée à produire du mouvement.

Or voici quel était celui de mon ami. Après la petite leçon que je vous ai donnée sur le magnétisme, vous devez être en état de comprendre.

Représentez-vous un double chapelet de petits morceaux de fer doux, reliés ensemble par des attaches flexibles, à une légère distance les uns des autres. Chacun des chapelets est entouré d'un fil de cuivre roulé en spirale, et pouvant être mis à volonté en communication avec les deux pôles d'une pile en activité. Un mécanisme très-simple permet de faire passer alternativement la communication d'un fil à l'autre, de sorte que les deux chapelets se trouvent enveloppés à tour de rôle dans le courant électrique.

Vous savez ce qui arrive au fer doux dans ce cas-là : il s'aimante. Les petits aimants improvisés ainsi dans le chapelet soumis au courant, ayant tous nécessairement leurs pôles dans la même direction, puisqu'ils sont à la file, chaque pôle Nord fera face à un pôle Sud, sauf aux extrémités bien entendu, et ils s'élanceront tous les uns vers les autres, en raison de la loi que vous connaissez :

Les corps électrisés différemment s'attirent.

Supposez une file de dix aimants, placés à un centimètre l'un de l'autre. Quand l'attraction réciproque de leurs pôles les aura réunis en un seul tas, le chapelet se trouvera raccourci de dix centimètres, ce qui fait déjà un raccourcissement raisonnable.

Si maintenant vous disposez les deux chapelets de façon à ce qu'ils agissent en sens inverse sur une tige de fer ou de bois, chacun d'eux l'entraînera à son tour, l'aimantation des morceaux de fer doux se transportant de l'un à l'autre avec le courant électrique, et la tige aura un mouvement de va-et-vient, comparable à celui du piston d'une machine à vapeur. Accrochez-la à ce que vous voudrez, un levier, une tige droite, une manivelle, et elle travaillera comme aurait fait un piston.

« Eh! m'écriai-je, quand mon ami eut achevé son explication, c'est un bras d'homme que vous venez d'imaginer là! »

Je ne vous donne pas mon exclamation comme étant d'une entière exactitude. Ce n'est pas là tout à fait un bras d'homme ; mais je me trompe fort, ou le va-et-vient du bras de l'homme se fait justement de cette façon-là.

Il faut que je vous remette ici sous les yeux la description que je vous donnais, il y a déjà un peu de temps, de la fibre musculaire qui se présente, vous disais-je, sous la forme d'une espèce de chapelet dont les grains, placés à une certaine distance les uns des autres, rendent alternativement la fibre plus courte ou plus longue, selon qu'ils se rapprochent ou qu'ils reviennent à leur première position.

Il manquait une chose à ma leçon de ce jour-là : c'était l'explication de ces mouvements alternatifs de la fibre musculaire. Je ne pouvais pas vous la donner alors. Aujourd'hui, sans avoir la prétention de la tenir tout entière, je puis du moins vous faire entrevoir la façon dont les choses doivent se passer.

Quelle que soit son origine, il me paraît de toute évidence qu'au moment où nous voulons un mouvement, un courant électrique s'élance du cerveau pour se rendre le long des nerfs, au muscle qui doit l'exécuter, et y précipite du même coup l'affluence du sang et les actions chimiques. Les grains du chapelet musculaire doivent devenir alors comme autant de petits aimants, ayant tous leurs pôles dans le même sens, qui s'attirent les uns les autres avec d'autant plus de force que leur aimantation est plus énergique, et le muscle demeure contracté tant que celle-ci persiste. C'est ainsi que l'avant-bras se replie sur le bras, et le bras sur le corps par suite de l'état électrique particulier dans lequel se trouvent alors le biceps et les muscles de l'épaule. S'agit-il de ramener le membre en avant, le courant cérébral change aussitôt de direction, et se transporte aux muscles antagonistes. Ceux-ci se contractent à leur tour, et entraînent les os en sens inverse, les chapelets du côté opposé perdant subitement leur aimantation, et relâchant leurs grains dès qu'ils sont abandonnés par le courant.

Voilà qui est bien savant, n'est-ce pas ? Et encore je vous ai fait grâce des côtés mystérieux de ce jeu électrique, que je suis loin de vous avoir expliqué tout à fait, et pour cause. Quoi qu'il en soit de la valeur de cette moitié d'explication, elle vous suffira pour comprendre à peu près en vertu de quoi nos muscles se contractent, et vous n'aurez plus à vous étonner si les aiguilles et les ciseaux de votre maman finissent par s'aimanter à la longue au contact de ses doigts actifs.

Puisque nous parlons de doigts, je veux appeler votre attention sur une chose à laquelle vous n'aurez peut-être pas encore pris garde.

Étendez votre main, en écartant les doigts, et abaissez le doigt du milieu, mais avec l'intention formelle de l'abaisser tout seul. Si vous en venez à bout, vous serez plus heureuse que moi. J'essaye de le faire en ce moment, et j'ai beau concentrer toute ma volonté sur ce doigt du milieu, à chaque fois qu'il se met en marche, ses camarades partent sans ordre, et malgré mes ordres, ce qui est plus fort. C'est assurément ma faute, car j'ai vu des gens s'en faire obéir en pareil cas, et les maintenir en place pendant la descente du doigt commandé. Il faut croire que les courants électriques, envoyés par ma volonté dans ma main, s'y comportent en serviteurs indociles, et s'en vont d'eux-mêmes où ils ont l'habitude d'aller quand je saisis un objet sur lequel tous mes doigts s'abaissent ensemble d'un seul coup. Pierre Gratiolet, dans le livre si remarquable qu'il a laissé sur la *Physionomie et les mouvements d'expression,* donne le nom de *sympathiques* aux mouvements qui marchent ainsi, comme forcément, de compagnie, et que la volonté ne parvient pas sans peine à discipliner. « Je citerai en particulier, dit-il, les débuts des commençants qui s'exercent sur le piano. On sait la difficulté qu'ils éprouvent à donner aux mouvements des deux mains une complète indépendance. Et ce n'est pas sans peine qu'en exécutant une gamme ils font coïncider le mouvement du petit doigt de la main gauche avec celui du pouce de la main droite, de l'index d'une main avec celui de l'annulaire de l'autre. »

Ceci m'amène à vous parler des libertés en vigueur dans ce petit royaume des bras et des jambes dont vous êtes bien la reine, mais reine moins absolue que vous pourriez vous l'imaginer. A côté du mouvement volontaire, entièrement subordonné à vos commandements, il y a le mouvement machinal que la machine exécute sans votre intervention, comme un animal bien dressé fait sa besogne, et prend son chemin de tous les jours, sans avoir besoin de la direction du maître. Dans la marche, par exemple, combien de fois ne passez-vous pas du mouvement volontaire au mouvement machinal, quand vous vous laissez absorber, je ne dirai pas par vos pensées, — ce sera pour plus tard, — mais dans une de ces conversations si intéressantes que vous faites à la promenade avec vos amies! La volonté est alors absente, et les jambes vous emportent toutes seules, sans se tromper jamais dans leur manœuvre. Avouez, du reste, que vous seriez bien embarrassée pour la diriger vous-même. Vous commandez la marche comme les trois quarts des rois commandent la guerre. Ils donnent le signal; mais on la fait sans eux.

Ces habitudes prises par nos agents, qui finissent par se passer de nous pour travailler, ne sont pas un des moindres mystères de notre organisation. Je puis vous citer, par exemple, une déplorable habitude que mes mains ont prises, et dont je ne parviens pas à les corriger. Tous les soirs, en me déshabillant pour me coucher, je remonte ma montre, comme il est sage de le faire si l'on veut savoir le lendemain matin quelle heure il est. Or, quand il m'arrive de changer de vêtements dans la journée, à peine ai-je décroché la chaîne de ma montre de la boutonnière de mon gilet, que les mains se mettent sournoisement à l'œuvre, profitant de ce que je pense la plupart du temps à autre chose, et la montre est remon-

XVII

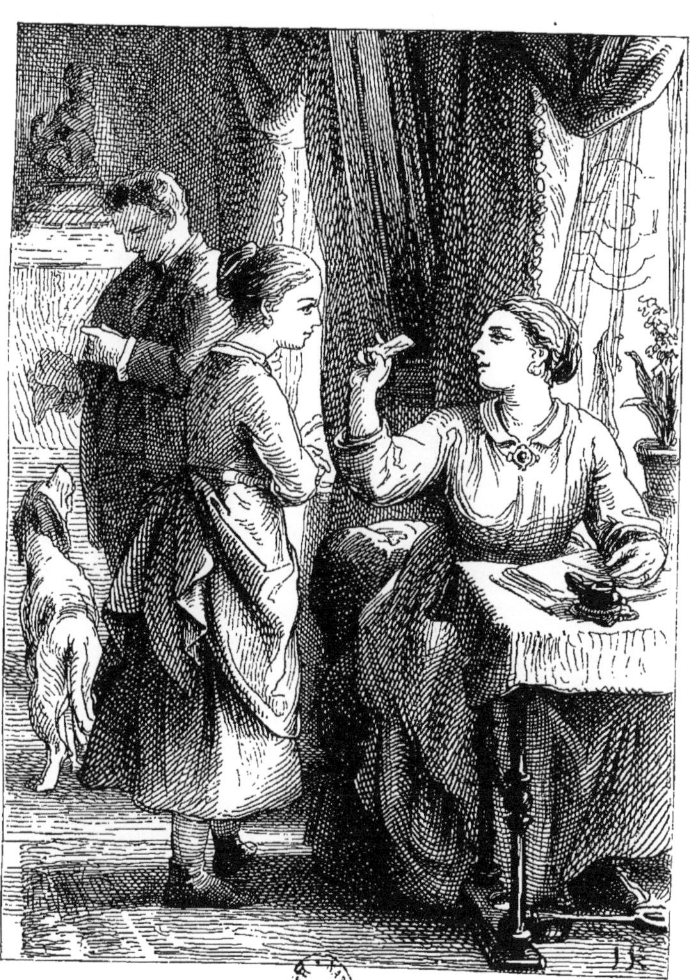

QUE VOTRE MAMAN VOUS DONNE UN ORDRE...

tée avant que je m'en sois aperçu. Qui a fait cela? Est-ce moi? sont-ce mes mains? A coup sûr, ce n'est pas moi; car je n'y étais pas.

Notez qu'il ne s'agit pas ici d'un simple mouvement, d'un muscle émancipé qui se contracte à la dérobée. Il y a toute une série de mouvements assez compliquée que je n'ai pas besoin de vous énumérer; vous n'avez qu'à vous rappeler le travail de vos doigts quand vous remontez la jolie petite montre dont vous êtes si fière. Mais ce n'est rien encore à côté de ce que je vais vous dire.

Il a fallu bien du temps à votre maman et bien de la patience pour vous apprendre à parler. Vous ne pouvez guère vous en souvenir; mais vous saurez cela un jour quand il y aura un petit enfant à qui vous apprendrez à dire : maman. Si vous faites bien attention alors, vous vous apercevrez que pour prononcer chacune des syllabes dont se composent les mots, il faut que la langue et les lèvres prennent successivement toutes sortes de positions, celles-ci s'écartant, se rapprochant, se serrant, s'allongeant; l'autre tantôt venant frapper le palais, tantôt s'appuyant sur les dents du haut, tantôt plaçant doucement sa pointe à l'entrée de la bouche. Ajoutez à cela que tous les muscles de la poitrine, du gosier, des mâchoires, des joues, et même du nez, ont aussi leur besogne à faire qui change à chaque instant. Pour prononcer ce seul mot : *confiture,* qui vous sort si facilement de la bouche, vous ne vous doutez pas combien de petits muscles sont mis à la fois en réquisition, et quelles nombreuses manœuvres ils ont à exécuter. Aussi vous voyez que les premiers mots des petits enfants n'ont qu'une syllabe, prononcée deux fois : *papa*, *dodo*, *dada*, *bobo*. L'opération est si difficile pour eux que tout ce qu'ils peuvent après l'avoir réussie, c'est de la recommencer. La fatigue serait bien trop grande s'il fallait de suite en essayer une autre!

Qu'est devenu, dites-moi, tout cet effort que vous coûtait chaque mot bégayé? Comment se fait-il maintenant que vous bavardiez des heures entières, sans plus y penser que si la parole était pour vous une eau qui coule? C'est que l'éducation de messieurs vos muscles est terminée depuis longtemps, et que vous n'avez plus à vous occuper d'eux. Si vite que coule le petit robinet, chaque mot qui se présente les trouve à leur poste, et la rapidité de l'intelligence à concevoir une phrase est bien souvent dépassée par celle qu'ils mettent à la prononcer.

Certes, il y a là déjà de quoi se demander à qui revient l'honneur de la parole, quand nous parlons. C'est encore à nous, à le bien prendre, car si nos muscles peuvent revendiquer le mécanisme des mots, nous en fournissons l'idée, ce qui est évidemment bien plus. Mais j'ai mieux que cela à vous faire voir.

Je connais une très-vieille dame à qui l'on a fait apprendre, quand elle était petite, une prière qu'elle récitait, comme les enfants récitent trop souvent leur prière, sans s'inquiéter du sens des mots. Ce n'est pas, soit dit en passant, rendre un grand hommage au bon Dieu, de le prier comme cela des lèvres, sans que l'intelligence se mette de la partie. Autant vaut faire comme les Tartares qui collent des prières sur un rouleau, et font aller le rouleau à tour de bras, en le chargeant de prier pour eux. Mais le bon Dieu est si bon qu'il ne doit se formaliser de rien quand il voit qu'on a l'intention de l'honorer, si maladroitement qu'on s'y prenne, et bien certainement il n'en garde pas rancune à cette vieille dame qui a été toute sa vie la meilleure personne du monde. Toujours est-il qu'à présent elle ne sait plus un mot de sa prière de jeunesse. — Les mots ne peuvent pas rester dans la tête quand il ne s'y rattache aucune idée, — et pourtant elle peut encore la réciter toutes les fois que l'envie lui en prend. Vous avez entendu parler peut-être de voyageurs égarés la nuit qui, désespérant de retrouver le bon chemin, jettent la bride sur le cou de leur cheval, et se laissent ramener par lui. C'est ce que fait la vieille dame. Elle ferme les yeux pour que rien ne vienne déranger l'opération, et lâche intrépidement la bride aux muscles qui président à la parole. Ceux-ci ont fait autrefois si souvent le chemin qu'ils l'enfilent d'eux-mêmes, et la prière part d'un trait de ses lèvres qui la savent encore, depuis le temps que leur maîtresse l'a oubliée. J'avouerai que les mots sont bien un peu bredouillés, et que si par malheur on arrête le rouleau, tout est perdu. Mais allez donc chicaner des muscles qui font un pareil tour de force de mémoire!

Certes, si c'est encore là des mouvements volontaires, puisque la volonté a donné le branle à la machine parlante, vous conviendrez qu'ils ont bien aussi leur indépendance; et je laisse aux philosophes à retrouver ici le directeur de cette foule de contractions musculaires qui se succèdent précipitamment, et à l'aveuglette, dans un ordre invariable.

La question est trop haute pour nous. J'aime bien mieux profiter de l'occasion pour vous engager, quand vous apprenez une leçon, à en loger les mots dans votre tête, et non pas dans vos lèvres, comme certaines demoiselles de ma connaissance qui lisent leurs leçons le plus haut qu'elles peuvent, avant de les réciter, pour mieux dresser leurs muscles à la manœuvre. Quand vous aurez appris des mots à vos muscles, vous serez bien avancée! qu'est-ce que vous voulez qu'ils en fassent?

LE CERVELET

LETTRE XIX

Je n'ai pas été tout à fait exact la dernière fois en vous recommandant de ne pas apprendre des mots à vos muscles. Ce ne sont pas précisément les muscles qui les apprennent, bien qu'à vrai dire cela revienne au même. Pour nous rendre bien compte de ce qui se passe dans leur province quand ils ont l'air de partir d'eux-mêmes, il faut maintenant que nous allions faire un tour dans la capitale ou dans la tête ce qui est la même chose; car vous saurez que capitale vient du mot latin *caput*, qui veut dire tête.

C'est là, dans le cerveau, nous l'avons déjà dit, qu'habite ce directeur invisible qui donne l'impulsion aux muscles, et qui tient dans sa main tous les fils télégraphiques sur lesquels courent les ordres de votre volonté. Ce directeur-là, c'est vous, c'est votre personne, pour l'appeler par son nom : il lui est bien impossible de rien faire qui vous échappe.

Or, il y a tout près de lui un sous-directeur, par les mains de qui tous les fils ont à passer avant d'arriver à destination, qui est le véritable régulateur de la manœuvre des muscles, et celui-là n'est plus vous : il travaille à l'ombre, sans vous mettre dans le secret de ses faits et gestes. Ce qu'il est, on n'en sait rien; mais on sait où sont ses bureaux. Il est logé dans le cervelet et ses dépendances, je veux dire le pont de Varole et les alentours de l'aqueduc de Sylvius; — j'espère bien que vous n'aurez pas encore oublié votre carte du cerveau. L'ordre et la marche des mouvements se règlent là, et nous en avons une belle preuve, une vilaine preuve, direz-vous peut-être quand vous la connaîtrez. Je vous laisserai dire.

C'est un médecin français du nom de Magendie qui a le premier imaginé, en grand du moins, le genre d'études dont je vais vous donner les résultats, études barbares qui ont fait périr dans les tortures des milliers de pauvres bêtes; mais il est convenu entre savants qu'il est puéril de s'occuper de cela. Sont-ils bien dans leur droit? C'est à leur conscience à le décider : chacun n'a que la sienne.

J'emprunte les faits qui vont suivre au *Cours de Zoologie* de Milne-Edwards.

Si, après avoir ouvert le crâne d'un animal, vous coupez un petit coin de la base du cerveau, situé dans le voisinage du cervelet, et qui porte le nom de *corps striés*, je ne sais trop pourquoi, l'animal s'élance en avant comme emporté par une force irrésistible. Il court, il court jusqu'à ce qu'il s'arrête d'épuisement, ou devant un obstacle; mais il ne peut plus reculer.

Si vous faites une section sur les deux côtés à la fois du cervelet ou du pont de Varole, c'est le contraire qui arrive. L'animal s'élance aussi; mais il marche en arrière, si c'est un quadrupède; il nage en arrière, si c'est un poisson; il vole en arrière, si c'est un oiseau. Il n'a plus ce qu'il lui faut pour aller en avant.

Enfin, tranchez seulement un des côtés du cervelet ou du pont de Varole : le spectacle auquel vous assisterez ne sera pas moins singulier. Le blessé se mettra aussitôt à tourner sur lui-même, de droite à gauche si vous avez tranché à droite, de gauche à droite si vous avez tranché à gauche, et le mouvement qui l'entraînera sera si rapide quelquefois qu'on pourra compter plus de 60 tours par minute.

De tout cela, il ressort bien clairement qu'il y a là, au-dessous des appartements de la volonté, un bureau d'expédition d'où l'on envoie ses ordres par tout le corps, et qu'il en est de ce gouvernement-là comme des nôtres : il ne peut plus se faire obéir, si vous désorganisez ses bureaux. Ce qui est plus grave encore, tout se met en mouvement au rebours de son intention, sur une fausse dépêche expédiée par le subalterne.

Nous avons maintenant la clef de ces mouvements qui s'exécutent sans la volonté, ou autrement qu'elle ne l'a décidé. Nous retrouvons aussi quelque chose d'analogue dans les régions gouvernementales : on appelle cela la routine des bureaux.

Il y a de vieilles affaires, oubliées depuis longtemps du maître, dont le dossier s'est conservé dans les cartons du subalterne, et qu'il expédie machinalement tout seul, sur un simple avertissement, sans avoir besoin de direction. C'est l'histoire de notre vieille dame avec sa prière de jeunesse, et voyez comme c'est peu glorieux pour vous, quand vous apprenez une leçon, si elle va s'enfouir dans les cartons du subalterne, sans arriver jusqu'à l'œil du maître!

Ce n'est pas tout. Rien n'est entêté, à ce qu'on assure, comme un employé de bureau. Ce qu'il a fait longtemps d'une façon, on a toutes les peines du monde, fût-on roi ou empereur, à le lui faire faire d'une autre façon. Il laisse venir les ordres, et n'agit qu'à sa tête. L'expéditionnaire du cervelet n'est pas fait autrement que ses confrères. Vous

XIX

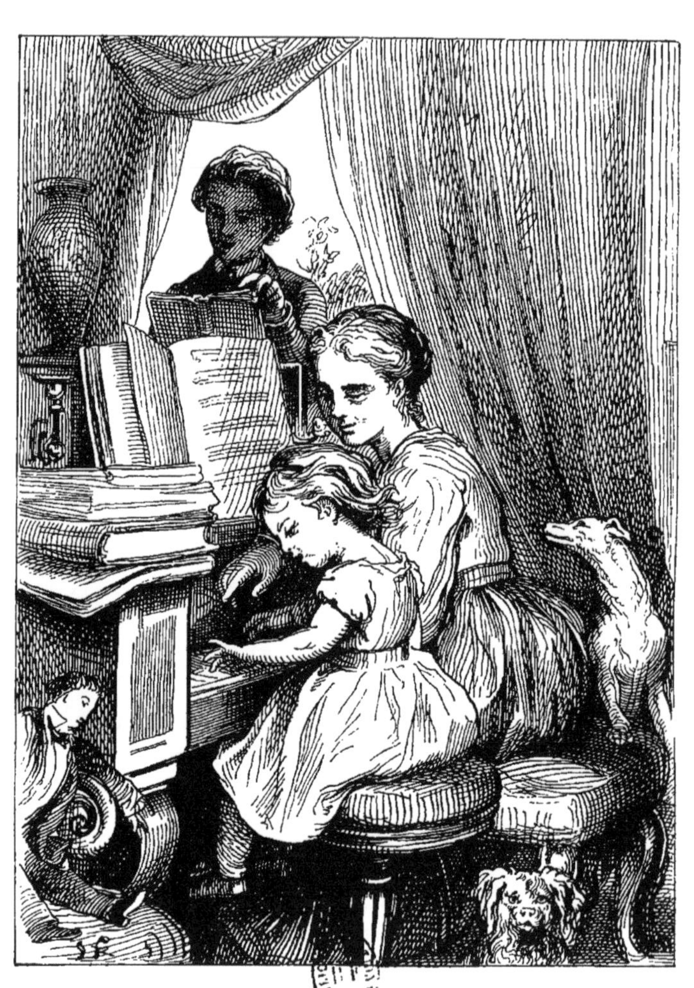

VOS DOIGTS SI INDISCIPLINÉS A VOS PREMIÈRES LEÇONS

voulez remuer un doigt tout seul, ou faire marcher tel doigt de concert avec tel autre. C'est contraire à ses habitudes : il vous laisse commander, et lance ses dépêches dans la direction qui lui est familière. Et voilà comment, ma petite reine, on se moque de vous sans que vous vous en aperceviez, et même quand vous vous en apercevez.

Un chef travailleur et déterminé finit, il est vrai, par venir à bout des résistances de la routine. De même vous avec vos doigts, si indisciplinés à vos premières leçons de piano. Ils arrivent maintenant à la note sans se faire prier, quels que soient leurs camarades de marche; et même vous n'avez plus à y faire attention. La routine y est; elle est revenue. Seulement, c'est une bonne routine, au lieu d'une mauvaise : tout le secret du gouvernement est là.

Il faut pourtant, si déterminé que l'on soit, que les bureaux soient en bon état, si l'on veut être obéi; car autrement on pourrait bien, avec la plus ferme volonté d'aller en avant, marcher en arrière ou tourner sur soi-même, ce qui est encore plus désagréable.

Vous vous croyez peut-être à l'abri de pareils désagréments, sûre que vous êtes que jamais curieux n'ira s'aviser de taillader votre cervelet pour voir quel effet cela ferait sur vous. Et qui sait si, parmi ceux à qui vous montrerez ce que je viens de vous écrire, il ne s'en trouvera pas pour amnistier des cruautés qui nous auraient dévoilé de tels secrets?

Eh bien, détrompez-vous, et que les indulgents par amour de la science ne prennent pas si vite leur parti d'excuser les moyens dans l'intérêt du but. La nature est bien assez cruelle à ses heures pour qu'on ait pu savoir tout cela par elle, sans l'intervention des vivisecteurs [1].

1. C'est le nom que se sont donné eux-mêmes les faiseurs d'expériences par *sections* sur les animaux *vivants*.

Nous pouvons, nous aussi, donner à l'occasion ces spectacles de mouvements désordonnés, produits par des lésions du cervelet. Je trouve dans mes livres, entre bien d'autres exemples, celui d'une pauvre femme, trahie par lui davantage encore que les animaux livrés au scalpel. L'équilibre était rompu chez elle entre les extenseurs et les fléchisseurs, qui, alors, à de certains moments, forçaient ses membres de se ployer, sans résistance possible de sa part. Elle tombait alors accroupie, et dans cette position on la voyait tourner sur elle-même sans pouvoir s'arrêter. On regarda après sa mort : il y avait un aplatissement du cervelet.

Mais en voilà assez sur cet impertinent qu'on dirait placé là pour rappeler à la modestie les petites reines qui se croient maîtresses chez elles. Ne vous étonnez pas du reste des rapprochements si frappants entre notre gouvernement intérieur et ceux des sociétés humaines, qui sont venus d'eux-mêmes sous ma plume pendant que je cherchais à vous faire comprendre le rôle que joue en nous le cervelet. Une société, c'est un homme en grand; elle tend par une pente nécessaire à s'organiser sur le plan même de l'organisation humaine. Je dois vous l'avoir déjà dit; mais je vous le ferai voir mieux que jamais la prochaine fois.

LE CENTRE NERVEUX

LETTRE XX

Nous arrivons maintenant au point délicat de notre explication du mouvement. Cervelet ou cerveau, la masse cérébrale est le point de départ des courants électriques qui déterminent les contractions musculaires; mais où se produisent-ils?

C'est une question qui mérite d'être posée, car il n'y a pas de volonté qui tienne : dans la pile humaine, pas plus que dans les autres, il ne se produit pas de courant électrique sans action chimique, et nous ne saurions en créer un par le seul fait que nous voulons.

L'encéphale [1], c'est le nom général de toute la masse nerveuse logée dans le crâne, l'encéphale est assurément la partie du corps où il doit se produire le plus d'électricité. C'est celle où il arrive le plus de sang, et le cerveau en particulier est admirablement partagé sous ce rapport, comme je vous l'ai dit en vous parlant de la pie-mère. De plus, la nature de sa substance, si molle et si délicate, doit y donner libre carrière à la danse des atomes qui s'y

1. Encéphale vient de deux mots grecs : *èn képhalé*, dans la tête.

fait selon toute apparence plus rapidement que partout ailleurs.

Il semblerait au premier abord que la volonté devrait trouver là, tout fait, sous sa main, l'agent dont elle a besoin. Je vais paraître d'une présomption ridicule à bien des gens; mais je me permettrai de vous dire qu'il n'en est rien.

L'électricité cérébrale ne va pas se dépenser au loin à faire contracter des muscles. C'est une dame du palais qui a des fonctions bien plus relevées, et qui les remplit sur place. Je la sens qui travaille en ce moment dans ma tête, pendant que je m'ingénie à vous donner une idée de ce que je ne comprends pas bien moi-même; et ce qui me révèle son travail, c'est que la fatigue est là, c'est que le sang s'y porte en plus grande abondance, comme il fait dans les muscles au moment de leur travail, si bien que malgré le poêle allumé qui est à côté de moi, j'ai froid aux pieds.

Faire travailler sa tête, c'est une expression qui se présente d'elle-même à l'esprit du plus ignorant, tant est vif et universel le sentiment physique de l'acte incompréhensible de la pensée. Si je n'ai pas craint à l'occasion de faire travailler la vôtre, mademoiselle, c'est parce qu'il n'y a que cela d'important à votre âge, en fait d'éducation intellectuelle; c'est parce que l'exercice fortifie également tous les organes, les cervelles qui réfléchissent— halte là! où se fait la réflexion — aussi bien que les bras qui fendent du bois. Si l'électricité dépensée par le mouvement se produisait dans l'encéphale, c'est là que se ferait sentir la fatigue, comme s'y fait sentir la dépense d'électricité provoquée par le travail intellectuel. Or, quand on a marché toute une journée, et que le corps entier succombe, un seul endroit précisément reste intact : c'est la tête, ou plutôt ce qui est dedans, l'encéphale, car les muscles qui la tiennent en respect n'échappent pas plus que les autres à l'épuisement général.

Il faut donc chercher ailleurs. Revenons à notre comparaison du gouvernement.

Avez-vous quelquefois entendu parler de ce qu'on appelle le domaine de la couronne? Ce sont des terres dont le produit tout entier est affecté aux besoins personnels des chefs de l'État. Je considérerais volontiers l'encéphale comme étant chez nous le domaine de la couronne. La part personnelle de ceux qui gouvernent est toujours, comme vous savez, plus forte que celle des autres : c'est un peu pour cela qu'on se dispute tant à qui gouvernera.

Mais à côté de cette richesse réservée, il y a l'impôt qui est prélevé sur tout le pays, et qui va au gouvernement pour retourner sous sa direction à tous les points du pays qui réclament l'aide commune. N'oublions pas que, sur ce terrain du mouvement où nous sommes, c'est de l'état de guerre qu'il s'agit, état violent et passager, dans lequel les membres d'une société doivent s'aider tous les uns les autres contre l'ennemi, ceux qui sont directement aux prises avec lui payant davantage de leur personne, cela va sans dire. Le gouvernement, lui, reçoit d'une main ce qu'il donne de l'autre : il ne peut pas se ruiner à ce métier-là.

Voilà juste l'idée que je me forme de ces largesses d'électricité que l'encéphale distribue aux muscles appelés à la lutte. Vous expliquer cela, comme je vous ai expliqué le courant de la pile de Volta, je ne l'entreprendrai pas. Nous sommes en présence d'un appareil trop compliqué, dont le jeu se dérobe trop évidemment à l'étude, et l'électricité qui s'y développe a bien certainement sa constitution particulière, aussi différente de celle de ses sœurs du monde inanimé que le régime de l'aimant diffère de celui de la machine électrique. Mais les résultats sont là; il ne me paraît pas possible que les choses se passent autrement.

Quel que soit le procédé employé ici par la nature, il faut donc qu'il y ait une circulation électrique continue, des provinces à la capitale et de la capitale aux provinces. Pendant le sommeil, quand il y a désarmement complet et qu'il n'est plus question de contractions musculaires, l'impôt électrique payé au centre nerveux a sa destination toute naturelle. Il retourne, en courant paisible et régulier, déterminer partout sur son passage, comme fait le courant de la pile, les actions chimiques qui l'ont produit, et la vie s'entretient ainsi d'elle-même dans notre corps jusqu'à ce que les substances productives d'électricité viennent à manquer, ou que la circulation s'interrompe dans l'appareil, soit qu'un accident l'ait détraqué, soit qu'il ait fini par s'user.

Ce service intérieur dure nécessairement toute la vie, puisqu'il est la vie elle-même, et nous pouvons le comparer à ce que nous appelons les services publics, lesquels ne s'arrêtent jamais, comme la poste par exemple, qu'on soit en paix ou en guerre, parce qu'ils sont essentiels à la vie sociale. L'impôt est léger quand il n'y a que lui à pourvoir; c'est alors, comme je vous l'ai dit, le temps des économies. Avec la reprise des hostilités, ou du mouvement, arrivent les décimes de guerre, les contributions extraordinaires qui épuisent en peu de temps le corps, et le ramènent forcément aux économies du sommeil. Dans un pays qui se bat, les provinces qui sont le théâtre de la guerre s'épuisent naturellement plus vite que les autres, et de même pour nos muscles qui ne peuvent suffire longtemps aux dépenses locales de la contraction. Mais les dépenses générales ne s'en font pas moins sentir partout, et si vous faites travailler énergiquement un seul membre, la lassitude envahira tout le corps à la longue, parce que les autres membres sont surtaxés à son profit. Les contractions involontaires qui les agitent alors vous en avertiront assez, si vous y faites attention. C'est ainsi que la Russie tout entière a fini par épuiser ses forces en les dirigeant sur la Crimée, quand nous lui avons pris Sébastopol.

On peut conclure de là que le mouvement doit se trouver supprimé dans un membre quand il cesse d'être en communication avec le centre nerveux, ou que le centre devient inactif : toutes les observations qui ont été faites sont d'accord avec cette conclusion.

Établissons d'abord le premier point.

La moelle épinière est le grand chemin de communication entre la capitale et les provinces. Elle a donné beau jeu aux vivisecteurs pour démontrer scientifiquement, comme ils disent, un fait que les ambulances militaires, sans parler du reste, ne suffisaient que trop à nous apprendre. Ils ont tranché des moelles épinières de mammifères[1], par petits morceaux, en commençant par le bas, et toujours le mouvement s'anéantissait à mesure dans les muscles dont les nerfs aboutissaient au-dessous de la section, et qui cessaient ainsi de communiquer avec leur centre d'impulsion. L'expérience était facile à faire. Elle ne manque jamais quand le bourreau fait tomber une tête. Le corps entier devient alors inerte d'une seule tranchée, parce que le bourreau a commencé par en haut.

Mais il n'est pas besoin de trancher la moelle au-dessus d'un membre pour y anéantir le mouvement. On arrive au même résultat en coupant dans le voisinage de la moelle les nerfs qui président aux contractions de ses nerfs.

1. On verra plus loin pourquoi les mammifères figurent seuls ici.

Ceci demande quelques mots d'explication.

Vous rappelez-vous ces deux petits trous qui sont pratiqués à l'entre-croisement de chaque vertèbre, l'un sur le devant, l'autre à l'arrière de la colonne, et par lesquels les nerfs font leur entrée dans le canal vertébral, après s'être partagés en deux cordons bien distincts? J'avais appelé dans le temps votre attention sur cette division des fibres nerveuses aux approches de la moelle. Voici le moment de vous apprendre ce qu'il y a dessous, comme je vous le disais.

Quand nous avons parlé de la circulation du sang, nous avons vu qu'il parcourt un double système de canaux, les veines qui l'amènent des extrémités au cœur, et les artères qui le ramènent du cœur aux extrémités. L'encéphale est une sorte de cœur électrique, si je puis m'exprimer ainsi. Il est le point de départ et d'arrivée d'un double système de fibres, les unes qui lui apportent les nouvelles et probablement le tribut de la vie du corps, les autres qui emportent ses ordres et la provision de force nécessaire pour les faire exécuter. Ils sont à notre gouvernement ce que sont aux autres leurs agents civils et militaires, pour continuer la comparaison.

Confondues ensemble dans tout le trajet des nerfs, ces deux classes d'agents se séparent brusquement au moment d'arrivée sur la grande route de la capitale. Figurez-vous les hommes d'un régiment marchant pêle-mêle au milieu d'une foule de pékins. Un roulement de tambour se fait entendre quand on approche de la ville, et voilà les rangs des soldats qui se forment en un clin d'œil; la troupe prend son chemin d'un côté, la foule de l'autre. Ainsi font nos fibres nerveuses. Le cordon militaire, celui du mouvement, pénètre dans le canal vertébral par la porte de l'avant, le cordon civil, celui qui a le département des informations, par la porte de l'arrière. Ils continuent dès lors séparément leur route vers l'encéphale, ramassant des deux côtés, chemin faisant, les bandes de camarades que vomit chaque porte devant laquelle on passe, et c'est comme cela que se trouvent constitués ces deux grands cordons de chaque moitié de la moelle dont je vous ai signalé autrefois l'existence, à droite et à gauche de la ligne médiane. Ils ne reçoivent, chacun de son côté, qu'une seule espèce de branches nerveuses, le cordon antérieur, ou de l'avant, les fibres du mouvement, le cordon postérieur, ou de l'arrière, les fibres de la sensibilité, et se partagent par conséquent le service général de la transmission des dépêches dans tout le corps. Vous souvenez-vous du petit chien qui vous a mordu un jour à la jambe, et du coup de pied que vous lui avez donné? Promenez la main sur votre colonne vertébrale. C'est par la bande de la moelle qui fait face à votre main que la sensation de la morsure est arrivée jusqu'à vous. C'est par la bande intérieure qu'a passé l'ordre envoyé à votre pied.

J'ai beau faire et m'indigner, ma chère enfant, je ne puis échapper à la nécessité de vous entretenir de ces révélations du scalpel qui ont enrichi la science en la déshonorant, comme il arrive de tout bien mal acquis. Elles abondent ici avec un luxe vraiment révoltant, qui serait moins grand, j'en suis sûr, si ceux à qui nous les devons avaient trouvé le soir, en rentrant chez eux, une fille à embrasser, avec l'obligation de lui rendre compte de l'emploi de leur journée. Il faut bien, puisque je me suis laissé aller à vous raconter de pareilles choses, très-intéressantes assurément, il faut bien que je vous en donne la preuve.

Celui qui les a trouvées au surplus, un observateur de génie qui a fait là, au jugement d'une autorité[1] très-

1. Longet, *Anatomie comparée du système nerveux*, p. 24.

compétente, « la plus grande découverte physiologique des temps modernes », a reculé devant l'emploi facile des tortures sur le vivant pour arracher à la nature un secret de cette importance. C'était un Anglais, Charles Bell, dont la gloire scientifique n'est pas entachée de férocité, et je dois dire ici, à l'honneur de l'Angleterre, que ses savants viennent en France quand ils veulent faire ouvertement de ces études sauvages en pleine vie : ils n'oseraient pas chez eux. Charles Bell opérait sur des lapins immédiatement après les avoir tués, et profitait du reste de vitalité que conservaient leurs organes encore palpitants. Nous n'avons guère le droit de lui en faire un reproche, nous qui les tuons pour les manger. Malheureusement sa démonstration, très-positive du reste, nécessiterait entre nous des explications qui m'entraîneraient trop loin. Ses successeurs, moins scrupuleux, ont fait des expériences qui ne demandent aucune explication. Je vous en citerai une seule, et vous en aurez bien assez. Elle est de l'Allemand Muller qui l'a faite en 1831, vingt ans après la publication de la découverte de Charles Bell.

Il a pris une grenouille, un animal inférieur qui a la vie dure, — l'opération aurait tué trop vite un mammifère pour lui laisser le temps d'observer à son aise, — et lui a coupé, près de la moelle, une partie seulement des trois nerfs qui s'y rendent de chacune des pattes de derrière, à gauche les branches antérieures, à droite les branches postérieures. La patte de gauche a perdu le mouvement sans perdre la sensibilité ; les moyens ne manquaient pas pour s'en assurer. La patte de droite est devenue complétement insensible, et a continué de se mouvoir.

De bon compte, après cela on devait, il me semble, savoir à quoi s'en tenir là-dessus. Ce n'était pas beaucoup la peine de recommencer.

Sensibilité et mouvement disparaissent à la fois dans

XX

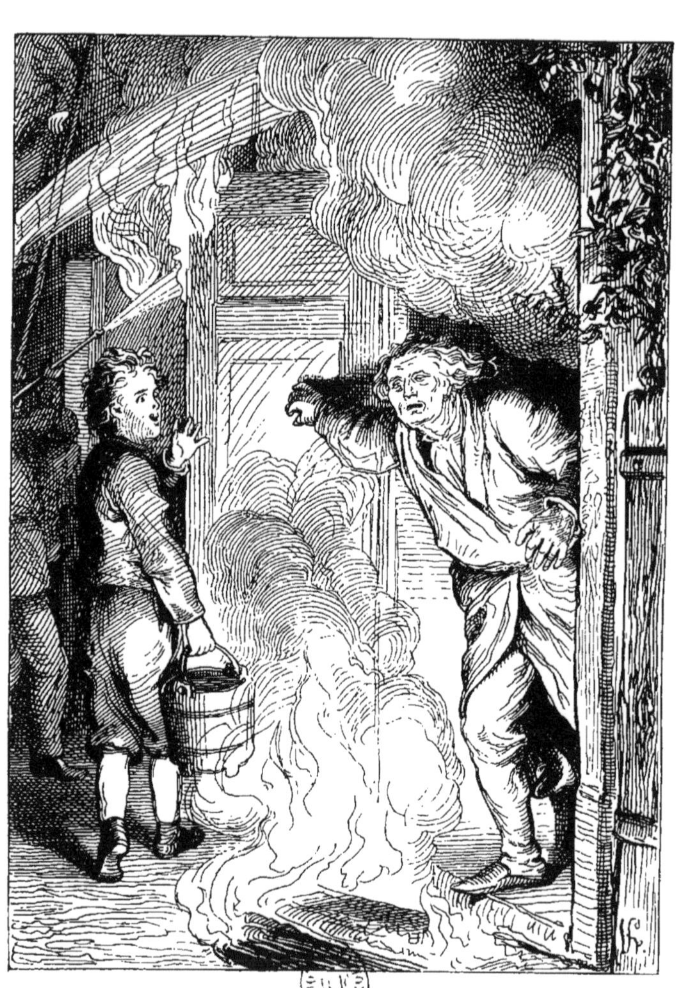

IL SE LEVA D'UN BOND.

un membre quand on coupe ses nerfs au-dessous du point où se fait la séparation des deux classes de fibres, qui sont alors tranchées ensemble. Le gouvernement ne sait plus rien dès lors de ce qui s'y passe et ne peut plus s'y faire obéir. On l'a isolé du même coup de ses commis et de ses soldats.

On peut enfin, sans toucher aux nerfs, l'isoler à volonté des premiers seulement, ou des seconds, en tranchant dans la moelle au-dessus du membre, soit le cordon postérieur, soit le cordon antérieur. Ici cependant la séparation des fibres est moins nette, et, à force de multiplier les expériences, on a fini par s'apercevoir qu'elles se contredisaient quelquefois. Militaires et pékins fraternisent, à ce qu'il paraît, sur les confins des deux bandes, et il se fait çà et là, dans le trajet, des échanges de transfuges dont la course capricieuse vient dérouter les observateurs. Mais à quoi bon, je vous prie, poursuivre avec cet acharnement, dans de pauvres créatures, quelques fibres vagabondes dont la présence en lieu défendu ne saurait rien changer à la grande loi découverte à si peu de frais ? Où est la justification des cruautés inutiles, quand les plus utiles n'ont pas droit à une entière absolution ?

Laissons cela. Je m'étais dit en commençant que je n'en parlerais pas ; mais le besoin de m'en plaindre à vous, chère enfant, a été plus fort que toutes mes résolutions. C'est au tribunal des femmes et des enfants qu'il faut porter ces causes-là. Il y a toutes sortes de bonnes raisons qu'on fait accepter aux hommes, et qui ne vaudront jamais rien pour vous.

Voyons maintenant ce qui se passe quand l'action du centre nerveux vient à s'arrêter.

LE CENTRE NERVEUX

(SUITE)

LETTRE XXI

Vous devez avoir eu quelquefois de ces songes déplaisants où l'on fuit éperdument un ennemi infatigable, en se traînant avec mille efforts sur des jambes qui ne veulent pas marcher. Si vous vous rappelez bien l'état d'angoisse dans lequel l'âme est plongée par cette apathie des membres obéissant de si mauvaise grâce à ses appels les plus énergiques, vous pourrez vous faire une idée de la terrible maladie qui s'appelle la paralysie.

Paraluô signifie en grec : je dénoue, et la paralysie dénoue les liens mystérieux qui enchaînent en nous les courants électriques à la volonté.

Cette paralysie imaginaire des rêves a son explication dans l'assoupissement général de l'encéphale dont la base continue à dormir, après que l'imagination, réveillée la première dans les hauteurs du cerveau, a réveillé à côté d'elle sa camarade de chambrée, la volonté. Le gouvernement désarmé et incomplet, si je puis m'exprimer ainsi, sorti à moitié seulement de sa torpeur, s'agite en vain pour faire reconnaître son autorité, et de là cette sensation si nette du refus de service qui se traduit par l'angoisse du cauchemar. Figurez-vous un monarque s'en allant donner des ordres dans la foule, en déshabillé de nuit, sans commissaire de police et sans soldats! Le dormeur est ce monarque-là, et le paralytique aussi.

Les volontés fortes, ou surexcitées, parviennent cependant quelquefois à se faire obéir quand même, bien que réduites à leurs seules forces, et à secouer soit le sommeil, soit la paralysie. Vous concevez bien que toutes les volontés ne sont pas d'égale force, non plus que tous les monarques : il n'y a pas ici de règle absolue. Il est assez difficile de s'imaginer Louis XIV exerçant une fascination sur le peuple sans ses talons rouges et sa perruque ; c'est tout différent pour celui que ses grognards appelaient « le petit caporal » et le « petit tondu », et qui n'était pas moins imposant, il s'en faut, dans sa redingote grise que sous les abeilles d'or de fantaisie du manteau impérial.

On raconte de Sémiramis, la grande reine de Babylone, qu'étant un jour à sa toilette, elle apprit tout à coup qu'on se révoltait dans la ville. Furieuse, elle s'arrache des mains de ses femmes, s'élance à demi vêtue, les cheveux épars, et, sans autre appareil de majesté que l'énergie de sa parole et l'éclair de ses yeux, elle fait tout rentrer dans l'ordre.

C'est ainsi qu'en certains cas, dans un excès de peur ou un élan d'exaltation, on voit la volonté ressaisir toute seule les rênes qui lui avaient échappé, et des paralytiques retrouver subitement l'usage de leurs membres, comme il arriva à ce pauvre impotent dont l'histoire est bien connue, lequel abandonné sur sa chaise longue, dans la confusion d'un incendie, eut une telle secousse en voyant approcher le feu, qu'il se leva d'un bond et prit, comme on dit, ses jambes à son cou.

Pour le sommeil, je puis vous citer quelqu'un que je connais très-bien, qui commande à ses rêves quand ils deviennent trop pénibles, et sort, de lui-même, de la paralysie du cauchemar par une secousse raisonnée de sa volonté. Chose assez particulière, cette faculté, qui ne laisse pas d'avoir son prix, ne lui est venue qu'assez tard, juste à l'époque où son caractère s'est formé. Il n'a eu autorité sur les fantasmagories du sommeil qu'après l'avoir conquise sur les actes de sa vie.

Vous-même, mademoiselle, vous devez avoir assisté plus d'une fois à ce combat de la volonté contre la paralysie, et je m'étonnerais fort si vous ne saviez pas très-bien ce que c'est.

Le matin, quand l'heure de vous lever était venue, ne vous est-il jamais arrivé de faire la paresseuse? Faites-la, pour voir, demain matin, et observez bien comment les choses se passent. Tout est réveillé dans le cerveau où les facultés travaillent comme si l'on était debout, mieux quelquefois, parce que toutes les forces de la vie sont confisquées alors à leur profit. La volonté aussi est à son poste, mais indécise et languissante. On la sent comme flotter sous le haut du crâne, et ce n'est pas l'envie de se lever qui manque. Malheureusement à la nuque il y a un plomb qui cloue la tête sur l'oreiller. C'est la base de l'encéphale, le cervelet et son entourage, dont l'engourdissement se prolonge : M. l'employé n'a pas encore ouvert son bureau. Vienne enfin une secousse de la volonté qui enfonce la porte, le service des dépêches se rétablit aussitôt; le corps qui gisait paralysé se redresse et sa vie recommence. C'est de cette bienheureuse secousse que tout dépend. Aussi voyez comme on est bientôt levé quand il s'agit d'un plaisir vers lequel la volonté s'élance, d'une partie de campagne par exemple ; et le plaisir d'être agréable à sa maman devrait bien y suffire si l'on était toujours raisonnable. Comme on ne l'est pas toujours, je vais vous donner une recette pour venir plus facilement à bout de cet endormi d'employé. Levez d'abord la tête, rien qu'un peu : l'effort n'est pas bien grand. Vous bousculez son bureau, et il est bien forcé de se remettre sur pied.

J'ai pensé, chère enfant, que je vous rendrais plus facilement intelligibles les phénomènes qui accompagnent, au point de vue du mouvement, l'interruption d'action du centre nerveux, en plaçant sous vos yeux cet exemple du sommeil qui vous est si familier. Il faut maintenant que nous entrions dans des détails un peu plus précis.

L'assoupissement nerveux de la paralysie, qui peut être considérée comme un sommeil partiel et permanent, se manifeste le plus souvent à la suite des *congestions cérébrales*. C'est un des noms qu'on donne à ces flux de sang qui inondent tout à coup l'encéphale[1] sans qu'on puisse trop se rendre compte du pourquoi, et qui en forcent les ressorts, quand ils ne déterminent pas la mort en arrêtant net son jeu, ou bien en le désorganisant.

Un curieux phénomène s'observe alors quelquefois.

Vous vous rappelez cette ligne médiane par laquelle notre corps est partagé en deux moitiés semblables qui se rejoignent au milieu, comme les deux coquilles d'une noix. Il arrive parfois, quand le flot perturbateur s'est retiré, qu'une des deux moitiés reste seule sous l'engourdissement du coup donné par le sang, de sorte que les muscles sont vivants d'un côté et morts de l'autre. Vous rencontrerez peut-être un jour quelque malheureux traî-

1. On les appelle aussi *coups de sang* et *apoplexies*, deux mots qui ont le même sens, le second signifiant *coup*, en grec.

nant péniblement sa moitié morte à l'aide de sa moitié vivante. Si vous lui voyez le visage tout tiré d'un côté, vous en aurez eu ici l'explication. Les muscles de la face sont échelonnés par paires le long de la ligne médiane sur laquelle ils tirent tous, comme autant de lutteurs de force égale qui se font équilibre. L'équilibre est rompu subitement si, dans chaque paire, celui des lutteurs qui occupe la droite ou la gauche de la ligne se trouve tout à coup frappé de mort, et chaque survivant entraîne l'autre de son côté.

C'est par une semblable rupture d'équilibre que la ligne médiane se déplace si horriblement chez les enfants grimaciers, qui s'amusent à se tordre la figure, de peur d'être trop jolis ; mais le coupable alors est la volonté. Elle rend la lutte inégale en expédiant un renfort d'électricité à l'une des deux bandes : et qui serait attrapé si, à force de se contracter sans rime ni raison, les muscles de la bande privilégiée[1] allaient en prendre l'habitude ? Vous savez que ces camarades-là ont bientôt fait de prendre des habitudes, et qu'ils les gardent ensuite sans demander la permission. Racontez un peu leur histoire à votre petit cousin qui pourrait bien se trouver un beau jour avec une figure de paralysé, s'il continue à rompre de gaieté de cœur le précieux équilibre, si sagement établi par la nature sur les deux côtés de la ligne médiane.

Ceci dit, revenons aux malheurs qui arrivent malgré nous.

Vous l'avez peut-être oublié déjà ; mais il y a un détail que je vous ai signalé en vous parlant de cette espèce de pyramide arrondie que forme la moelle après son entrée dans le crâne. Arrivées dans le haut de la pyramide, s'il

1. C'est presque toujours du même côté, de celui qui a commencé, que se tourne la figure des enfants dans les contorsions de la grimace.

vous en souvient maintenant, les fibres nerveuses, venues là de toutes les parties du corps, s'y entre-croisent. Celles qui viennent du côté droit du corps passent à gauche, celles de gauche passent à droite. « Vous verrez plus tard, vous disais-je alors, quelle est la conséquence de cet entre-croisement des fibres que le scalpel indiscret des anatomistes a découvert dans l'épaisseur de la pyramide où il se fait sournoisement. » Cette conséquence, voici le moment de vous la dire. Quand la paralysie se manifeste à droite de la ligne médiane, c'est dans la moitié de gauche de l'encéphale qu'elle a son siége. Elle se manifeste à gauche, quand c'est la moitié de droite de l'encéphale qui s'est détraquée.

Ce n'est pas tout. Je vous ai dit la dernière fois que nous avions deux systèmes de nerfs; l'un pour le mouvement, l'autre pour la sensibilité, et qu'on pouvait à volonté rendre un membre immobile ou insensible, en coupant ses cordons moteurs ou sensitifs. Eh bien, c'est tantôt l'un et tantôt l'autre de ces deux systèmes qui cesse d'agir après un coup de sang suivi de paralysie, selon que les ressorts ont été faussés dans le cervelet ou dans le cerveau, autant du moins que nous avons le droit de le supposer.

La sensibilité a bien, en effet, ses bureaux dans le cerveau, comme le mouvement a les siens dans le cervelet (nous verrons cela plus tard); mais rien n'est obscur comme le contre-coup de ces grands ébranlements qui viennent déranger le jeu d'appareils aussi délicats, et l'on est souvent bien embarrassé pour deviner au juste sur quel point il a porté. Les altérations qu'il laisse derrière lui sont rarement visibles, et il est plein de caprices dans ses résultats. Non-seulement il choisit entre les deux moitiés du corps et les deux systèmes de nerfs; mais là encore il prend et laisse, ne détruisant parfois le mouvement ou la sensibilité qu'à certaines places, parfois aussi ne les détruisant qu'à demi. Les membres conservent alors un reste de force que la volonté peut encore utiliser, mais au prix de quels efforts! C'est justement la paralysie du cauchemar, produisant en réalité à l'état de veille l'effet imaginaire que nous rêvons dans le sommeil. L'action du centre nerveux n'est pas alors supprimée; elle n'est qu'entravée et ralentie. Qui nous dira quel genre d'entraves elle rencontre ?

Mais dans les cas en apparence extrêmes, quand un membre immobile et insensible à la fois semble entièrement soustrait à l'action centrale, elle s'y fait pourtant sentir encore, on ne saurait en douter. Le moment où arrive l'arrêt définitif de la circulation électrique est facile à reconnaître : la gangrène apparaît.

C'est un vilain mot que je viens de prononcer là, chère enfant. Je vous parlais tout à l'heure de moitié vivante et de moitié morte; j'allais trop loin. Un muscle n'est pas mort parce qu'il a cessé de se contracter, et la preuve qu'il est vivant, c'est que le signe fondamental de la vie, le renouvellement continu de sa substance, y persiste. Le laboratoire chimique demeure en activité; donc les courants électriques le traversent comme par le passé, moins énergiques, à vrai dire : on peut s'en assurer en touchant une main sérieusement paralysée. Le froid de la mort s'y fait déjà sentir, bien que le sang artériel y pénètre comme partout; mais les éléments de combustion qu'il y apporte et qu'il y rencontre ne sont plus suffisamment sollicités par l'agent électrique pour y entretenir les 37 degrés de chaleur dont il a été question autrefois entre nous. Cet arrière-fond de la vie, la vie chimique, a baissé d'un cran : vous croiriez au contact d'un reptile. Mais un reptile, cela vit. Tranchez les derniers liens qui rattachent encore la main refroidie au centre d'où lui vient son restant de vie; séparez-la du bras : elle entrera bientôt en décomposition. Vous n'aurez besoin de rien trancher, quand la paralysie absolue sera venue dénouer silencieusement ces derniers liens. La main entrera de même en décomposition, qu'elle tienne encore au bras ou qu'elle n'y tienne plus; et c'est là ce qu'on appelle la gangrène, qui est la mort, la vraie mort, s'emparant d'une partie d'un être encore vivant.

N'allons pas plus loin de ce côté-là. Aussi bien, nous sommes au bout de l'histoire de ce centre nerveux qui tient les membres d'une façon si complète sous sa dépendance. Savez-vous à quoi je viens de penser, il n'y a qu'un instant, en vous montrant cette main rabaissée à la vie inférieure du reptile? Les membres du reptile sont mieux partagés que les nôtres, plus indépendants du moins. Leur vie n'est pas placée de la sorte sous l'action absolue d'un centre dont ils ne sauraient se passer. Qu'on tranche sur un lézard la moelle épinière de façon à intercepter toute communication entre la tête et les pattes de derrière, celles-ci pourront encore se mouvoir; si on les pince, elles auront une convulsion. Les provinces, chez lui, peuvent continuer de vivre, séparées de la capitale; et si nous descendons plus bas, nous nous heurtons à des organismes où la capitale est si peu nécessaire qu'il n'y en a pas.

C'est une des lois le mieux démontrées de l'organisation animale, qu'à mesure qu'elle va se perfectionnant, la vie tend à s'y centraliser davantage, — la vie de relation, remarquez bien, celle qui nous occupe en ce moment, — et le corps humain, le chef-d'œuvre du règne animal, est celui de tous où cette centralisation est sans contredit la plus complète. Je vous disais, il n'y a pas bien longtemps : « Une société, c'est un homme en grand; elle tend par une pente nécessaire à s'organiser sur le plan même de l'organisation humaine. » Je regrette bien que ce ne soient pas là des questions pour nous, car il y aurait ici un jour à jeter en passant sur une grande querelle dont, un jour ou l'autre, vous entendrez parler. Je ne vous en dirai qu'un mot.

Nous sommes d'un pays, mademoiselle, qui est un peu parmi les autres comme le corps humain parmi les organismes, et qui en souffre par-dessus le marché : la capitale engorgée paralyse les provinces. C'est une maladie dont il faut tâcher de le guérir; mais cela ne prouve pas qu'il faille lui enlever son titre de supériorité sociale, en décentralisant sa vie. Quand on a le sang à la tête, on se met des sinapismes aux jambes. Pourquoi ne pas en faire autant avec les provinces? Qu'on les exhorte à réagir sur la capitale, comme on applique des moxas à un membre engourdi pour y rétablir la circulation électrique en lui faisant secouer le cerveau, c'est très-bien, c'est combattre le mal en restant dans la loi de la vie sociale; mais de leur conseiller le retour aux isolements d'autrefois, autant vaudrait conseiller à nos membres de rétrogader vers les étapes que la nature a franchies pour arriver jusqu'à eux. On dira tout ce qu'on voudra, le lézard est un Girondin.

Priez un autre de vous expliquer ce que c'est qu'un Girondin. Je me sauve là-dessus, car j'ai bien peur d'avoir mérité d'être grondé. Mais comment, je vous le demande, échapper à la politique quand on parle à une reine de son gouvernement?

XXI

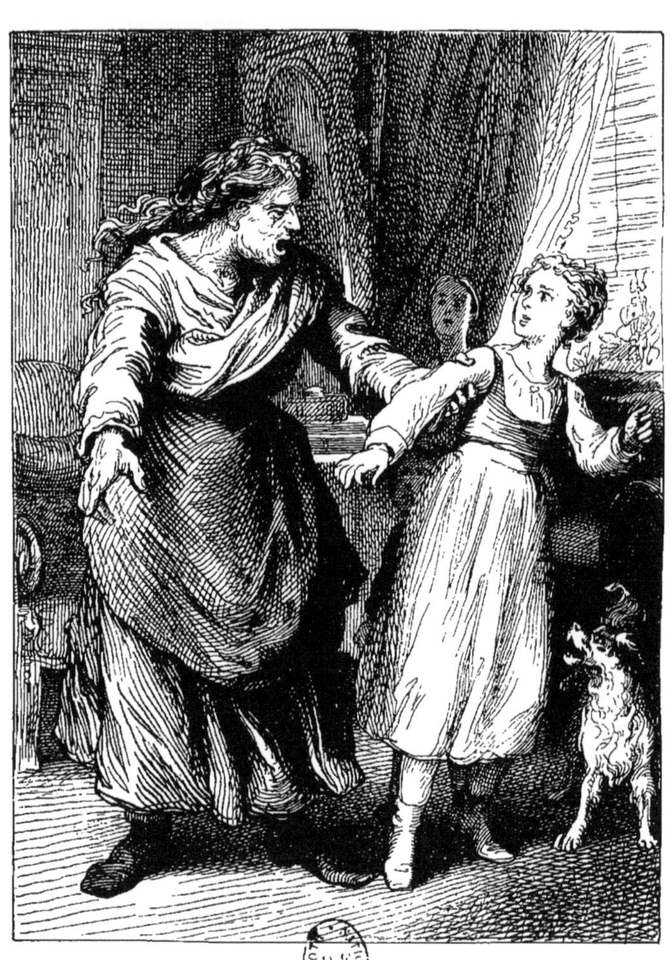

JE VOUS VOIS D'ICI TREMBLANT DE TOUS VOS MEMBRES.

LES MOUVEMENTS INVOLONTAIRES

LETTRE XXII

Que diriez-vous, chère enfant, si pendant que vous allez et venez dans la chambre de votre maman, obéissant, sans y penser, comme on respire, à sa voix si douce, à son regard si tendre, une de ces vilaines femmes comme on en voit quelquefois dans la rue se précipitait tout à coup entre vous et votre reine légitime, et, vous saisissant d'une main brutale, vous imposait de force l'obéissance à ses grossiers commandements?

Je vous vois d'ici, tremblant de tous vos membres, appelant en vain au secours votre pauvre mère, terrassée par la virago, vous débattant dans un désespoir inutile sous l'étreinte tyrannique qui vous martyrise. Eh bien, c'est la scène qui se passe en nous quand la rude et grossière électricité de la pile, faisant invasion dans nos membres, y vient refouler brutalement les courants amis qu'y envoie la volonté.

Il y a des piles disposées tout exprès pour cela. Vous prenez de chaque main une poignée de cuivre, et le courant qui s'élance d'un pôle à l'autre se précipite à travers votre corps, devenu tout à coup un lieu de passage entre les deux. Ce qui arrive alors nous dévoile bien clairement la cause mystérieuse de la contraction musculaire. Les mains se crispent instantanément, quoi que vous fassiez pour les en empêcher, sur les poignées de cuivre, comme s'il en sortait une force irrésistible, et c'est bien, en effet, une force qui en sort, une force qui nous est parfaitement connue, l'électricité.

Les muscles se trouvent alors placés entre deux foyers électriques de nature diverse, entre deux maîtres bien différents qui les commandent chacun à sa manière. Si nous pouvons considérer le cerveau comme une sorte de pile animale, d'où partent, le long des nerfs, des courants d'origine organique, courants civilisés, si je puis m'exprimer ainsi, disciplinés, dirigés dans leur marche, — que ce soit une direction intelligente ou instinctive, — la pile, à son tour, peut se comparer, dans son action sur les muscles, à une façon, passez-moi l'expression, de cerveau minéral, lançant en droite ligne des courants d'origine inorganique, qui se conduisent en traversant nos muscles comme feraient des bandes désordonnées de sauvages, lancées droit devant elles à travers un pays. Dans un cas comme dans l'autre, c'est bien toujours l'électricité qui est la cause de la contraction musculaire : mais quelle différence de procédé entre celle de la pile et celle du cerveau ! La première envahit d'un seul flot les muscles qui se contractent tous à la fois sur son passage tumultueusement, douloureusement, et les antagonistes de chaque paire tirant ensemble en désespérés sur l'os qui ne sait plus auquel entendre ; au lieu de ce va-et-vient régulier que déterminent avec tant de calme et de douceur les appels successifs de la dame du logis, l'étrangère ne produit plus qu'une convulsion universelle avec ses ordres aveugles et contradictoires.

Que dites-vous de cela, mademoiselle ? Vous doutiez-vous, quand je vous racontais l'histoire de la grenouille de Volta, que nous finirions par en retrouver la suite en nous-mêmes? Il n'y a pourtant pas à s'en défendre. L'électricité exerce la même action sur notre machine, qu'elle vienne du dehors ou du dedans, et j'en tiens sous la main une preuve qui m'a bien frappé, la première fois que j'en ai eu connaissance.

Vous savez que nous avons deux sortes de nerfs, les uns qui apportent les nouvelles du corps au cerveau et y font naître la sensation, les autres qui transportent par tout le corps les ordres du cerveau et président au mouvement, c'est-à-dire à la contraction musculaire. Ordres et nouvelles, contractions et sensations arrivent donc par deux directions différentes dans le jeu régulier de la vie, les ordres du centre aux extrémités, les nouvelles des extrémités au centre. Eh bien, quand le courant de la pile fait invasion dans un nerf, c'est une contraction ou une sensation qu'il produit tout d'abord, selon qu'il marche dans la direction du centre aux extrémités ou des extrémités au centre. Avais-je bien tort de vous dire tout à l'heure que la pile était alors pour le muscle comme une façon de cerveau? Les filets nerveux ne s'y trompent pas. Ils sont conducteurs d'électricité avec elle exactement comme avec le cerveau, chacun dans le sens qui lui est propre. J'ajouterai, pour tout vous dire, que sensations et contractions se produisent pêle-mêle et du même coup, quelle que soit la direction du courant étranger, s'il est énergique. C'est une brute qui ne sait rien des consignes ; il les foule aux pieds quand il a la force.

Nous avons dans la vie des peuples le pendant de ce pouvoir étranger venant se substituer brutalement aux autorités du pays. On nomme cela l'*invasion*, et plaise à Dieu, chère enfant, que vous n'en connaissiez jamais que le nom! Mais l'invasion change de nom quand c'est le souverain d'un pays qui appelle lui-même l'étranger pour mettre à la raison des sujets dont il ne peut pas venir à bout. Elle devient alors l'*intervention,* et si nous voulons continuer la comparaison de notre petit ménage intérieur avec celui des grands gouvernements, nous y retrouverons aussi l'intervention.

Vous n'avez pas encore eu le temps d'oublier la paralysie, cette défection du système nerveux dont les courants cessent d'obéir à la volonté, ou ne lui obéissent plus que paresseusement, en sujets épuisés ou mécontents, qui font bon marché des ordres qu'on leur envoie. La volonté, trahie par ses serviteurs habituels, peut alors forcer quand même les muscles à la contraction, en les soumettant aux courants de la pile, serviteurs toujours prêts, esclaves aveugles qui ne discutent jamais, comme autrefois les Suisses du roi de Naples, qui lui étaient si commodes pour se passer de la fidélité des Napolitains. On peut rétablir ainsi la circulation électrique dans les membres paralysés, qui semblent renaître pour un instant à la vie. C'est, il est vrai, une vie étrangère, empruntée momentanément à ce cerveau extérieur dont je viens de vous parler, et qu'on croirait condamnée fatalement à disparaître, sitôt la communication interrompue entre le membre et la pile. Mais voyez combien est mystérieuse la vie naturelle, celle qui a son centre dans le vrai cerveau! Il arrive parfois qu'elle se réveille au contact de l'étrangère. Les courants intérieurs se remettent alors d'eux-mêmes en marche, comme s'ils se piquaient d'honneur en voyant le service des muscles usurpé ainsi par leurs cadets du dehors, et l'impulsion donnée persiste longtemps encore après que la pile a cessé d'agir. Elle peut même persister indéfiniment à la suite d'essais réitérés. C'est là un des moyens connus pour guérir la paralysie, et si vous vous rappelez ces guérisons de paralytiques, remis subitement sur pied par un soubresaut de la volonté, vous pourrez, jusqu'à un certain point, vous rendre compte de l'effet possible des commotions venues de la pile. Secousse pour secousse, c'est le même procédé qui remonte les ressorts affaissés. Comment? nous l'ignorons également dans les deux cas.

Il ne faudrait pas, du reste, toujours s'y fier. L'intervention est dangereuse de sa nature, et la vie factice qu'on lui demande brise aussi quelquefois les ressorts au lieu de les remonter. Il y a plus d'un exemple de demi-paralysie rendue complète par l'intervention de la pile, comme aussi de princes dont les derniers restes de popularité ont reçu le coup de grâce de l'appel à l'étranger.

L'effet le plus extraordinaire qu'il soit possible d'obtenir sur la machine animale avec les courants d'origine étrangère est précisément celui qui ne peut jamais servir à rien. C'est juste celui observé par Volta sur les grenouilles, c'est le mouvement après la mort. L'expérience en a été faite sur des corps décapités, saisis brusquement par la mort en pleine vie et livrés aux courants de la pile alors qu'ils étaient encore dans les conditions voulues pour lui permettre de jouer le rôle du centre nerveux qui venait de disparaître. Rien n'est affreux à voir comme ces cadavres galvanisés qui jouent la vie, qui se soulèvent à demi en se tordant, battent l'air de leurs membres secoués une dernière fois par des convulsions menteuses et retombent inertes dès que la source de vie artificielle s'est éloignée d'eux. C'est là, on peut le dire, le triomphe de l'intervention. Certes, jamais l'homme n'a serré de plus près la nature dans ses efforts pour lui arracher le secret de la vie; mais quel triomphe inutile, et comme il nous fait mieux sentir que tout le reste notre impuissance à jouter avec la loi régulière des choses!

J'ai mis en tête de cette lettre : *les mouvements involon-*

taires. En voilà, je l'espère, où la volonté n'a rien à voir! Il serait assez difficile de contester leur droit à l'épithète d'involontaires. J'en connais d'autres dont l'indépendance est moins authentique, et je tiens à vous édifier sur leur compte : on ne sait pas ce qui peut arriver.

Vous avez sans doute entendu parler de l'attaque de nerfs; c'est un mot féminin, soit dit entre nous sans méchanceté, car les dames ont à peu près le monopole de l'attaque de nerfs. Il y a même des mauvaises langues qui prétendent qu'elle fait partie de leur arsenal; mais nous ne sommes pas ici pour nous occuper de pareils propos. La vérité est qu'il y a là-dessous une raison physiologique, et que les nerfs féminins sont de fait plus difficiles à tenir en respect que ceux des hommes.

Ceci demande un mot d'explication.

Les nerfs sont autre chose que des fils conducteurs dans la pile humaine. Ils sont aussi producteurs d'électricité pour leur compte, et, comme tels, ils exercent une action qui leur est propre. On est bien forcé de la reconnaître dans les animaux qui n'ont que des nerfs et pas de cerveau. Ils sont là comparables à ces barbares de la vieille Germanie dont chacun faisait la guerre comme bon lui semblait, et ne relevait que de son épée. Chez nous, l'armée des nerfs est soumise aux lois d'une forte discipline et manœuvre docilement sous les ordres d'un chef qui la tient, comme on dit, dans sa main. Mais il n'est troupe si bien disciplinée qui ne soit susceptible de s'insurger à l'occasion, quand on la surmène. L'armée française, si admirable de discipline, vient tout juste d'en fournir un exemple, il n'y a pas longtemps. Il est vrai que c'étaient des zouaves, les plus nerveux de nos soldats.

Toujours est-il que, dans les moments d'exaltation, quand le travail vital s'exagère et que l'électricité s'accumule dans les nerfs, il leur arrive parfois de manœuvrer sans ordres, surtout si pour une raison ou pour une autre il y a faiblesse générale, et par suite défaillance du cerveau. Alors éclate l'attaque de nerfs, qui agite les membres de mouvements involontaires avec une dépense de force telle, qu'on a vu des femmes mignonnes et délicates se débattre avec avantage dans cet état contre les hommes les plus vigoureux, ce qui laisse ensuite le corps brisé pour longtemps, punition inévitable de tout gaspillage de forces. Or, il est bien clair que plus les cordons nerveux seront développés comparativement au cerveau, et plus il leur sera facile de prendre le dessus sur leur chef; et c'est précisement le cas chez les femmes, qui ont, en général, toute proportion gardée, les nerfs plus gros et le cerveau plus petit que les hommes.

Gardez-vous toutefois, chère enfant, de conclure de tout ceci qu'en votre qualité de dame future vous êtes destinée nécessairement à l'attaque de nerfs, toutes les fois que l'occasion s'en présentera. Jamais femme de tête n'a eu d'attaque de nerfs, quand il était nécessaire qu'elle n'en eût pas. Je vous ai parlé de Sémiramis à propos de la paralysie : j'aurais dû vous la garder pour maintenant, car c'est ici la vraie révolte, la révolte à main armée, plus effrayante, j'en conviens, mais plus facile à vaincre que le simple refus de service de la paralysie. Comparez comme obstacle pour un gouvernement une fantaisie de barricades avec un refus d'impôt.

Une reine qui sait vouloir est toujours sûre en pareil cas de dompter ses nerfs, si gros qu'ils soient, et à ce compte les mouvements rebelles de l'attaque de nerfs ne sont involontaires, à proprement parler, que de seconde main. Une fois lancés dans l'insurrection, les nerfs se jouent de la volonté; mais elle aurait pu y mettre ordre au début, si elle s'était montrée, et l'on est toujours responsable de ce qu'on a laissé se faire, pouvant l'empêcher.

N'allons pas trop loin néanmoins. Il était bon de vous apprendre à connaître ces petits mutins dont on ne peut plus faire façon quand on les a gâtés; mais en cherchant à vous prémunir contre les excès de condescendance auxquels on se laisse aller parfois avec eux, je ne voudrais pas vous rendre plus sévère qu'il ne convient pour toutes les convulsions nerveuses dont vous pourrez avoir plus tard le spectacle. Il y a en nous tout un système de nerfs qui échappe à l'action de la volonté, celui des nerfs de la république intérieure, — elle a aussi les siens; — et quand c'est là qu'éclatent les crises nerveuses, il serait, en vérité, trop cruel de mal juger les victimes de ces sortes d'accidents.

Je n'ai eu jusqu'à présent rien à vous dire de ces fiers républicains : ils sont en dehors de la machine à marcher. Maintenant que son histoire est finie, il faut que je comble une lacune forcée de celle qui l'a précédée. Nous avons fait, en suivant notre bouchée de pain dans tous ses voyages, comme les touristes qui courent la Suisse de canton en canton, admirant les glaciers et les lacs, sans s'inquiéter le moins du monde des gouvernements de ces pays-là. Il faut dire qu'ils n'y tiennent pas beaucoup de place; et les gouvernements de l'estomac, du cœur et des poumons, n'en tiennent pas beaucoup non plus chez nous. C'est ce qui m'a permis de les escamoter sans grand inconvénient. Leur étude n'était pourtant pas à dédaigner, et je n'aurais eu garde, croyez-le bien, de les passer sous le silence, si j'avais pu vous en parler. Mais comment en parler, je vous prie, à une petite fille qui ne savait rien de l'électricité?

LE GRAND SYMPATHIQUE

LETTRE XXIII

Ces petits gouvernements du monde de la nutrition à côté desquels nous avons passé sans les regarder, bien d'autres sont allés par là avant nous qui ne les avaient pas vus, ou qui du moins s'étaient mépris sur leur compte. C'est qu'aussi ils ne payent pas beaucoup d'apparence.

Dans les profondeurs les plus cachées du corps, entre la colonne vertébrale et les grands organes de nutrition, règne une double rangée de petits noyaux de substance nerveuse, reliés entre eux par une suite de nerfs qui se prolongent de l'un à l'autre depuis le cou jusqu'au bas de la colonne. Le tout simule une sorte de cordon continu, avec des renflements de distance en distance, et longtemps on a pris ce cordon pour une dépendance du système cérébral avec lequel il est en communication par un certain nombre de filets nerveux. On lui avait fait une place dans la grande armée des nerfs sous le nom de *grand sympathique*, un nom bien choisi par parenthèse, que nous lui conserverons, s'il vous plaît. Vous verrez pourquoi plus tard, quand nous parlerons des passions.

Notre illustre Bichat a remis ce grand sympathique à

sa véritable place, et c'est là assurément son meilleur titre de gloire scientifique. Le premier il a proclamé résolûment, et tout haut, ce que d'autres avaient murmuré timidement avant lui, à savoir, que ce prétendu nerf n'était pas le sujet, mais le rival du cerveau, son collègue, si vous aimez mieux. Il est reconnu maintenant que c'est un ensemble de centres nerveux ayant chacun sa vie indépendante, une collection de *petits cerveaux,* pour me servir d'une expression, risquée un peu au hasard par les précurseurs de Bichat. C'est le Grand Conseil, comme diraient les Suisses, de cette république fédérative qui fait contre-poids en nous à la royauté cérébrale. Les prolongements nerveux qui unissent ces *ganglions,* — c'est le nom qu'on donne aux petits cerveaux, — ne sont que des messagers destinés à les mettre tous ensemble en communication, comme aussi les filets venus du grand centre vital par lesquels ils sont en rapports constants avec lui. Or, un messager n'a que des commissions à faire; ce n'est pas un administrateur : leur indépendance respective n'en souffre pas.

Ne seriez-vous pas curieuse, mademoiselle, d'examiner d'un peu plus près nos petits présidents de républiques? Ce sera notre dernière promenade anatomique; et n'ayez pas peur, nous ne la ferons pas longue.

Et d'abord, ne me demandez pas quelle est la forme des ganglions. Nous sommes ici dans le monde de la liberté; nous n'y retrouverons pas cette symétrie uniforme qui se rencontre dans les régions soumises au régime monarchique. Ronds, allongés, triangulaires, tantôt très-volumineux, tantôt rapetissés jusqu'à disparaître, ils changent capricieusement de forme et d'aspect d'un bout à l'autre du cordon, que dis-je? d'un homme à l'autre, et ceux de la même paire diffèrent entre eux le plus souvent. Leur place même et leur nombre sont sujets à mille variations.

XXII

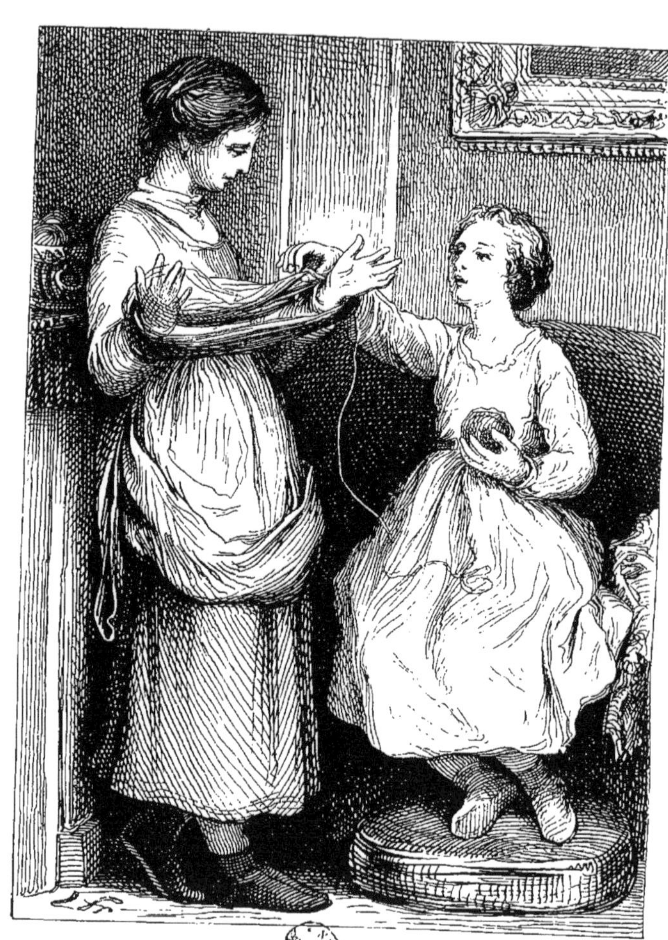

QU'UNE PETITE MAIN IMPATIENTE A BIENTÔT MIS EN BOULE.

On en trouve quelquefois là où d'habitude il n'y en a pas, et quelquefois aussi on les cherche en vain aux endroits accoutumés. La nature semble s'être donné libre carrière avec eux, et qui sait si les différences d'humeur et de tempérament ne tiennent pas, en partie, à ces caprices dans la distribution des centres nerveux de la vie de nutrition? Vous comprendrez cela mieux quand nous arriverons, dans une autre étude, à la question de leur influence sur les actes de la vie morale.

La substance des ganglions ne rappelle en rien celle de la moelle épinière et du cerveau. C'est une sorte de pulpe gélatineuse, d'un gris rougeâtre, logée dans un réseau de cellules d'une finesse extraordinaire, et d'où partent des paquets de fibres blanches dont les extrémités se perdent dans la pulpe des cellules. Les fibres du nerf ganglionnaire ne cheminent pas en cordons serrés comme celles des autres nerfs. L'écheveau est dénoué, et çà et là les fils éparpillés s'entre-croisent avec ceux des ganglions voisins pour former ce qu'on appelle des *plexus*[1]. Puisque j'ai parlé d'écheveau, représentez-vous ceux qui viennent à s'embrouiller au dévidage et qu'une petite main impatiente a bientôt mis en boule, à force de tirer les fils de tous les côtés. Vous aurez une idée assez nette de ces plexus, faciles à distinguer des ganglions parce qu'ils se composent uniquement de fibres entortillées, et qu'on n'y voit pas trace de pulpe.

Jetons maintenant un coup d'œil sur les principaux détails du monde des ganglions. Nous aurons bientôt fait: c'est un pays trop bien caché pour que sa topographie vous importe beaucoup.

Les ganglions ne se trouvent pas tous sur l'alignement du grand sympathique. De ceux qui avoisinent les der-

1. *Plexus*, en latin, signifie entrelacement.

nières paires de côtes, — chacune a le sien en général, — partent des paquets de fibres dont l'épanouissement définitif donne naissance à un fouillis inextricable de rameaux nerveux entrelacés et de petits ganglions tantôt distincts, tantôt confondus ensemble, qui échappe à toute description. Tout cet ensemble d'entrelacements multipliés et de ganglions hors rang forme au-dessous du diaphragme et du foie, entre l'estomac et la colonne vertébrale, un vaste réseau qui a reçu des anatomistes le nom poétique de *plexus solaire* : ils y ont vu l'image du soleil avec ses rayons. Je vous le signale pour plus tard, ce plexus solaire. Quand on reçoit ce coup à l'estomac que connaissent bien ceux qui ont passé par de grandes et subites émotions, c'est lui qui vous le donne, et les anciens, qui plaçaient là le second séjour de l'âme, son palais d'en bas, si vous me permettez l'expression, n'avaient peut-être pas tout à fait tort. La partie de nous-mêmes que nous ne gouvernons pas n'est pas en dehors de ce que nous appelons l'âme, je veux dire l'élément supérieur de notre être : moralement parlant, elle a plus d'une fois raison contre l'autre.

Le plexus solaire enveloppe de ses ramifications l'aorte et les vaisseaux qu'elle envoie au diaphragme, au foie, au tube digestif. Il semble dessiné sur le plan même du réseau artériel, et l'on peut en dire autant de tous les prolongements nerveux des ganglions. C'est en rampant le long des artères, et par leur chemin, qu'ils pénètrent presque toujours dans les organes régis par le système ganglionnaire. Cette disposition constante de l'appareil nerveux spécial à la vie de nutrition indique suffisamment, à mon avis, où est le siége de son action sur la monarchie sa voisine. Il commande au sang, qui est tout-puissant sur le cerveau.

Après le plexus solaire, le plus important est celui qui

est placé tout contre le cœur, à la sortie de l'aorte, et dont les éléments sont fournis par les ganglions de la région du cou. Il s'appelle le *plexus cardiaque* [1], celui-là, et je ne pouvais guère vous faire grâce de son nom. Ce n'est pas un personnage à passer sous silence que celui qui a le gouvernement du cœur.

A propos de gouvernement, je dois vous dire que Sa Majesté le cerveau est représentée dans ces assemblées populaires des plexus, où des filets cérébraux viennent se coudoyer avec les fibres ganglionnaires. C'est par eux que s'y fait la révélation de tout ce qui a été vu ailleurs par l'intelligence, révélation forcément indispensable à leur intervention dans les choses de la vie d'en haut. A leur tour, les envoyés royaux ne se font pas faute d'y porter le trouble. Ils peuvent même à l'occasion, comme il arrivait autrefois aux diètes polonaises, si impressionnables dans leur souveraineté, s'y emparer de la direction des affaires. C'est ainsi que certains hommes, assez rares, il est vrai, pour qu'on les cite dans les livres de physiologie, ont joui de la faculté merveilleuse d'arrêter à leur fantaisie, sur décret de la volonté, les battements de ce républicain par excellence, le cœur. N'allez pas, du reste, en faire honneur à l'énergie d'une volonté exceptionnelle. Il n'y a d'explication possible d'un phénomène aussi contraire aux lois reconnues que dans une défectuosité de conformation. La nature, si capricieuse à l'endroit des ganglions, aura, sans aucun doute, négligé de donner un développement suffisant à leur contingent dans le plexus cardiaque de ces hommes, et les fibres cérébrales auront eu ainsi beau jeu à y prendre le dessus. Sans cela, bonsoir pour la volonté royale! Elle essayerait en vain de s'imposer si tout était à son poste, et les plus fières volon-

1. Du mot grec *cardia*, cœur.

tés dont il soit fait mention dans l'histoire n'ont jamais prévalu, que je sache, dans un plexus cardiaque suffisamment en règle. Les républiques qui succombent ne doivent en accuser qu'un vice de constitution.

C'est l'histoire de nos mouvements que je vous achève ici. Elle n'eût pas été complète, à le bien prendre, si nous avions oublié ce chapitre des mouvements intérieurs qui s'exécutent, comme les autres, au moyen de contractions musculaires déterminées par un centre nerveux. Les muscles qui travaillent au profit de la nutrition ne sont pas tout à fait semblables à ceux que le cerveau met en jeu ; mais je ne crois pas nécessaire de pousser plus loin avec vous l'examen anatomique de ce monde ganglionnaire qu'il était bon pourtant de vous faire connaître, vous en conviendrez avec moi. Nous n'avons pas la prétention d'être des savants ; c'est bien assez pour nous de nous être donné, comme appendice à l'histoire de la machine à marcher, le signalement en gros des puissances libres qui font marcher en nous, dans l'ombre et le silence, toutes les parties de la machine à manger. On les connaît si peu d'habitude! Vous pourriez déjà faire la leçon à bien des gens avec ce que vous en savez maintenant.

Un mot encore avant de nous dire adieu.

Je vous ai parlé l'autre jour de centralisation ; je ne sais pas trop si j'en avais bien le droit. Je l'ai pris en tout cas, et me voilà forcé, puisque j'ai commencé la comparaison entre le corps social et le corps humain, d'aller aujourd'hui jusqu'au bout.

S'il est vrai que chacun de nous porte en lui-même un type à consulter par tous ceux qui sont à la recherche des meilleures lois d'organisation sociale, — ne vous effarouchez pas, je vais dire cela autrement ; — si notre corps est une petite société assez bien organisée pour servir de modèle aux grandes, nous avons ici la juste mesure de ce double instinct qui porte les peuples à se centraliser pour être forts, à se décentraliser pour être libres.

Le domaine du cerveau, je sais bien où je le retrouverai dans les régions gouvernementales. L'appareil de relation, c'est notre ministère des affaires étrangères, et le département des muscles ressemble si fort à celui de la guerre que les comparaisons militaires se sont présentées d'elles-mêmes à chaque instant dans l'étude que nous en avons faite. Là, il faut une volonté directrice, c'est bien évident. Les peuples ne sauraient mieux faire que d'imiter la nature, qui a mis toutes les forces du corps sous une seule main, dont l'action se fait sentir partout où il y a une lutte à soutenir contre l'étranger. — Je n'ai pas besoin de vous rappeler dans quelles conditions s'exerce cette action du chef suprême qui devient inerte aussitôt que le cœur n'est plus avec lui.

Mais la vie intérieure est soumise à d'autres lois. L'appareil de nutrition d'un pays, son commerce, son industrie, le travail incessant des citoyens par lequel est alimentée la richesse publique, et, disons-le aussi, les battements du cœur national : tout cela demande à être abandonné à lui-même, et le système ganglionnaire nous le fait bien voir. Ce serait une belle affaire, si le cerveau avait à veiller sur le service de l'estomac, ou s'il réglait à sa convenance les mouvements du maître qui dispose de sa vie! Comment, du reste, pourrait-il y suffire, et que deviendrait le pauvre corps au moindre assoupissement du centre universel? Il est bien heureux pour nous, avouons-le, que la nature ait mis bon ordre à ces empiétements de pouvoir, et qu'il faille une trahison de sa part pour les rendre possibles. Quand le gouvernement se mêle de ce qui ne le regarde pas, je vous l'ai dit, c'est la faute des ganglions. Rappelez-vous l'histoire du plexus cardiaque!

Là-dessus, chère enfant, nous allons nous quitter. Nous avons à peu près passé en revue maintenant toutes les pièces de la machine humaine, et je n'ai plus grand'-chose à vous montrer. Ce n'en est pas moins le plus curieux qui nous reste à voir, les postes d'observation de nos sentinelles, ce que nous avons de plus artistement fait, de plus finement ouvragé. Après cela viendra le plus curieux de tout, je veux dire ce qui ne se voit pas.

Au revoir donc, jusqu'à l'*Histoire des sens et de la pensée !*

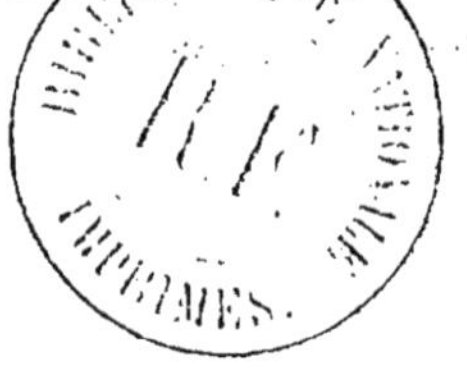

FIN.

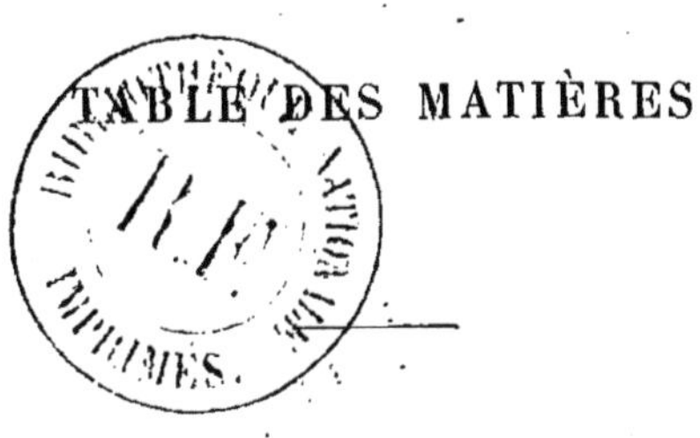

TABLE DES MATIÈRES

PARIS. — J. CLAYE, IMPRIMEUR, 7, RUE SAINT-BENOIT. — [1243]

Typographie Lahure, rue de Fleurus, 9, à Paris.

www.ingramcontent.com/pod-product-compliance
Ingram Content Group UK Ltd.
Pitfield, Milton Keynes, MK11 3LW, UK
UKHW012009240726
13965UKWH00001B/244

9 782012 398689